儿童和青少年髋关节保髋手术

Hip Preservation Surgery in Children and Adolescents

主　编　（美）金永洲（Young-Jo Kim）

　　　　（美）爱德华多·N.诺瓦斯（Eduardo N. Novais）

主　审　孙　军

主　译　陈文建　宁　波　金　斌　李　阳

北方联合出版传媒（集团）股份有限公司

辽宁科学技术出版社

·沈阳·

This is a translation of Hip Preservation Surgery in Children and Adolescents
Author: Young-Jo Kim, Eduardo N.Novais
ISBN: 9781496397492
Published by arrangement with Wolters Kluwer Health Inc., USA.
© Wolters Kluwer Health, Inc. 2020

©2023，辽宁科学技术出版社。
著作权合同登记号：第06-2021-161号。

图书在版编目（CIP）数据

儿童和青少年髋关节保髋手术 /（美）金永洲（Young-Jo Kim），（美）爱德华多·N.诺瓦斯（Eduardo N.Novais）主编；陈文建等主译. —沈阳：辽宁科学技术出版社，2023.9
ISBN 978-7-5591-3111-9

Ⅰ.①儿… Ⅱ.①金… ②爱… ③陈… Ⅲ.①髋关节置换术 Ⅳ.①R687.4

中国国家版本馆CIP数据核字（2023）第141365号

出版发行：辽宁科学技术出版社
　　　　　（地址：沈阳市和平区十一纬路25号　邮编：110003）
印 刷 者：辽宁新华印务有限公司
经 销 者：各地新华书店
幅面尺寸：210mm×285mm
印　　张：14.5
插　　页：4
字　　数：340千字
出版时间：2023 年9月第 1 版
印刷时间：2023 年9月第 1 次印刷
责任编辑：吴兰兰
封面设计：顾　娜
版式设计：袁　舒
责任校对：黄跃成

书　　号：ISBN 978-7-5591-3111-9
定　　价：198.00 元

编辑电话：024-23284363
邮购热线：024-23284502
邮箱：2145249267@qq.com

审译者名单

主　审

孙　军（安徽省儿童医院）

主　译

陈文建（安徽省儿童医院）
宁　波（复旦大学附属儿科医院）
金　斌（安徽省儿童医院）
李　阳（安徽省儿童医院）

译　者（按照姓氏拼音排序）

白传卿（安徽省儿童医院）
何晓刚（安徽省儿童医院）
胡子文（安徽省儿童医院）
贾国强（安徽省儿童医院）
蒋健一（安徽省儿童医院）
李　炜（安徽省儿童医院）
李洋洋（安徽省儿童医院）
林昱东（安徽省儿童医院）
马海龙（安徽省儿童医院）
孟　阁（安徽省儿童医院）
宋　军（复旦大学附属儿科医院）
孙锡伟（安徽省儿童医院）
吴青杰（安徽省儿童医院）
夏　天（复旦大学附属儿科医院）
谢　康（安徽省儿童医院）
杨怀志（安徽省儿童医院）
袁　亮（安徽省儿童医院）
张思成（安徽省儿童医院）

编者名单

Sarah D. Bixby, MD
Associate Professor of Radiology
Harvard Medical School
Director of Magnetic Resonance Imaging
Department of Radiology
Boston Children's Hospital
Boston, Massachusetts

Pierre d'Hemecourt, MD, RMSK
Assistant Professor of Orthopaedic Surgery
Harvard Medical School
Director, Primary Care Sports Medicine
Department of Orthopaedic Surgery
Division of Sports Medicine
Boston Children's Hospital
Boston, Massachusetts

Vivek Dutt, MBBS, MS （Ortho）
Assistant Professor, Orthopaedic Surgery
Albany Medical College
Department of Orthopaedic Surgery
Albany Medical Center
Albany, New York

Young-Jo Kim, MD, PhD, MHCM
Professor of Orthopaedic Surgery
Harvard Medical School
Director, Child and Young Adult Hip Preservation
  Program
Department of Orthopaedic Surgery
Boston Children's Hospital
Boston, Massachusetts

Travis H. Matheney, MD
Assistant Professor of Orthopaedic Surgery
Harvard Medical School
Department of Orthopaedic Surgery
Boston Children's Hospital
Boston, Massachusetts

Michael P McClincy,MD
Assistant Professor of Orthopaedic Surgery
University of Pittsburgh School of Medicine
Division of Pediatric Orthopaedic Surgery
UPMC Children's Hospital of Pittsburgh
Pittsburgh, Pennsylvania

Michael B. Millis, MD
Professor of Orthopaedic Surgery
Harvard Medical School
Founding Director, Adolescent and Young Adult Hip Unit
Department of Orthopaedic Surgery
Boston Children's Hospital
Boston, Massachusetts

Eduardo N. Novais. MD
Associate Professor of Orthopaedic Surgery
Harvard Medical School
Department of Orthopaedic Surgery
Boston Children's Hospital
Boston, Massachusetts

Benjamin J. Shore, MD, MPH, FRCSC
Associate Professor ofOrthopaedic Surgery
Harvard Medical School
Co-Director, Cerebral Palsy and Spasticity Center
Department of Orthopedic Surgery
Boston Children's Hospital
Boston,Massachusetts

Andrea Stracciolini, MD,FACSM, FAAP
Assistant Professor of Orthopedic Surgery
Assistant Professor of Pediatrics
Harvard Medical School
Director, Performing Arts Medicine
Department of Orthopaedic Surgery
Division of Sports Medicine
Department of Pediatrics
Division of EmergencyMedicine
Boston Children's Hospital
Boston, Massachusetts

James D. Wylie, MD, MHS
Adjunct Assistant Professor of Orthopedic Surgery
University of Utah
Associate Medical Director for Hip and Knee Preservation
Musculoskeletal Clinical Program
Intermountain Healthcare
The Orthopedic Specialty Hospital
Murray, Utah

Yi-Meng Yen, MD, PhD
Associate Professor ofOrthopaedic Surgery
Harvard Medical School
Department of Orthopaedic Surgery
Boston Children's Hospital
Boston, Massachusetts

前言

自 20 世纪初波士顿儿童医院骨科成立以来，骨科医生对于髋关节疾病一直有着强烈兴趣。Arthur Legg 使用了新的放射摄影方式来描述一种不同于当时常见结核性滑膜炎的影响儿童的疾病。

在随后的几十年里，儿童骨科作为骨科范围内一个独特的亚专业得到了迅速的发展。儿童和青少年发病的髋关节问题与成人髋关节功能障碍之间的联系，推动了我们理解发育性髋关节疾病不仅是儿童髋关节功能障碍的一个因素，也同时促进了我们了解到其对成年后髋部功能的影响。

1971 年在波士顿儿童医院，John Hall 对于患有畸形或创伤的患者采用了周到、巧妙的手术，对于改善儿童和成人生活方面发挥了积极作用。虽然 John Hall 博士离开了我们，但他依然活在我们公开交流和分享的知识中。我们所有的员工都通过校内和校外的合作而受益匪浅。大家看到的这本书就是这样一个团队努力的成果。

这本专著关于儿童和青少年髋关节疾病的诊断和治疗反映了当代的外科治疗中我们的认知。当然，它代表了这个时间点，随着认知的加深，这里描述的最优雅的技术必将得到改进。然而，我们希望健全的治疗原则将更加持久流传。

我们鼓励大家，不要被动地把这个波士顿儿童医院骨科髋部团队的努力成果作为"金标准"。我们期待与您——读者进行积极交流，把持续改进髋关节相关功能障碍疾病的治疗作为我们的共同目标。

—Michael B. Millis, MD

致谢

我想感谢 Daniel Maranho 博士和 Mariana Ferrer 博士的支持和帮助，他们拍摄了这本书中使用的大部分术中照片。

Daniel Augusto Maranho, MD, PhD

Pediatric Orthopaedic Surgeon

Postdoctoral Research Fellow—Boston Children's Hospital (2016—2017)

Mariana Gonçalves Ferrer Oliveira, MD

Pediatric Orthopaedic Surgeon

Postdoctoral Research Fellow—Boston Children's Hospital (2017—2018)

目录

第 1 章

婴儿期髋关节发育不良：诊断和支具治疗

流行病学、病因学和病理解剖学理解剖学

发育性髋关节发育不良（Developmental Dysplasia of the Hip，DDH）是影响肌肉骨骼系统最常见的先天性疾病之一。DDH 包括髋臼发育不良、髋关节半脱位及髋关节脱位。由于专业术语的不同，如文献中描述的弹响髋、不稳定和脱位，使 DDH 发病率具有争议性。超声技术在筛查和诊断方面的应用使得实际 DDH 发病率增加，例如，先前的文献报道 DDH 超声筛查的发病率为 55.1/1000。然而，作者认为需要治疗的 DDH 发病率为 5/1000。

DDH 的病因尚不清楚，主要包括遗传因素和宫内环境因素。公认的因素包括女性、臀位产和一级亲属有 DDH 病史，其他文献报道的因素包括襁褓不当、羊水过少、足部畸形、先天性斜颈、第一胎和巨大儿。

DDH 的病理生理学改变包括导致股骨头半脱位或脱位的髋臼后上软骨发育异常。在未经治疗的高度脱位病例中，影响同心圆复位的因素包括：纤维脂肪垫、圆韧带肥厚、髋臼横韧带增厚、盂唇内翻和髂腰肌卡压。早期的髋关节同心圆复位可使髋臼和股骨头重塑。若髋关节脱位未及时治疗，将出现继发性改变，如髋臼变平、髋臼内侧壁增厚和假臼形成。

临床检查

髋关节检查包括 Barlow 试验和 Ortolani 试验。Barlow 试验是以脱位髋关节的手法测试髋关节不稳定。它最初由 Le Damany 描述，后由 Barlow 推广，用来确定已复位但可脱位的髋关节。拇指放置在腹股沟，中指放置在大转子共同把持股骨近端，内收髋

关节，轻柔地施加后向力，髋关节出现半脱位或全脱位则为阳性。我们通常避免使用 Barlow 试验，首选屈曲髋关节，从外展位到内收位轻柔地活动髋关节，不施加轴向压力避免引起髋关节不稳定。Barlow 试验对已复位的髋关节无益处。Barlow 在系列研究中发现，88% 的不稳定髋关节在没有治疗的情况下最终获得稳定。Ortolani 试验可用来评估髋关节是否可复位（图 1.1）。在髋关节屈曲状态下，逐渐外展并在大转子水平施加前向力，复位者可感觉到髋关节复位，即 Ortolani 试验阳性。但是 Ortolani 试验阴性不代表髋关节正常。事实上，在做该试验时一个不可复位的脱位髋关节会让人误认为是稳定的髋关节。然而，脱位的髋关节最大外展角度减少。对于 > 3~4 个月龄的婴儿，Barlow 试验和 Ortolani 试验通常无法引出，髋关节外展受限是进一步影像学检查的指征。在单侧髋关节脱位的患者中，通常会出现 Galeazzi 征。屈髋屈膝约 90°，比较膝关节的相对水平，患肢较低。Klisic 试验有助于识别双侧髋关节脱位。该试验是将示指放于髂前上棘，中指放于大转子。若髋关节解剖正常，这两点间的连线与脐部相交；但如果髋关节脱位，则该连线低于脐部。

影像学评估

超声检查是评估 6 个月龄以内婴儿髋关节形态和稳定性的最佳方式。髋关节超声的精确性取决于图像采集质量，检查者经验不同可导致高变异性。本文介绍了几种髋关节静态和动态的超声检查方法。超声用于筛查项目，从而降低了迟发性 DDH 和手术干预的发生率。但超声的应用受年龄的限制。当股骨头骨化中心出现时，超声准确性降低，骨盆前后

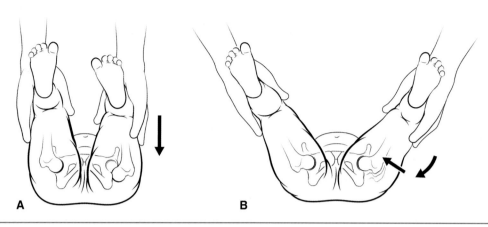

图 1.1　Ortolani 试验评估脱位的髋关节是否具有可复位性。案例中，左侧髋关节脱位，而右侧髋关节正常。A. Ortolani 试验的第一步是保持屈髋 90°、外展、外旋位，此时股骨头位于髋臼外，黑色箭头指示脱位方向。B. Ortolani 试验的第二步是在髋关节屈曲状态下，逐渐外展并在大转子水平施加前向力，黑色箭头指示所施加力的方向。Ortolani 试验阳性，表示髋关节有复位感

位（AP）X 线片评估髋关节更有效。

对于 6 个月龄以内的婴儿首选超声检查，对于 > 6 个月龄的用骨盆 AP X 线检查。当进行超声评估时，关键是应由经验丰富的超声科医生使用高频线阵探头，至少穿透至 Y 形软骨水平进行髋关节检查。未骨化的股骨头、髋臼和 Y 形软骨表现为低回声（图 1.3），而骨化的髋臼和股骨颈表现为高回声，这是重要的解剖标志。文献中已描述多种成像方法，包括静态法和动态法，后面详述。

Graf 法是应用最广泛的髋关节超声检查方法之一。根据 Graf 的描述，超声检查时婴儿需用枕垫固定于侧卧位，髋关节处于中立位并屈曲 30°~55°，再用一个固定于水平托架的线性探头检查。标准冠状面应包括骨化的髂骨，其类似于一条直线，并产生强回声影（髂骨线）、髋臼窝深面（Y 测量形软骨）和髋臼盂唇。测量 α 角评估骨性髋臼顶，测量 β 角评估软骨性髋臼顶。α 角对应于髋臼对股骨头的骨性覆盖，角度越小，发育不良越重。α 角的正常值下限为 60°。这些角度与髋关节的形态学描述相结合，为髋关节超声分类提供了依据（表 1.1，图 1.2）。需要仔细地进行图像采集，以确保获得标准的冠状面。Graf 法因准确性相对欠佳和不同观察者间差异大而受到质疑。微小的探头旋转变化可能会使诊断标准改变 1~2 个等级，据报告，差异的一致性上限范围是 8°~19°。

Harcke 等开发了基于动态多平面检查的技术，该技术用以评估休息状态下和施压状态下髋关节的

位置。稳定性的动态评估包括屈髋 15°~20° 和屈髋 90° 的冠状面视图和横断面视图。髋臼中部平面的冠状位视图应显示髂骨线、髋臼深面的骨与软骨交界面和髋臼盂唇尖端。该团队还提出测量骨性髋臼对股骨头的覆盖率。

文献中描述的替代方法包括 Terjesen 法以及其他使用前入路检查髋关节的方法。Terjesen 等提出了与 Harcke 团队描述相似的测量骨性髋臼对股骨头的骨缘覆盖率（BRP）。正常的 BRP 至少为 50%，即髂骨线穿过股骨头中心上方。Treguier 等描述了耻骨股骨距离（PFD），这是髋关节诊断和治疗的重要形态学评估。PFD 测量的解剖标志是髋臼窝耻骨骨性的最外缘和股骨头软骨的内侧面。对于正常的婴儿髋关节，若在仰卧位、髋关节屈曲内收时进行超声检查，PFD 应小于 6mm。侧卧位时 PFD 正常上限为 4.4mm，而屈曲位时为 4.9mm，中立位时为 4.6mm。

我们目前的超声检查方案是基于 Harcke Graf 和 Clarke 在髋关节超声检查共识会议上所提出的，这是一种结合形态学和稳定性标准的动态最低检查标准（图 1.3）。

值得注意的是，这是在北美使用最广泛的方法。在髋关节处于中立、轻度屈曲位时进行检查，取得标准的髋关节冠状面（正面）和横断面视图。然后在模拟 Barlow 法时获得横断面的应力视图。测量并报告 α 角和 BRP，也评估了骨性和软骨顶的形态、回声及 PFD。对于接受 Pavlik 吊带治疗的患儿，会

表 1.1　Graf 分型

类型	临床描述	形态特征	α 角 /°	β 角 /°	年龄 / 周	建议治疗
Ⅰ	成熟髋关节	臼顶狭窄，覆盖股骨头，边缘圆钝	≥ 60	< 55	任何	否
Ⅱa	生理性发育不成熟	臼顶宽，骨性边缘圆钝	50~59	> 55	0~12	根据 α 角[1]
Ⅱb	发育不成熟	臼顶宽，骨性边缘圆钝	50~59	> 55	> 12	是
Ⅱc	发育不良	臼顶宽，骨性边缘圆钝或扁平	43~49	< 77	任何	是
D	偏心性（半脱位）	软骨顶移位，骨性边缘圆钝或扁平	43~49	> 77	任何	是
Ⅲ	脱位[2]	髋臼软骨顶完全移位	< 43	—	任何	是
Ⅳ	脱位	完全移位，盂唇倒置或嵌顿	< 43	—	任何	是

1：在 6 周龄时，生理性发育不成熟进一步分类为：Ⅱa1 型，α 角为 55°~59°；Ⅱa2 型，α 角为 50°~54°。

2：Ⅲ型髋关节可进一步分为：Ⅲa 型，髋臼软骨顶低回声，无结构性改变；Ⅲb 型，髋臼软骨顶强回声。

骨性髋臼顶——成角

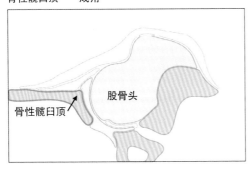

软骨性髋臼顶——锐利 / 尖锐

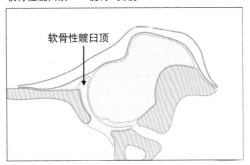

骨性髋臼顶——圆钝

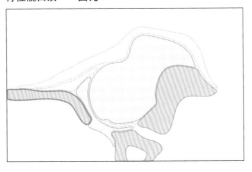

软骨性髋臼顶——宽阔 / 增宽

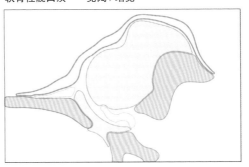

骨性髋臼顶——扁平

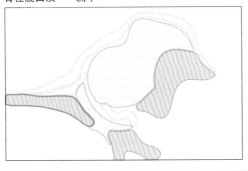

软骨性髋臼顶——错位

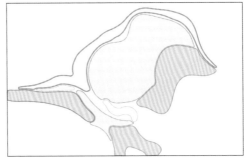

图 1.2　图示 Graf 法描述超声检查中髋臼的形态

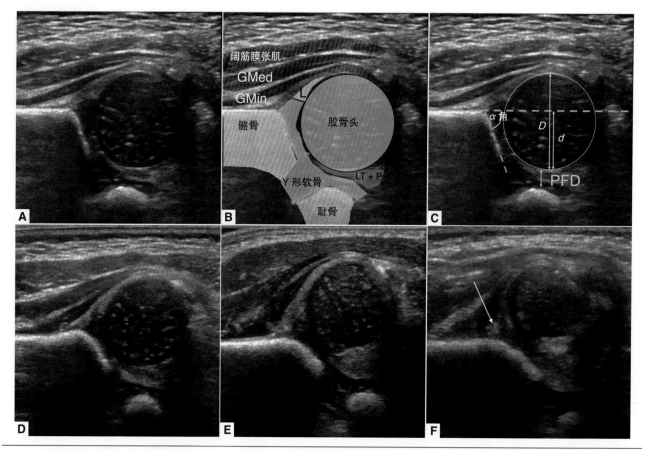

图 1.3　髋部超声检查。A. 正常髋关节的冠状面图像。B. 髋关节正常解剖结构示意图。C. 冠状面图像中获得的测量值。黄色虚线为髂骨外侧壁，蓝色虚线为髋臼骨缘，夹角即为 α 角。股骨头（FH）的覆盖率指股骨头的距离（d）除以股骨头直径（D），PFD 表示耻骨至股骨头的距离。D. 一名 2.5 个月龄的女性患儿，髋关节稳定，冠状面超声检查显示异常形态，FH 覆盖异常，PFD 增加，α 角减小。E. 2 个月龄女性患儿，髋关节不稳定（Ortolani 试验阳性），冠状面超声检查显示髋关节形态严重异常。FH 覆盖率小于 15%，PFD 增大，α 角减小，圆韧带和脂肪垫（LT+P）肥厚。F. 4 周龄女性患儿，髋关节不稳定（Ortolani 试验阳性），冠状面超声检查显示髋关节形态严重异常，盂唇（L）被脱位的股骨头往上顶，出现异常高回声（白色箭头）。TFL，阔筋膜张肌；GMed，臀中肌；GMin，臀小肌

在其髋关节无应力状态下进行仔细检查。对于使用 Pavlik 吊带治疗的患者，增加了前轴向视图，易获得一个良好的髋关节视图（图 1.4）。对于经过 Pavlik 吊带治疗但仍有轻微不稳定或复位失败的髋关节，前轴位视图也有助于确定髋关节可同心圆复位性。对于髋关节不稳定者，髋关节的形态会影响治疗结果，推荐首诊超声检查（图 1.5）。

婴幼儿发育性髋关节发育不良的治疗

婴幼儿 DDH 的治疗取决于超声评估发育不良的分型和是否可用 Ortolani 法复位髋关节（图 1.6）。

对于小于 12 周龄、髋关节稳定并伴有生理性发育不成熟（Graf Ⅱ a 型）相对应的交界性超声结果的患儿应严密随访。尽管一些作者主张对"边缘性"髋关节或生理性未成熟髋关节进行治疗，但应考虑到与支具相关的潜在并发症和家庭负担，避免过度治疗。我们建议 4 周后复查髋关节超声。在此期间，因为紧裹褪裤与发育不良有关，应尽量避免。

建议家长抱患儿时髋关节外展，避免髋关节内收。若 4 周后超声恢复正常，视有无 DDH 危险因素决定是否终止治疗。对于女性、臀位和有阳性家族史的婴儿，应在其 6 个月龄时复查骨盆平片。相反，如果超声结果异常，则使用 Pavlik 吊带治疗。

使用 Pavlik 吊带治疗时需要一名医生和一名专职护士或一名执业护士。合适的吊带在治疗过程中对于避免并发症是非常重要的。掌握"Pavlik 吊带家

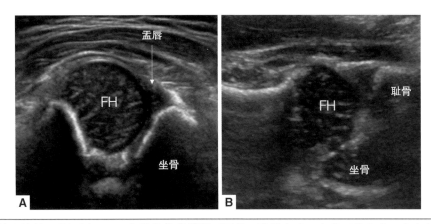

图1.4　髋关节超声检查的另一种视图。A.正常髋关节的横断面图像。股骨头（FH）位于髋臼内，由坐骨和盂唇后缘提供关节后侧稳定性。横断面图像可在有或无压力情况下对髋关节进行动态评估。B.髋关节前轴位图像，有助于在 Pavlik 吊带治疗期间评估股骨头是否充分复位

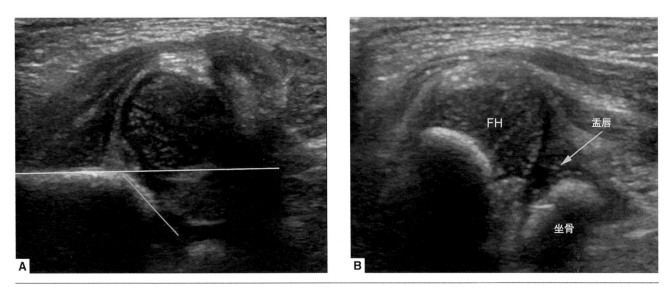

图1.5　患儿，男性，出生7天，髋关节超声检查。A.髋关节冠状面显示股骨头（FH）完全向外上脱位。FH无骨性髋臼覆盖（蓝线），并位于髂骨线外侧（黄线）。B.与图1.4中髋关节正常位置比较，左侧髋关节横断面图像显示 FH 在休息位时也位于坐骨后外侧，而不位于髋臼内，白色箭头为髋臼盂唇

庭使用说明书"对于安全使用吊带和增强患儿依从性有益（图1.7）。

　　稳定的发育不良髋关节，通常使用 Pavlik 吊带治疗8~12周，每4周复查髋关节超声改善情况和吊带的佩戴情况。在治疗稳定型髋关节期间，家长可以取下吊带给患儿进行沐浴。通过 Ortolani 法治疗可复位的髋关节，检查时髋关节稳定，但超声显示的覆盖率＜30%且 α 角＜50° 的情况下，则立即使用 Pavlik 吊带进行治疗。对于可复位的髋关节，我们建议每周随访，直到髋关节稳定，超声显示形态改善。

　　一旦髋关节稳定，在使用 Pavlik 吊带治疗期间，

每4周复查1次，共12周。在最初几周髋关节稳定前，禁止拆除吊带。当髋关节稳定后，可拆除吊带为患儿洗澡，并且每4周进行1次超声检查。尽管使用 Pavlik 吊带治疗不稳定髋关节存在争议，但我们更倾向于每周评估，不超过3周或4周。如果髋关节在3~4周后仍未稳定，则需进行动态超声检查以评估髋关节是否可复位。如果使用 Pavlik 吊带3~4周后髋关节仍可复位，那么我们建议使用外展支具。目前，我们使用刚性外展支具或 Ilfeld 外展支具，因为它们可控制外展，而不是由塑料外展支具提供固定的外展。应用外展支具后，随访2周，并超声复查髋关节，

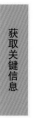

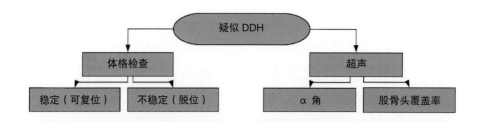

获取关键信息

髋关节分型	稳定性	α 角	股骨头覆盖率	年龄
正常	稳定	≥ 60°	≥ 50°	任何
发育不成熟，稳定	稳定	50° ~60°	≥ 30°	< 3 个月
发育不良，稳定	稳定	50° ~60°	≥ 30°	> 3 个月
发育不良，半脱位	稳定	43° ~50°	10° ~30°	任何
髋关节分型	稳定性	Ortolani 试验	—	年龄
脱位，可复位	不稳定	阳性	—	任何
脱位，不可复位	不稳定	阴性	—	任何

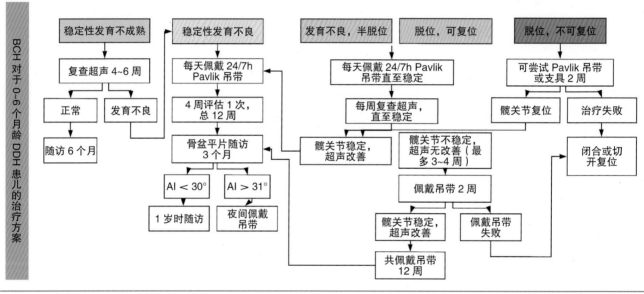

图 1.6　0~6 个月龄疑似 DDH 患儿的处理步骤。第一步是获得髋关节病史、体格检查和超声（US）的相关信息，以确定股骨头覆盖率和髋臼形态（α 角）。第二步根据检查结果和超声检查结果对髋关节进行分类。第三步，治疗方法如上图所示。AI，髋臼指数

若髋关节形态改善，则每 4 周复查 1 次，至少持续 12 周。

若髋关节严重脱位、外展受限，不能用 Ortolani 法复位，超声诊断为 Graf Ⅳ型，这是很难处理的。Ⅳ型髋关节和男性已被确定为吊带失效的高危因素。然而，最近的一项研究报告显示约 55% 不可复位的髋关节可使用 Pavlik 吊带治疗，尽管其中约 10% 的患者会出现股神经麻痹和股骨头坏死等并发症。我们认为，不可复位的髋关节在使用吊带治疗时，有较高的 Pavlik 吊带并发症和股神经麻痹的发生风险。即使存在争议，这些髋关节可在麻醉下更好地复位，但仍需要进一步的研究。

使用 Pavlik 吊带治疗的临床结果总体良好。使用 Pavlik 吊带实现和维持髋关节复位和髋臼重塑的成功率高达 90%。当髋关节正常时，治疗时长或何时停用 Pavlik 吊带仍有争议。我们建议至少治疗 12 周，据报道，至少有 10% 的患者存在吊带治疗后残余髋臼发育不良的风险。

Pavlik 吊带家庭使用说明书

什么是 Pavlik 吊带？

一种柔软的支具，帮助宝宝的腿保持在特定位置，使髋关节复位和稳定，有助于正常发育。Pavlik 吊带是一种"动态支具"，意思是它不是刚性的，允许宝宝有限活动下肢。对于从出生到 6 个月大的发育性髋关节发育不良 (DDH) 婴儿来说，使用吊带是最安全、最有效的治疗方案之一。通常是 24h 戴佩，除非医生另有指示。

治疗痛苦吗？

如果正确佩戴吊带和护理良好，对于 DDH 患儿来说是一种无痛的治疗方式。患儿可能需要几天时间去适应，所以在开始的几天有些烦躁和哭闹是正常的。因为治疗本身是温和的，在 24~72h 全天佩戴后，患儿会逐渐适应。

需要佩戴吊带多长时间？

治疗时间的长短取决于 DDH 的分型。在大多数情况下，每天佩戴吊带 24h，8~12 周。

根据患儿发育不良的分型，在最初的几周，需每周复查髋关节超声，并调整吊带。3~4 周后，只需每 2~4 周复查 1 次，并调整吊带。

在治疗 8 周后，去除吊带后行髋关节超声检查。医生根据结果评估决定是否终止全天佩戴吊带。

如何护理？

Pavlik 吊带需全程佩戴，只有在医生的指导下才可拆除。

吊带需在患儿衣服内佩戴。通常与一个睡袋或大尺寸的衣服一起，这有助于防止衣服限制患儿腿的活动能力。使膝关节并拢的衣物，如裤子或任何带腰带的衣服，都不应该穿。

当孩子佩戴吊带时，如何护理他们？

洗澡

当患儿全天佩戴吊带时，不应在浴缸里给他们洗澡。在这段时间，擦洗是最好的选择。当患儿髋关节稳定，或医生允许，才可以给患儿洗澡。

皮肤护理

不要在吊带接触的地方涂抹润肤露，可能会弄湿皮肤，导致皮肤皲裂。也不要在吊带周围使用粉末，因为粉末也会引起刺激。

要特别注意宝宝的腹股沟和膝盖后侧。因为吊带使患儿腿保持在屈曲的位置，这些部位潮湿而易被刺激。

每次给孩子换尿布时用干布或纸巾擦拭膝盖后侧和腹股沟。

在佩戴吊带后，您需要一天数次检查患儿吊带与皮肤接触的地方，以确保没有皮肤激惹（皮肤发红或不适）。

体位

在使用 Pavlik 吊带时，应尽可能地让患儿仰卧。该体位有助于维持膝关节外展外旋位，并进一步促进髋关节囊的发育。

如果您的孩子喜欢被襁褓包裹的舒适感，您应只包裹他的上肢及胸腹部，且谨记一定不能包裹下肢。

患儿每天坐在儿童摇椅 / 篮的时间不得多于 2h。该坐姿会让儿童的下肢内收内旋，进而阻碍支具外展的矫正功能。

何时您需要考虑专业的医疗外援？

患儿哭闹不止且无法安抚时。发现皮肤激惹（发红或不适）后，切勿在支具与皮肤间垫夹棉布后置之不理。患儿任一侧下肢不再踢动时。有任何无法解决的相关疑问或困扰时。

佩戴 Pavlik 吊带
前面观

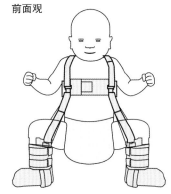

佩戴 Pavlik 吊带
后面观

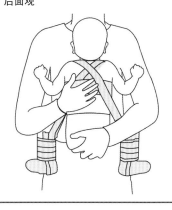

图 1.7　用 Pavlik 吊带治疗的 "Pavlik 吊带家庭使用说明书"（可在网址 "http://www.childrenshospital.org/–/media/Centers–and–Services/Programs/A_E/Child–and–Adult–Hip–Preservation–Program/HipFactSheet_ Pavlik.ashx?la=en&hash=03649F108BCE9759929068901F5AB3161E6F14D8" 下载）

使用 Pavlik 吊带治疗的并发症是罕见的，一旦出现需停止使用。因为存在所谓的 "Pavlik 吊带病" 的发生风险，当吊带不能实现和保持髋关节的稳定时，不建议使用吊带治疗。当髋关节未复位时，"Pavlik 吊带病" 仍可在吊带固定的髋关节中发展，其特征是髋臼后外侧畸形，使闭合复位更加困难。有文献报道，使用 Pavlik 吊带治疗后，股骨头坏死的发生率高，约为 1%~30%。目前文献报道，在吊带治疗过程中髋关节避免过度外展位，可降低并发症的发生率。股神经麻痹是一种罕见（2%~3%）的并发症，若发生需立即停用吊带，绝大多数患者可在几天或 1~2 周内完全恢复。神经的功能恢复越快，吊带或支具越能更好地治疗髋关节。虽然在股神经麻痹恢复后可重新使用吊带治疗，但在股神经功能完全恢复和超声证实髋关节复位满意之前，我们更倾向于使用外展支具。Pavlik 吊带复位失败是一种潜在的并发症，最常见于年龄＞ 4 个月、男性患者或严重（Graf Ⅳ 型）髋关节脱位患者。

参考文献

[1] Bialik V, Bialik GM, Blazer S, Sujov P, Wiener F, Berant M. Develop- mental dysplasia of the hip: a new approach to incidence. Pediatrics. 1999;103(1):93-99.

[2] Barlow TG. Early diagnosis and treatment of congenital dislocation of the hip. Proc R Soc Med. 1963;56:804-806.

[3] Mubarak SJ. In search of Ortolani: the man and the method. J Pediatr Orthop. 2015;35(2):210-216.

[4] Klisic P, Jankovic L. Combined procedure of open reduction and

shortening of the femur in treatment of congenital dislocation of the hips in older children. Clin Orthop Relat Res. 1976(119):60-69.

[5] Graf R. Classification of hip joint dysplasia by means of sonography. Arch Orthop Trauma Surg. 1984;102(4):248-255.

[6] Graf R. Fundamentals of sonographic diagnosis of infant hip dysplasia. J Pediatr Orthop. 1984;4(6):735-740.

[7] Harcke HT. The role of ultrasound in diagnosis and management of de- velopmental dysplasia of the hip. Pediatr Radiol. 1995;25(3):225-227.

[8] Harcke HT, Kumar SJ. The role of ultrasound in the diagnosis and management of congenital dislocation and dysplasia of the hip. J Bone Joint Surg Am. 1991;73(4):622-628.

[9] Suzuki S. Ultrasound and the Pavlik harness in CDH. J Bone Joint Surg Br. 1993;75(3):483-487.

[10] Terjesen T, Bredland T, Berg V. Ultrasound for hip assessment in the newborn. J Bone Joint Surg Br. 1989;71(5):767-773.

[11] Terjesen T, Runden TO, Johnsen HM. Ultrasound in the diagnosis of congenital dysplasia and dislocation of the hip joints in children older than two years. Clin Orthop Relat Res. 1991;(262):159-169.

[12] van Douveren FQ, Pruijs HE, Sakkers RJ, Nievelstein RA, Beek FJ. Ul- trasound in the management of the position of the femoral head during treatment in a spica cast after reduction of hip dislocation in develop- mental dysplasia of the hip. J Bone Joint Surg Br. 2003;85(1):117-120.

[13] El Ferzli J, Abuamara S, Eurin D, Le Dosseur P, Dacher JN. Anterior axial ultrasound in monitoring infants with Pavlik harness. Eur Radiol. 2004;14(1):73-77.

[14] Carlile GS, Woodacre T, Cox PJ. Verification of hip reduction using anterior ultrasound scanning during Pavlik harness treatment of developmental dysplasia of the hip. J Orthop. 2014;11(4):174-179.

[15] Rosendahl K, Aslaksen A, Lie RT, Markestad T. Reliability of ultrasound in the early diagnosis of developmental dysplasia of the hip. Pediatr Radiol. 1995;25(3):219-224.

[16] Dias JJ, Thomas IH, Lamont AC, Mody BS, Thompson JR. The reliabil- ity of ultrasonographic assessment of neonatal hips. J Bone Joint Surg Br. 1993;75(3):479-482.

[17] Morin C, Harcke HT, MacEwen GD. The infant hip: real-time US as- sessment of acetabular development. Radiology. 1985;157(3):673-677.

[18] Treguier C, Chapuis M, Branger B, et al. Pubo-femoral distance: an easy sonographic screening test to avoid late diagnosis of developmental dysplasia of the hip. Eur Radiol. 2013;23(3):836-844.

[19] Harcke HT, Graf R, Clarke NM. Consensus Meeting on Hip Sonography. Wilmington, DE: Alfred I. duPont Institute; 1993.

[20] Novais EN, Kestel LA, Carry PM, Meyers ML. Higher Pavlik harness treatment failure is seen in Graf Type IV Ortolani-positive hips in males. Clin Orthop Relat Res. 2016;474(8):1847-1854.

[21] Swaroop VT, Mubarak SJ. Difficult-to-treat Ortolani-positive hip: improved success with new treatment protocol. J Pediatr Orthop. 2009;29(3):224-230.

[22] Omeroglu H. Treatment of developmental dysplasia of the hip with the Pavlik harness in children under six months of age: indications, results and failures. J Child Orthop. 2018;12(4):308-316.

[23] Novais EN, Sanders J, Kestel LA, Carry PM, Meyers ML. Graf Type-IV hips have a higher risk of residual acetabular dysplasia at 1 year of age following successful Pavlik harness treatment for developmental hip dysplasia. J Pediatr Orthop. 2018;38(10):498-502.

[24] Omeroglu H, Kose N, Akceylan A. Success of Pavlik harness treatment decreases in patients ≥ 4 months and in ultrasonographically dislocated hips in developmental dysplasia of the hip. Clin Orthop Relat Res. 2016;474(5):1146-1152.

第 2 章　婴儿期髋关节发育不良：闭合复位

▶髋关节发育不良的基本原理：闭合复位治疗

0~6 个月的发育性髋关节发育不良（DDH）患儿通常使用 Pavlik 吊带或外展支具进行治疗。髋关节闭合复位的指征是上述方法无法实现髋关节稳定的同心圆复位。因此，在支具固定失败或者出生后 1 年内出现 DDH 的患者中，闭合复位一直是治疗 DDH 的主要方法。虽然较大年龄的患者也可选择闭合复位，但随着年龄的增长，通过闭合复位获得和保持髋关节复位的可能性会降低。当进入学步期，随着髋关节的病理解剖改变，在非手术的情况下难以获得同心圆复位。阻碍复位的主要病理因素和解剖结构包括：导致髋关节外展受限的内收肌挛缩，髋臼盂唇内翻，髋臼软骨顶（Neolimbus）肥大，髂腰肌紧张卡压导致关节囊的沙漏状改变，纤维脂肪垫增厚，圆韧带肥厚，前内侧关节囊紧张，以及限制髋臼开口的髋臼横韧带增厚。随着年龄的增长，这些病理改变会阻碍股骨头同心圆复位。此外，闭合复位后髋臼的重塑受年龄影响，即年龄较大的患者更容易出现持续的髋臼发育不良。因此，最好在 1 岁内进行闭合复位。

虽然闭合复位手术简单直接，但事实上需要注意细节，以避免短期并发症（如术后半脱位）和长期并发症（包括股骨头缺血性坏死）。复位过程中应遵循以下原则：

- 闭合复位时应采用轻柔手法。
- Ortolani 法：髋关节屈曲 ≥ 90° 并轻柔外展复位。
- 复位时股骨头进入髋臼的复位感明显。
- 复位应稳定。为了确定复位的稳定性，应通过比较最大外展角度和髋关节再脱位时的外展角度来评估 Ramsey 等所描述的安全区。如果安全区较大

（≥ 30°），则认为复位稳定（图 2.1）。

- 由于股骨头坏死的风险，避免过度外展。我们建议髋关节固定在小于最大外展角度 10°~20° 范围内，最大外展角度不超过 60°。
- 应评估复位后髋关节的形态以确定复位稳定性。评估髋关节形态最常用的方法是在复位时施行的髋关节造影（图 2.2）。另外，也可在磁共振成像（MRI）或超声检查下评估髋关节复位情况。在 MRI 检查下，可以选择用或不用造影剂，当使用造影剂时可以评估股骨头的灌注情况。因为有辐射，我们闭合复位后很少使用计算机断层扫描（CT）来评估髋关节形态，而 MRI 能更好地显示解剖结构。
- 髋关节造影有助于明确闭合复位前后股骨头和髋

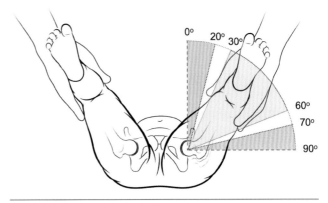

图 2.1　Ramsey 等计算安全区的方法：安全区是通过评估髋关节最大自然外展角度（这里用 70° 表示）来计算的。然后将髋关节内收，记录髋关节脱位时的外展角度，这里是 20°。安全区是指髋关节稳定时的外展范围。因此，髋关节最大外展角度与内收脱位时的外展角度差值为安全区，70° 至 20° 的区域为 50°。然而，我们从两侧减去 10°，在 30° 至 60° 之间形成安全区，这就是闭合复位可以接受的范围。在闭合复位后安全区小（< 30°）的髋关节很难维持稳定。内收肌松解术理论上会增加最大外展角度和 Ramsey 等所描述的安全区，是增加安全区的常见方法

臼的关系。在多种髋关节造影分类系统中，我们更倾向于 Tönnis 提出的分级系统（图 2.3）。应按以下方式来评估关节造影下髋关节复位情况：

- 头臼覆盖应超过 2/3。
- 盂唇与髋臼横韧带（开口）间隙应 > 20mm。股骨头应在盂唇下方，盂唇不能完全内翻且在髋臼横韧带上方。
- 股骨头与髋臼底间隙应狭窄。尽管存在争议，但在闭合复位时，我们建议内侧造影池充盈 < 4mm。

- 如果闭合复位稳定，安全区角度良好，关节造影中头臼覆盖良好，则采用人字石膏固定。
- 人字石膏固定后，再次进行影像学检查确认髋关节同心圆复位。

▌髋关节造影术及人字石膏固定

全身麻醉下使肌肉完全放松，然后进行闭合复位。患者仰卧于可透视床上，检查髋关节。患侧髋关节屈曲 90° 并外展，有明显复位感。最大外展至

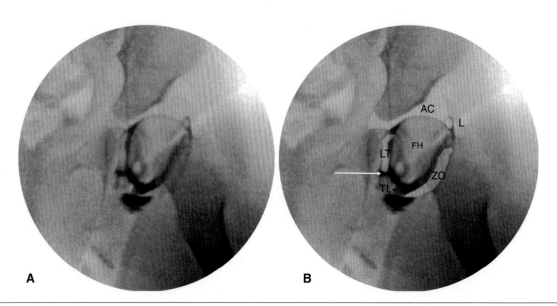

图 2.2　髋关节造影评估 DDH。A. 7 个月龄患儿闭合复位术中髋关节造影透视图。在正常的关节造影中，髋臼软骨和盂唇应覆盖超过 2/3 的股骨头。B. 髋关节造影结构示意图。AC，髋臼软骨；L，盂唇，覆盖在股骨头上的三角形结构；ZO，轮匝带；LT，圆韧带；TL+，髋臼横韧带 + 盂唇下缘；FH，股骨头

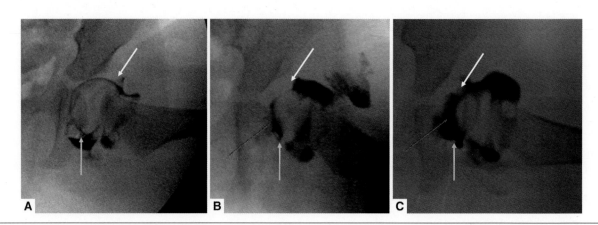

图 2.3　评估闭合复位关节造影后髋关节形态的 Tönnis 分级系统。A. Ⅰ级：股骨头完全复位，接近髋臼坐骨部分。B. Ⅱ级：股骨头位于盂唇下方，但由于上盂唇、横韧带和下盂唇之间的关节囊开口狭窄使得股骨头位于髋臼外侧。在股骨头与髋臼窝之间有少量的造影剂充盈。C. Ⅲ级：股骨头位于髋臼开口外侧，没有位于盂唇下方。盂唇内翻倒置，关节囊明显收缩。白色箭头指示髋臼软骨和盂唇的外缘。红色箭头指示股骨头和髋臼窝之间造影池充盈。黄色箭头指示髋臼横韧带

临床病例

患儿，女性，10 个月龄，因近期健康体检发现双下肢不等长而就诊。无家族史，臀位。体检时发现 Galeazzi 征阳性（左侧短于右侧）。髋关节屈曲 90° 时，右侧髋关节最大外展为 80°，左侧髋关节外展轻度受限，为 70°。骨盆 X 线片显示左侧髋关节半脱位伴髋臼发育不良和左侧股骨头骨化延迟（图 2.4）。

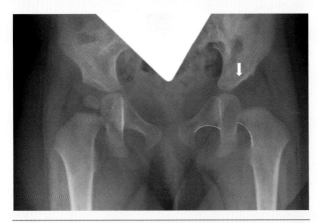

图 2.4　骨盆前后位片显示左侧 DDH 伴半脱位。Shenton 线（白色虚线）不连续，髋臼发育不良

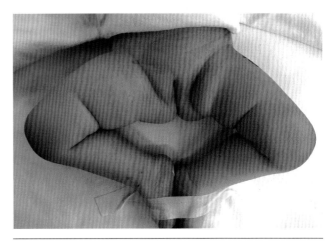

图 2.5　左侧髋关节术中造影体位。两侧髋关节均屈曲外展，脚掌面对面绑在一起放在手术台上。整个左侧腹股沟和左大腿用氯己定消毒

避免造影剂通过针道外渗而在内收肌中残留。但是，内侧入路相对于前路的优势是即使少量外渗，也仅残留于内收肌中，这并不会影响图像的质量。穿刺后用无菌敷料覆盖。

如前所述，用类似于 Ortolani 法的手法进行闭合复位，用一只手握住患侧股骨，拇指放在大腿内侧，中指和环指在大腿外侧靠近大转子处施加压力。然后将髋关节屈曲外展，并在大腿外侧自外向内轻推。保持髋关节屈曲 90°～100°，对不同外展角度进行透视。一旦关节造影证实头臼同心圆复位，即行人字石膏固定（图 2.7）。

术后行骨盆 MRI 检查，证实髋关节复位（图 2.8）。送入病房，由护士进行石膏护理宣教和评估。患者无不适主诉并且家长充分了解石膏护理后，予以出院。常规观察 2 周，评估皮肤状况，并获得前后位（AP）骨盆 X 线片。闭合复位 6 周后，在手术室再次行关节造影并更换石膏（图 2.9）。6 周后拆除石膏行支具固定。根据髋臼的重塑情况，建议拆除石膏 6~12 个月后，夜间使用外展支具（图 2.10）。在复位后的 6 个月和 12 个月进行随访，然后每年随访 1 次，直到 5 岁。在大约 5 岁或闭合复位 4 年后，应该评估髋臼是否得到重塑或是否存在持续性髋臼发育不良。

内收脱位以确定 Ramsey 等所描述的安全区。该检查也可在关节造影后进行，但我们更倾向于在造影之前全面检查髋关节，以避免注射造影剂后产生的关节扩张。髋关节造影时，髋关节处于屈曲、外展外旋位。将患者两只脚绑在一起，脚掌面对面放在手术台上，有助于在关节造影时保持稳定（图 2.5）。常规消毒铺巾，我们建议无菌操作，包括 C 臂上套无菌罩，降低髋关节感染的风险。对于 3 岁以下的患者，常规使用 20 号的脊柱穿刺针。对于较大患者，可使用 18 号针。我们推荐内收肌入路。进针点位于内收肌腱远端下方，进针角度约 45°，指向肩关节（图 2.6）。当穿刺针从皮肤进入皮下组织时，C 臂透视以确定穿刺针位置。一旦穿刺针穿入关节囊，可感到脱空感。此时，穿刺针应该在关节内。一些外科医生会做空气关节造影，由于之前发生过空气栓塞，我们建议注射生理盐水或稀释 50% 的碘佛醇，C 臂监视下缓慢注射。关节造影时应避免注射过多造影剂而导致关节扩张。我们推荐注射量为 1mL，最多 1.5mL，过量会影响造影图像的质量。另外在取出针头同时抽吸注射器，以

髋关节闭合复位股骨头血供的评估

股骨头缺血骨坏死是 DDH 治疗后的灾难性并发症。

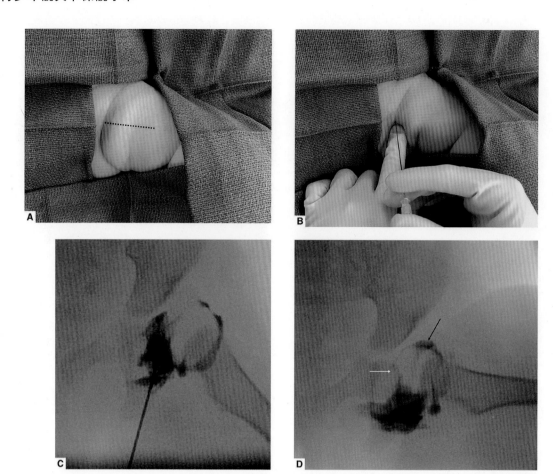

图 2.6 A. 术中患者铺巾后左侧腹股沟区。穿刺前用氯己定再次消毒。虚线代表内收长肌的位置。B. 术中内侧入路的关节造影。触诊内收长肌，皮肤向远端牵拉。在 C 臂透视下，将 20 号穿刺针插入并向头侧和外侧方向推进。C. 术中透视显示针头进入左侧髋关节，并向关节内注射 1.5mL 造影剂。股骨头处于半脱位状态，内侧有大量造影剂充盈显示髋关节未复位。D. 术中透视显示头臼同心圆复位。黑色箭头指示病理形态完全覆盖股骨头但形状异常的盂唇。白色箭头指示股骨头位于髋臼深处，造影剂未在其内侧聚集

在闭合或开放复位和之后，评估股骨头的灌注有助于识别股骨头缺血坏死的相关风险，如近端生长障碍和畸形。

我们使用静脉钆造影剂，通过 MRI 来评估闭合复位石膏固定后的股骨头骨骺的灌注。我们评估了 27 例 1~11 个月龄的 DDH 患儿，28 个髋关节，进行闭合复位，伴或不伴内收肌松解和人字石膏固定。28 个髋关节中，6 个髋关节（21%）在随访 X 线片上显示有明显的股骨头缺血坏死征象。在发生股骨头缺血坏死的髋关节中，有 50% 的髋关节增强 MRI 显示股骨头的灌注减少。22 个未发生股骨头缺血坏死的髋关节中只有 2 个表现出灌注减少。虽然灌注减少是股骨头缺血坏死最重要的独立因素，但 MRI 显示灌注的准确性并不高。因此，我们一直在研究超声评估闭合复位时股骨头血供。我们前期的研究是有意义的，但还需要一项纵向研究来确定超声在 DDH 治疗中的

临床应用，以指导髋关节闭合复位。

并发症和结果

闭合复位术后疗效分为短期疗效和长期疗效。头臼同心圆复位是手术成功的标志。应用人字石膏维持复位，避免过度外展。轻柔地手法复位并行人字石膏固定，以避免股骨头坏死的发生。短期并发症主要是髋关节复位后的不稳定，包括半脱位或再脱位。尽管髋关节的病理解剖对能否成功闭合复位起重要作用，但手术技术对避免早期再脱位至关重要。

艾奥瓦州的研究者开展了一项研究：119 例（152 个髋关节）行闭合复位治疗，平均随访 31 年（16~56 年）。根据艾奥瓦州髋关节评分（IHR），显示优 75%、差 13%。6 个月以内行闭合复位治疗的髋关节较于 6 个月以上组具有更好疗效（优秀结果，

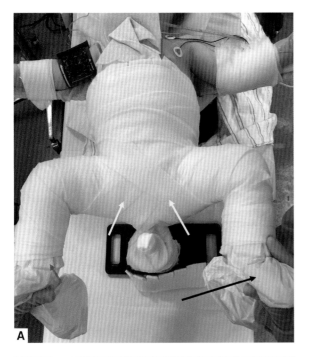

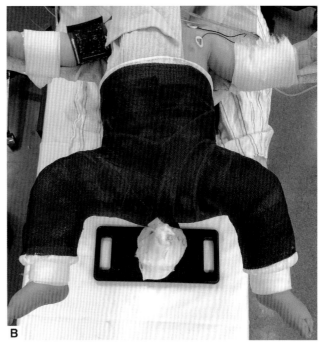

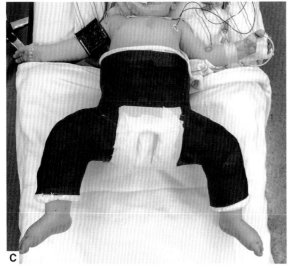

图 2.7　人字石膏的应用。A. 患者置于石膏台上。石膏棉衬用于预防尿液对皮肤造成损伤（黑色箭头）。然后，使用几层 Webril 石膏垫在臀部周围缠绕形成一个 8 字（黄色箭头）。最后，在石膏的边缘放置大小合适的垫料（蓝色箭头）。B. 人字石膏固定后，需在会阴部缠绕几层石膏，在石膏塑形时有助于髋关节维持复位。C. 修整后的石膏，石膏位于乳头线水平

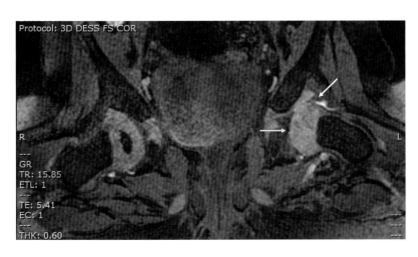

图 2.8　人字石膏固定后 MRI 显示头臼同心圆复位。股骨头完全被盂唇覆盖（白色箭头），并与髋臼底（黄色箭头）相邻

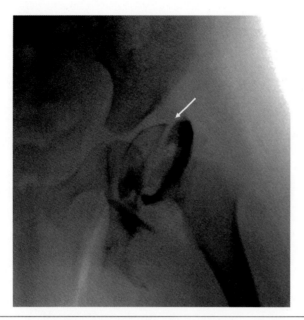

图 2.9　闭合复位 6 周后透视显示髋臼盂唇重塑（白色箭头）

91%∶76%）。残余髋臼发育不良和股骨头坏死导致的股骨畸形与股骨的功能下降相关。作者用股骨近端生长障碍来描述股骨头坏死，在 6 个月以下组有 36% 出现了股骨近端生长障碍，而 6 个月以上组中有 64% 的患者出现股骨近端生长障碍。然而，与 6 个月以上组相比，6 个月以下组严重畸形的发生率更高（Ⅲ 型股骨近端生长障碍，64%∶27%）。另一项长期研究报告了 60 例（74 个髋关节）在皮肤牵引一段时间后行闭合复位的结果，平均随访 58 年（55~60 年），39/74（53%）的临床和影像学结果良好。1/3 患者接受了全髋关节置换术，平均年龄为 48 岁。一项以全髋关节置换术为终点的股骨头生存率分析显示，38 岁患者的股骨头生存率为 100%，58 岁患者的股骨头生存率为 62%。预后不良的危险因素是复位时年龄 ≥ 1.5 岁和骨骼发育成熟时残余髋臼发育不良（Severin 分级 3 级和 4 级）。

综上所述，对于用 Pavlik 吊带或外展支具治疗失败或者 < 1 岁的 DDH 患者来说，闭合复位是很好的治疗选择。闭合复位应在全身麻醉下进行，并通过关节造影或术中超声对髋关节评估。在任何情况下，都应避免暴力复位。相反，闭合复位中需要轻柔地屈曲和外展髋关节。如果达到同心圆复位，则可以期待髋臼实现重塑。多数患者闭合复位后的远期疗效良好。随访至骨骼发育成熟，因为 Severin 分级所评估髋关节的 X 线片形态是评估髋关节长期疗效的一个重要因素。

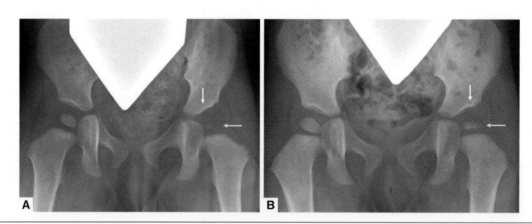

图 2.10　术后 X 线片显示髋臼形态改善（白色箭头）和股骨头骨化（黄色箭头）。A. 闭合复位 6 个月后骨盆前后位（AP）片。B. 闭合复位 12 个月后骨盆前后位片

参考文献

[1] Ramsey PL, Lasser S, MacEwen GD. Congenital dislocation of the hip. Use of the Pavlik harness in the child during the first six months of life. J Bone Joint Surg Am. 1976;58(7):1000-1004.

[2] Tiderius C, Jaramillo D, Connolly S, et al. Post-closed reduction perfusion magnetic resonance imaging as a predictor of avascular necrosis in developmental hip dysplasia: a preliminary report. J Pediatr Orthop. 2009;29(1):14-20.

[3] Malvitz TA, Weinstein SL. Closed reduction for congenital dysplasia of the hip. Functional and radiographic results after an average of thirty years. J Bone Joint Surg Am. 1994;76(12):1777-1792.

[4] Terjesen T. Long-term outcome of closed reduction in late-detected hip dislocation: 60 patients aged six to 36 months at diagnosis followed to a mean age of 58 years. J Child Orthop. 2018;12(4):369-374.

第 3 章　　髋关节发育不良：切开复位

▶治疗原则

当 DDH 闭合复位无法实现头臼同心圆复位时采用切开复位。需要强调的是，应避免强行闭合复位，选择闭合复位应满足以下条件：

- 复位后，头臼覆盖 > 2/3，且髋臼盂唇无明显内翻。
- 股骨头应深埋于髋臼内并贴近髋臼窝，且内侧造影池（Dye Pooling）≤ 5mm。
- 髋关节应具有足够的安全区（≥ 30°）。
- 髋关节人字石膏固定，避免过度外展。石膏外展角度应小于最大外展角度（最大外展角度为 60°，最理想的为 50°）。
- 在手术室进行闭合复位石膏固定后，应再次影像学确认。

如不符合以上条件，则应进行切开复位。此外，由于髋关节的病理解剖，高度脱位的行走期儿童［根据国际髋关节发育不良协会（IHDI）分级系统，为Ⅳ级］，需行切开复位。随着年龄的增长，关节内和关节周围的病理结构会阻碍同心圆复位，包括前内侧关节囊挛缩、髂腰肌挛缩、圆韧带肥厚、纤维脂肪垫增厚和髋臼横韧带挛缩；切开复位治疗时可松解和清理，股骨头能够复位至髋臼窝深部。最后，患有高度脱位的患者是切开复位手术的绝对指征，必要时行股骨和骨盆截骨。

DDH 切开复位可选择前侧或内侧入路。两种手术入路都是以实现头臼同心圆复位为目的，它们各有优缺点。总的来说，医生应考虑脱位程度和病理改变、年龄、有无合并其他畸形以及是否在脱位情况下进行过长期支具治疗。切开复位的年龄存在争议。一般来说，4~12 个月龄的患者多采用内侧入路，而 6 个月龄以上的患者也可采用前侧入路。我们建议 8 岁以下的 DDH 患者采用切开复位联合股骨、骨盆截骨术，尤其是单侧 DDH 患者。

▶DDH 切开复位内侧入路

DDH 切开复位内侧入路最早由 Ludloff 提出。许多作者又改进内侧入路手术方式，包括 Ferguson 提出应用内收长肌与内收短肌间隙作为手术入路。我们用前内侧入路通过内侧切口在深层分离神经血管束和耻骨肌（图 3.1）。虽然内侧入路用于 < 3 岁的患者，但我们认为，内侧入路应仅限于 < 12 个月龄的患者，特别是双侧髋关节脱位的患者。

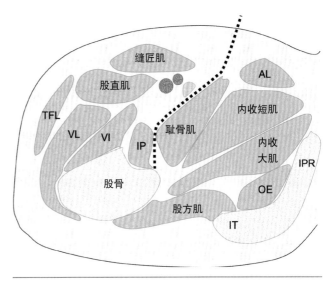

图 3.1　右半骨盆轴向解剖图，显示髋前内侧入路的耻骨肌和神经血管束间的解剖平面（黑色虚线）。另外，也可以从内侧切口通过内收短肌与内收长肌之间或内收短肌与耻骨肌之间的平面进入髋关节。AL，内收长肌；IP，髂腰肌；IPR，耻骨下支；IT，坐骨结节；OE，闭孔外肌；TFL，阔筋膜张肌；VI，股中间肌；VL，股外侧肌

优点

● 直接进入关节进行同心圆复位，同时可以清理和松解前内侧关节囊、髋臼横韧带、肥厚的圆韧带、挛缩的髂腰肌和纤维脂肪垫。

● 瘢痕小。

● 双侧髋关节脱位可以在失血最少的情况下进行治疗。

● 易于对髋臼边缘前内侧圆韧带进行固定，有助于保持复位稳定。

缺点

● 虽然复位后可在关节囊内做一些缝合，但不能进行常规的关节囊缝合术。

● 旋股内侧动脉（MFCA）穿过术野，在手术过程中存在损伤的风险，增加了股骨头坏死的风险。

● 无法进行其他操作，如骨盆截骨术。

手术方式

　　行内侧入路切开复位时，选择全身麻醉并仰卧于可透视手术台上，辅助骶管阻滞麻醉以减轻术后疼痛。插导尿管并固定在中线，方便护理，避免术后24h内弄湿石膏。将患髋置于屈曲、外展和外旋位，并对半侧骨盆和下肢进行标准的术前准备和铺巾（图3.4）。

　　从内收肌腱近端下缘向股神经血管束水平，平行于腹股沟折痕处行横切口。切开皮下组织，显露内收肌筋膜。至筋膜近端沿内收长肌纵向打开。确认并松解内收长肌腱（图3.5）。在肌肉－肌腱交界处松解内收长肌，并将其拉向远端（图3.6）。随着内收长肌腱被拉向远端，可见闭孔神经前支穿过内收短肌上方。

　　闭孔神经前支可作为参考来识别耻骨肌。此神经的近端在耻骨肌下方进入闭孔，在切口近端或上缘确定并游离神经血管束（图3.7）。此时，我们首选游离神经血管束，这样使股动、静脉和神经更安全，并能识别旋股内侧动脉（MFCA）以避免损伤股骨头血供。血管襻可用于保护神经血管束。在耻骨肌间隙打开耻骨肌上方的筋膜，并分离神经血管束，避免损伤MFCA。外旋髋关节，使小转子转向术野。触诊小转子，识别髂腰肌腱，并将其游离（图3.8）。

　　患者，女，12周龄，因健康儿童体检时发现臀纹不对称而来就诊。第一胎，因臀位而剖宫产，无家族史。髋关节超声检查显示左侧髋关节严重脱位，为 Grafl 分级 V 级，即股骨头位于髋臼外，并向后侧挤压盂唇。Ortolani 法无法复位，于是选择切开复位。5个月大时术前 X 线片显示左侧髋关节脱位（图3.2）。左侧髋关节造影显示内侧造影池(＞5mm)，并伴盂唇内翻和髋臼横韧带挛缩(图3.3)。患者经前内侧入路切开复位治疗。

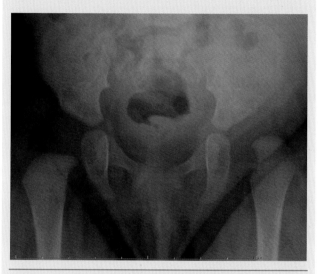

图3.2　5个月龄女婴臀位出生，术前 X 线片显示左侧髋关节脱位且无法复位

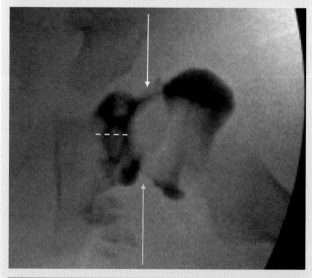

图3.3　左侧髋关节造影：术中造影后的 C 臂透视图，并尝试闭合复位。髋关节屈曲，最大外展范围为60°~70°，但头臼覆盖不佳，盂唇内翻（白色箭头）。股骨头未通过髋臼横韧带（黄色箭头），位于侧面，并在内侧形成一个宽（＞5mm）的造影池（白色虚线）。患者经前内侧入路切开复位治疗

在髂腰肌下置入直角钳，于小转子止点处将其切断（图3.9）。

轻轻拉开近端（视野上部）的神经血管束和耻骨肌远端以暴露髋关节囊。近端和远端必须交替拉开，应避免两个拉钩同时用力，因为MFCA从上到下穿过手术野，如果同时用力，牵引力过大有损伤MFCA的风险。将耻骨肌拉向远端暴露关节囊的前内侧，将神经血管束拉向近端，暴露关节囊的上外侧。在关节囊切开之前，在关节囊内侧和外侧显露MFCA是至关重要的（图3.10）。一旦关节囊被游离，在前内侧平行于髋臼边缘进行切开。另外可对关节囊进行再一次切开，做T形切口，可更好地暴露髋臼，待复位后可缝1~2针，以增强复位后稳定性（图3.11）。切开关节囊后，显露股骨头，于股骨头止点处切断圆韧带（图3.12）。用有齿血管钳夹住圆韧带，并将其拉出，并暴露其附着髋臼底的部分。用

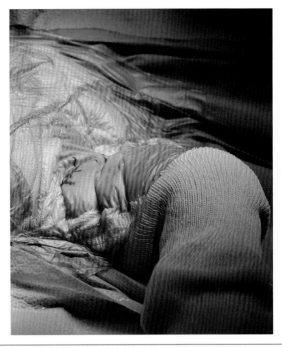

图3.4 患者体位：术中显示患者左侧髋关节屈曲、外展、外旋，显露半侧骨盆和下肢

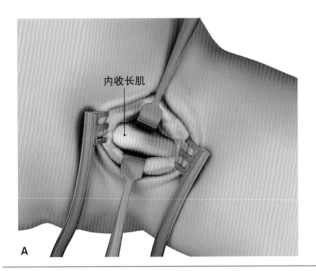

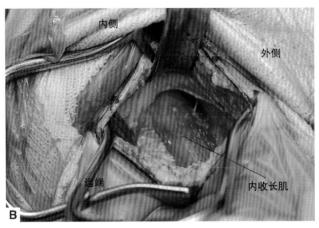

图3.5 浅层剥离：内收长肌和肌腱。A、B.沿肌肉打开筋膜后，显露内收长肌和肌腱

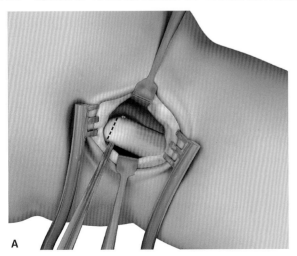

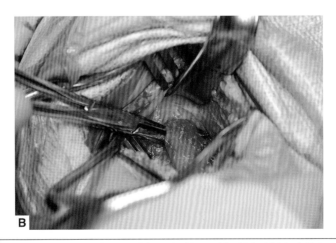

图3.6 内收长肌腱切断术。A、B.使用直角钳将内收长肌腱置于表面，并在肌肉-肌腱交界处进行肌腱切断术（黑色虚线）

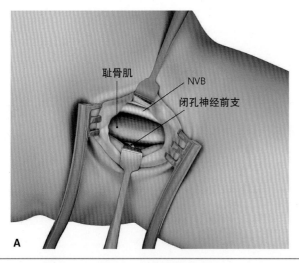

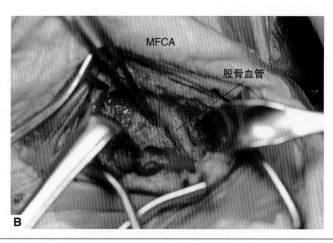

图 3.7 识别股动脉和旋股内侧动脉（MFCA）。A.闭孔神经前支穿过耻骨肌。分离耻骨肌与神经血管束（NVB）间隙。B. NVB 已在术野或近端完全游离，术中识别并保护 MFCA，以避免损伤股骨头的主要血供

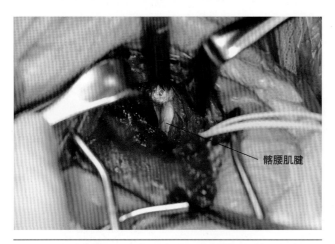

图 3.8 显露髂腰肌：术中图片显示游离髂腰肌腱。在髂腰肌腱游离前，外旋髋关节有利于触诊和识别小转子

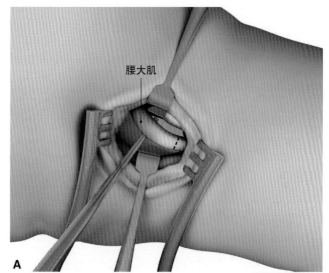

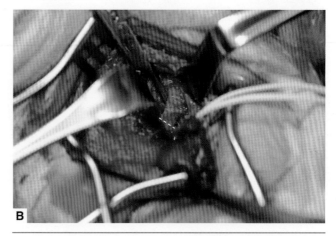

图 3.9 髂腰肌腱切开术。A、B.髂腰肌腱被直角钳隔离，并在小转子止点处行肌腱切断术。白色虚线显示肌腱切断术的位置

手术刀切开圆韧带和髋臼横韧带，使髋臼开口增大。并清除髋臼内的纤维脂肪垫（图 3.13）。另外，圆韧带也可在股骨头处完整保留，只在髋臼底部的止点处进行切断。切除肥厚的韧带，缩短后再次缝合。手术结束时，像肌腱固定术一样将圆韧带残端缝合至关节囊前内侧，以增强复位稳定性（图 3.14）。

最后，股骨头在直视下通过髋关节屈曲约 90°、外展，并轻推大转子进行复位。最好用 0 号线缝合关节囊 1~2 针，以增加复位稳定性，也可通过圆韧带缝合而得到。关闭切口前，注射 1 : 1 稀释造影剂约 1mL，确认复位情况，并有助于在人字石膏固定后评估复位情况（图 3.15）。

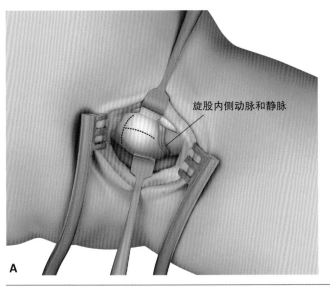

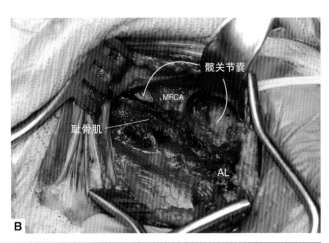

图 3.10　在关节囊内侧和外侧显露 MFCA。A. 髋关节囊近端和远端的示意图，黑色虚线显示关节囊 T 形切开。为了暴露关节囊的近端和远端，分别在神经血管束和耻骨肌处各放置一个拉钩。值得注意的是，MFCA 从上到下跨越术野，若同时牵拉，则会造成过度牵引。因此，关节囊的暴露应以同步的方式进行，即一个拉钩在拉，另一个应放松，反之亦然。MFCA 应避免过度牵拉。B. 在 MFCA 的内侧和外侧均可见关节囊。外侧显露也很重要，尤其是高度脱位。AL，内收长肌

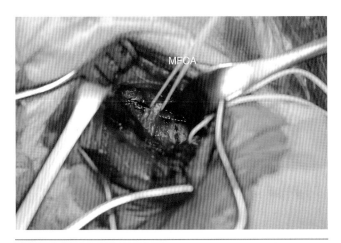

图 3.11　关节囊切开术。图中用记号笔标记关节囊切口。血管襻保护旋股内侧动脉（MFCA）。内侧入路常规的关节囊切开平行于髋臼边缘（白色虚线）。另外，第二切口与第一切口垂直，并与股骨颈平行（黑色虚线）

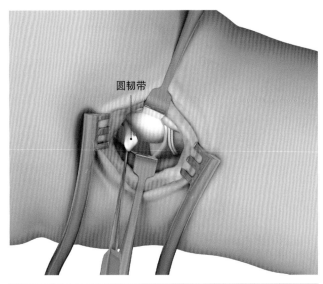

图 3.12　圆韧带松解。图示外旋髋关节，可见股骨头，牵拉圆韧带，并于股骨头附着处切断圆韧带。用 Kocher 钳夹住韧带的止点（没有显示）。在其止点处切断圆韧带，并松解髋臼横韧带

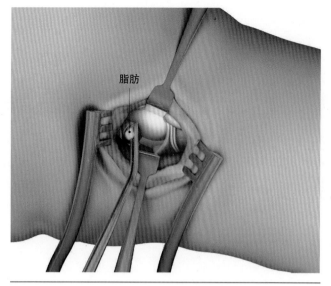

图 3.13 髋臼内的准备：用咬骨钳清理髋臼内的纤维脂肪组织。脂肪垫的切除应谨慎进行，以避免损伤关节面

冲洗并缝合深层内收肌筋膜、皮下组织、皮肤。用无菌敷料和无菌贴包扎，将患者转移到可透视的石膏台上。

切开复位后人字石膏固定：使用人字石膏将髋关节固定于屈曲 100°~110° 和外展 45°（强烈推荐

外展 ＜ 60°）。应避免过度内旋，当然，轻微内旋可增加髋关节的稳定性。我们强烈建议在石膏定形后进行 C 臂透视，因为石膏定形前髋关节易脱位。打石膏时需保持患者全身麻醉，以避免髋关节和膝关节的突然移动。在应用人字石膏后，可进行磁共振成像（MRI）来确认髋关节是否同心圆复位。切开复位后行 MRI 检查不需要全身麻醉。通常，当髋人字石膏在位时可进行快速 MRI 详细检查。检查后，患者会被送至骨科进行疼痛管理和石膏护理宣教，通常在手术后的第 2 天出院。

▶ 前侧入路切开复位治疗 DDH

前侧入路采用改良的比基尼美容切口。通过前侧入路也可行关节囊缝合。另一个优点是，必要时也可行骨盆截骨。与内侧入路相比，缺点是失血量可能相对较多，双侧切开复位时应避免采用此入路。前侧入路治疗的双侧 DDH 通常需间隔 4~6 周。前侧入路髋关节切开复位术一般要求患者 ＞ 6 个月。对于 ＜ 1 岁的患者，可根据骨科医生的经验及其对每种入路的熟练度来选择使用内侧或前侧入路进行切开复位。一

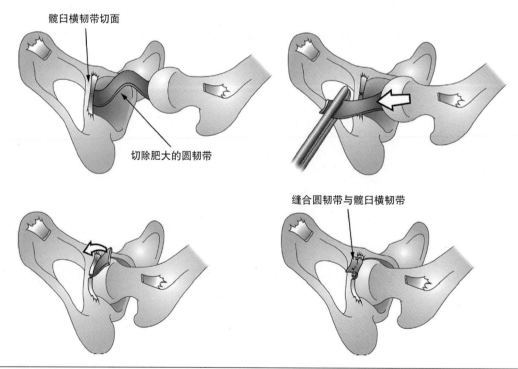

图 3.14 圆韧带固定步骤示意图。松解髋臼横韧带及圆韧带起点，无须从股骨头处切断。股骨头在髋臼腔内复位后，残余圆韧带缩短并缝合在髋臼横韧带处。理论上，该技术可在术后即刻增强髋关节的稳定性

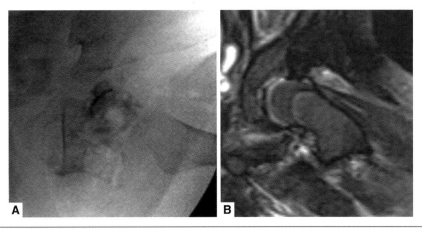

图3.15 术后影像：A.在石膏固定前，C臂透视显示左侧髋关节同心圆复位，内侧有少量造影剂积聚。在切口完全关闭前透视有助于指导石膏固定。B.前内侧切开复位石膏固定术后磁共振成像证实头臼同心圆复位

般来说，12个月后，我们更倾向于使用前侧入路。前侧入路的相对适应证是，经 Pavlik 吊带治疗后仍持续脱位，并出现髋臼后外缘畸形，即 Pavlik 吊带病。在此类病例中，需剥离至关节囊的上侧和外侧，并缝合关节囊，这对维持头臼同心圆复位的稳定至关重要。

手术方式

手术需要在全身麻醉下进行，如需截骨，可辅助腰骶阻滞或腰丛导管麻醉来缓解术后疼痛。患者取仰卧位，将术侧的肩和腹部用治疗巾垫高，应避免放置于臀下，这可能会增加臀部肌肉张力，而使关节囊后外侧剥离困难。对患侧骨盆到胸腔水平，包括整个下肢进行无菌铺单（图 3.17）。应注意腹股沟区的术前准备，因为切开复位时会松解内收长肌。

切开复位的第一步是松解内收长肌。有些外科医生选择经皮松解，但我们更倾向于切开松解（图3.18）。在内收长肌腱上方做一小横切口。切开皮下组织，暴露内收长肌筋膜，将筋膜平行于肌肉纵向打开。识别内收长肌，并用直角钳夹持肌腱连接处。分离后用电刀松解，止血后缝合内收肌筋膜，用可吸收缝线缝合皮下组织和皮肤。

第二步："真正"的切开复位。切口起自髂嵴远端1~2cm，弧向髂前上棘（ASIS）远端和内侧约3cm处（图 3.19）。

剥离皮下组织，暴露腹外斜肌腱膜。仔细松解髂嵴外侧的腹外斜肌附着点，显露髂嵴隆起（图

患者，女，17个月龄，因跛行、双下肢不等长就诊。X线片显示右侧髋关节高度脱位（IHDI IV级），建议行髋关节切开复位和股骨缩短截骨术（图 3.16）。

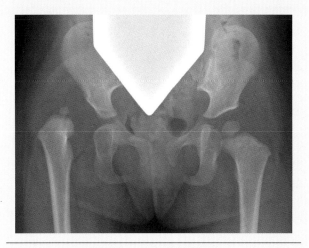

图3.16 术前 X 线片显示右侧髋关节脱位

3.20）。在切口远端显露阔筋膜张肌和缝匠肌间隙。我们建议显露股外侧皮神经，但不建议自此间隙进入。打开阔筋膜张肌的筋膜（图 3.21）。将阔筋膜张肌肌腹向外侧牵拉，保持缝匠肌筋膜的完整性以及在缝匠肌筋膜内走行的股外侧皮神经。随着将阔筋膜张肌拉向外侧，将缝匠肌拉向内侧，可暴露股直肌的外侧缘（图 3.22）。

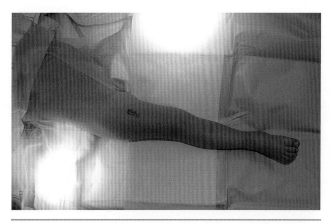

图 3.17 前外侧入路体位。患者取仰卧位，在同侧肩胛骨至髂嵴下用治疗巾将患者垫高 15°~20°。治疗巾不应置于臀下。患侧骨盆、整个下肢和部分胸部应消毒铺巾。肋下缘可作为手术铺巾参考标志

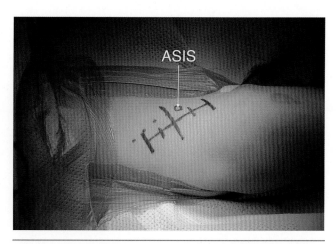

图 3.19 改良比基尼切口比 Smit-Petersen 切口更美观。术中照片显示切口起自髂嵴远端 1~2cm，弧向髂前上棘（ASIS）远端和内侧约 3cm 处

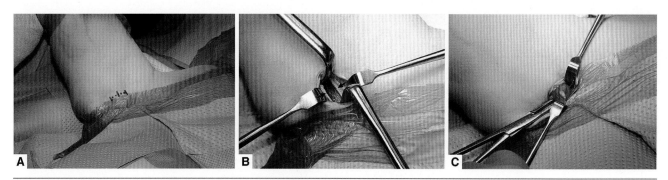

图 3.18 松解内收长肌。A. 内收长肌上方距内侧皮肤皱褶约 5mm 处做 2~3cm 的横向皮肤标记。B. 游离皮下组织后，显露内收长肌筋膜（黑色箭头），并沿内收长肌纵向打开。C. 使用直角钳将内收长肌从切口中拉出，用电刀在肌肉腱性部分进行切断

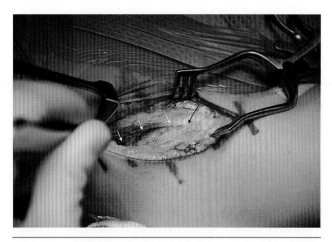

图 3.20 松解腹外斜肌在髂嵴的附着点。切开腹外斜肌腱膜（白色箭头），将肌肉从髂嵴外侧的附着点松解至髂前上棘水平（黑色箭头）

股直肌反折头在关节囊的后外侧，股直肌直头附着于髂前下棘（AIIS）。

至此，整个髂嵴，包括 ASIS 和 AIIS 已完全暴露。外科医生可用拇指和示指捏住髂嵴，可确保在其中线切入。将髂嵴从近端到远端直至 AIIS 锐性分离（图 3.23）。在使用骨膜剥离器暴露髂骨之前，应小心地用纱布将骨骺向两侧推开。用剥离器在骨膜下剥离髂骨的外侧壁和内侧壁时，需在内侧壁和外侧壁填塞海绵以减少出血。剥离髂骨内侧壁的骨膜至 AIIS。辨认股直肌的反折头和直头，并分别于关节囊和 AIIS 处进行松解（图 3.24）。

在 AIIS 的内侧剥离时，应在耻骨支骨膜外进行操作，以避免损伤 Y 形软骨的耻骨支。在髂腰肌腱下放置一个长拉钩。虽然此时可行髂腰肌松解术，但我们选择在手术结束前保持髂腰肌完整，因为其

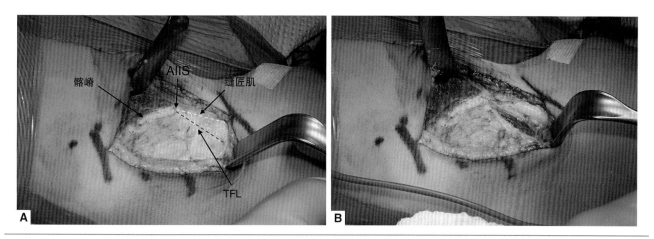

图 3.21　在远端显露缝匠肌和阔筋膜张肌（TFL）间隙。A.缝匠肌和阔筋膜张肌间隙（黄虚线）。避免在此处显露股外侧皮神经。我们倾向于在髂前下棘（AIIS）远端呈 30°~45°（蓝色虚线）切开阔筋膜张肌筋膜。B.切开阔筋膜张肌筋膜显露肌腹

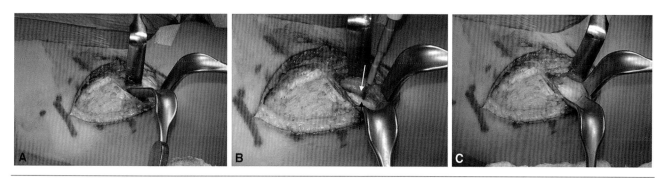

图 3.22　远端分离：显露关节囊。A.两个拉钩位于阔筋膜张肌内侧：向内侧牵拉缝匠肌，向外侧牵拉阔筋膜张肌（TFL）。B.内侧为股直肌（白色箭头），外侧为关节囊（黑色箭头）。C.进一步剥离向内侧牵拉股直肌，将 TFL 和臀小肌拉向外侧显露关节囊

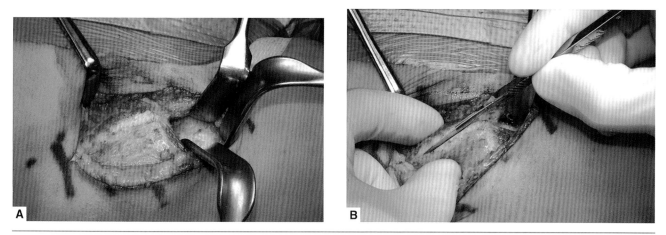

图 3.23　近端分离：髂嵴切口。A.完全显露髂嵴，包括远端髂前上棘（ASIS）和髂前下棘（AIIS）。B.用拇指和示指捏住髂嵴，于正中切开骺板。C.在使用骨膜剥离器前，轻轻推动髂嵴，使其游离。D.切开髂嵴和剥离髂骨内外侧骺板

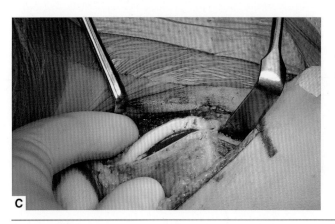

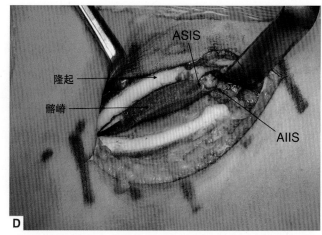

图 3.23（续）

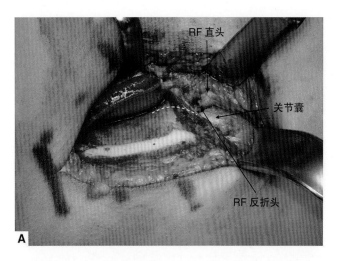

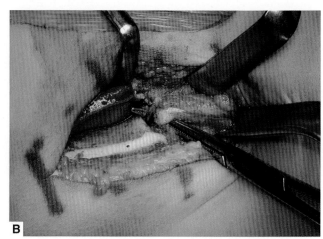

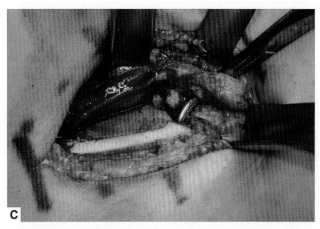

图 3.24 切口的远端和近端。A. 前外侧入路。近端切开髂嵴，通过骨膜下剥离显露髂骨内外侧壁。白色虚线表示外侧切口线，以完全显露关节囊后外侧。远端，向内侧牵拉股直肌（RF）以显露关节囊。B. 用直角钳挑起并离断 RF 反折头。C. 用直角钳挑起并离断 RF 直头

对股神经血管束起到保护作用。在耻骨上支上方的腰大肌腱下放置一个长拉钩。将髂腰肌拉向内侧，可使前内侧关节囊完全显露。髂囊肌紧贴关节囊，应完全松解髂囊肌以充分暴露并切开关节囊。

关节囊完全暴露后，可进行髋关节囊切开术（图

3.25）。关节囊在髋臼边缘远端约 5mm 处切开。关节囊一旦打开就会渗出关节液或造影剂。我们推荐在关节囊前内侧切开，平行于髋臼缘由近端向后侧切开关节囊。从后外侧切开关节囊至股直肌反折头水平。打开关节囊即可见圆韧带。但高脱位和大龄患儿中

会出现圆韧带缺失（图 3.24）。

关节囊的第二个切口应与股骨颈平行，形成 T 形切口，并且应由内向外，避免损伤股骨头。并且不应过度切向外侧，因为这将使关节囊缝合更加困难。

打开关节囊显露股骨头，将圆韧带于股骨头附着处切断（图 3.26）。沿着残留的圆韧带找到髋臼底。用 Kocher 钳夹住圆韧带的残端找到圆韧带在髋臼底的附着点（接近髋臼横韧带）。在圆韧带附着处切断。切断圆韧带会导致出血，可压迫止血。检查髋臼是否存在纤维脂肪垫及盂唇形态。清除纤维脂肪垫时

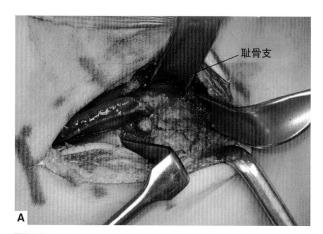

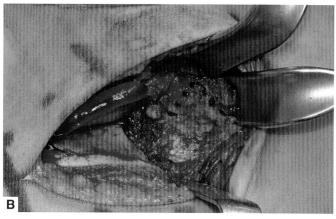

图 3.25　T 形切开关节囊。A. 在髂腰肌下放置一个拉钩。应在耻骨支骨膜外进行操作，以避免损伤耻骨支而导致 Y 形软骨损伤。另一个拉钩向远端牵开髂囊肌以完全显露关节囊。B. 关节囊切开。关节囊 T 形切开：水平部分尽可能向内侧贴近耻骨支，延伸至股直肌反折头水平的后外侧，在不损伤髋臼盂唇的情况下尽可能平行并靠近髋臼缘，沿股骨颈向远端切开关节囊

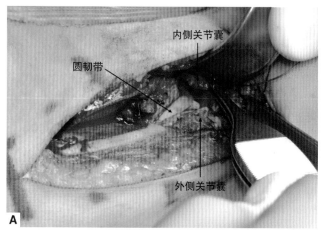

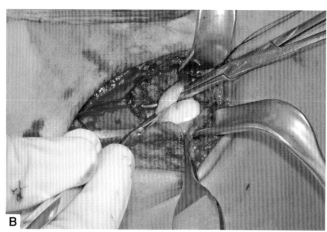

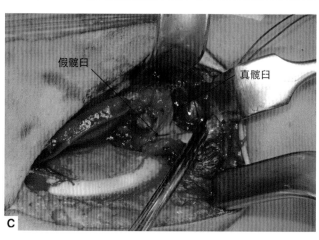

图 3.26　显露髋臼。A. T 形切开关节囊后显露圆韧带。B. 显露圆韧带在股骨头的附着处。用直角钳挑起圆韧带并切断。C. 沿残余的圆韧带找到髋臼底并切断。白色箭头指示纤维脂肪垫

应避免损伤关节软骨。髋臼盂唇通常存在内翻，用弯钳拉伸髋臼盂唇下方，可改善髋臼盂唇内翻。切开盂唇来增加髋臼切口尚存争议，因此不推荐。此时，髋臼横韧带充分显露，用手术刀或组织剪打开。当髋臼比股骨头小时，松解髋臼横韧带更有意义。

在松解圆韧带和髋臼横韧带并清理纤维脂肪垫后，股骨头可在髋臼内复位。复位可通过屈曲、外展和推动大转子来完成。评估复位所需的力量和稳定性，决定是否切开复位。髋关节在屈曲、外展和内旋时通常是稳定的。若髋关节不稳定，需行其他手术来增加稳定性，例如，如果伸髋时不稳定提示股骨头的前侧覆盖不足，可通过骨盆截骨纠正。

若外旋时髋关节不稳定，或需要过度内旋才能保持髋关节稳定，则可行股骨旋转截骨术以减少前倾角。若髋关节内收后不稳定，可通过缝合关节囊纠正前外侧包容不全，但这通常提示需行骨盆截骨。虽然内翻截骨术可以部分矫正外侧不稳定，但我们很少在股骨短缩截骨时行内翻截骨，因为在 DDH 患者中，颈干角无明显异常。

如果股骨头不能复位或复位时张力较大，则应行股骨缩短截骨术。缩短多少无具体的客观标准。大多数外科医生根据术中复位时所需的力量而定，另一些则通过评估髋关节复位后膝关节屈伸状况而定。如果张力太大，紧张的股后肌群使屈曲位置伸展膝关节更加困难。当行骨盆截骨时髋关节张力增大。对于进入步行期且高度（IHDI Ⅳ 级）脱位的患者，行股骨缩短截骨术。对于 2 岁以上的患者，我们常规行缩短截骨术。

高度脱位患者术中髋关节复位所需力量过大，建议行股骨去旋转缩短截骨。股骨缩短截骨联合切开复位时，应用湿纱覆盖切口。股骨截骨采用外侧入路，即自大转子远端沿股骨向远端行纵向切口（图 3.27）。

切开皮下组织，显露阔筋膜。阔筋膜在皮肤切口的直线上打开。确定股外侧肌，在股外侧肌后方打开，显露肌腹。向前拉开股外侧肌肌腹，显露股骨外侧。我们不像做转子间截骨时分离股外侧肌近端。沿股骨纵轴切开骨膜，使用骨膜剥离器行骨膜下剥离。

股骨干暴露到大转子水平（图 3.28）。于股骨外侧，大转子远端使用 4 孔锁定加压钢板（LCP）或动力加压钢板（DCP）。在钢板近端拧入两枚螺钉，电刀标记截骨线。使用摆锯在钢板前方从截骨线近端 1cm 到远端 2cm 或截骨后余 0.5cm 处做一条直线。尽可能在远端标出标记线，以避免在缩短后失去旋转参照。然后将钢板和近端两枚螺钉取出，在截骨面下放置骨膜剥离器。垂直于股骨长轴进行截骨。缩短的长度通常很难精确，但一般为 1~2cm，这取决于患者年龄和脱位程度。一种常用的方法是复位股骨头，然后让股骨重叠，并测量重叠长度。

然而，腿的位置不同重叠的长度不同，任何牵引或轴向推力都可改变长度。用摆锯缩短股骨。然后用之前使用过的两枚螺钉将钢板重新固定在股骨近端。在此基础上，评估是否需要外旋股骨远端来减小前倾角。在 DDH 患者中前倾角通常是增大的，各不相同，因此需要测量。术前髋关节屈曲和外展，

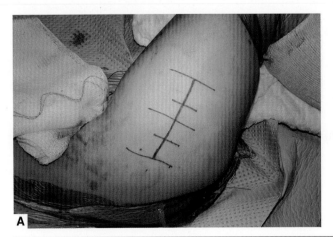 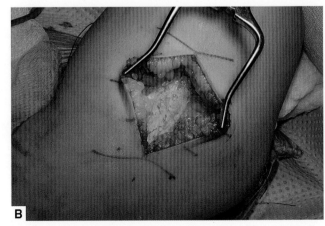

图 3.27　外侧入路股骨缩短截骨术。A. 自大转子远端沿股骨向远端行纵向切口。B. 皮下组织剥离，充分暴露阔筋膜。沿皮肤切口纵向切开阔筋膜

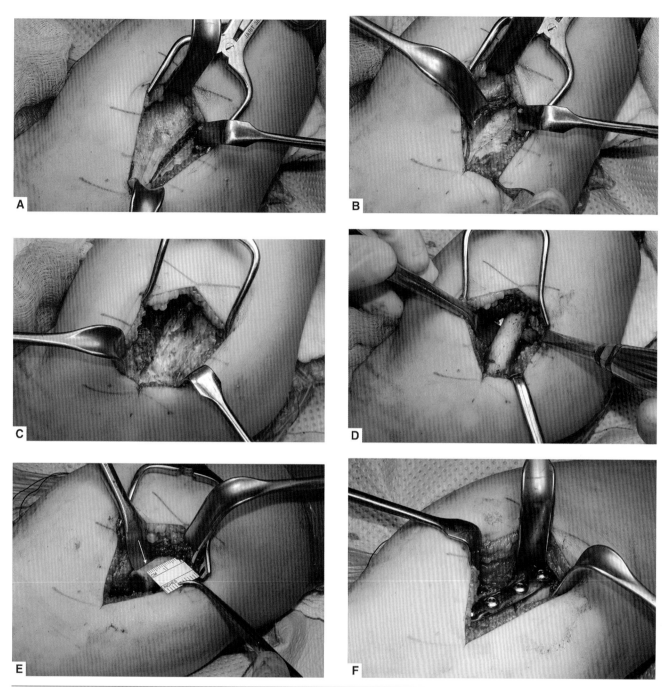

图3.28　深层分离和股骨缩短截骨术。A. 股外侧肌。在股外侧肌外侧打开。B. 分离股外侧肌肌腹并拉向内侧，保留股骨骨膜。C. 完全显露股骨骨膜。D. 骨膜下放置骨膜剥离器。股骨截骨前，用摆锯在股骨前侧做标记线。E. 股骨截骨长度的测量。截除远端 1~2cm。股骨前侧用摆锯（白色箭头）标记。F. 行股骨轻度去旋转截骨以减小股骨前倾角

测量前倾角。在 C 臂透视下外旋髋关节，直到股骨头的骨化中心在股骨干轴线上。90° 减去此时外旋度数，差值为股骨前倾角。如果存在过度前倾（＞45°），矫正前倾角至 25°~30°，则在股骨缩短截骨时增加去旋转。然后将截骨远端用钢板适度加压固定。

股骨截骨钢板固定完成后，再次检查髋关节复位情况。股骨缩短截骨后复位不应过紧，但过度缩短可导致髋关节不稳定。C 臂透视可评估钢板位置和髋关节复位情况。缝合股外侧肌，关闭阔筋膜，然后缝合皮下组织和皮肤。

回到近端切口。此时，髂腰肌腱在骨盆边缘处（图 3.29）。

在髂腰肌下放置直角钳，将肌腱拉向表面。纵向打开鞘膜，用电刀切断肌腱。在切断肌腱之前，建议使用电刀刺激髂腰肌，以避免无意中损伤股神经。

切开复位的最后一步是关节囊缝合。在准备缝合关节囊时，髋关节应脱位，并用拉钩将髂腰肌尽可能拉向内侧。用不可吸收缝线（2-0 纤丝）将关节囊近端边缘缝合于耻骨上支的骨膜。于关节囊偏外侧额外缝合 2~3 针。基本上有两种方法进行关节囊缝合。第一种选择即是在 Salter 所描述的技术中，切除关节囊的外上侧和后侧。复位髋关节，关节囊内旋转，因此关节囊远端 T 形切口可在 AIIS 下缝合（图 3.30）。第二种选择，是尽可能地将关节囊外侧缝合到内侧，然后将关节囊的内侧缝合到顶部（图 3.31）。

在关节囊缝合后，向髋关节内注射 1mL 50% 的

碘化钠溶液和无菌生理盐水进行关节造影，以确定股骨头同心圆复位至髋臼底。修复股直肌，并以解剖方式缝合髂嵴骨骺。修复腹外斜肌腱膜，分层闭合切口，并覆盖敷料后，将患者转移到石膏台。

前外侧切开复位后髋人字石膏固定：使用髋人字石膏时，髋关节中立位或轻度内旋位屈髋 30°、外展 30°（图 3.32）。

在石膏固定后进行透视成像，进行 MRI 检查以确定髋关节同心圆复位。如果在截骨中使用了金属内固定，则需要进行 CT 扫描。根据手术医生的选择，会在 2 周后进行术后随访。访问的目的是排除髋人字石膏固定后相关并发症并确保皮肤完好，并在髋人字石膏固定下拍摄骨盆前后位（AP）片。在术后 6 周左右，在手术室去除髋人字石膏，再次进行关节造影以确认髋关节同心圆复位，并行双侧半髋人字石膏固定 6 周。在门诊拆除石膏，并在夜间使用外展支具。对于未截骨的闭合复位或切开复位，2 岁前使用夜间外展支具。尽管缺乏有力的证据支持关节切开复位后使用外展支具，但我们赞成在术后 2 年内髋臼重塑时使用外展支具（图 3.33）。

▶ 3 岁以上 DDH 患者髋关节切开复位股骨缩短截骨联合 Salter 骨盆截骨治疗

3 岁以上 DDH 患者的切开复位通常通过前入路联合股骨缩短（伴或不伴旋转）截骨术和骨盆截骨

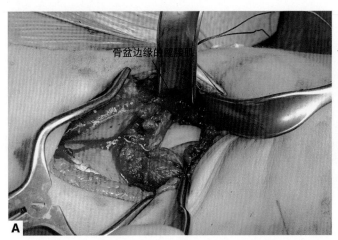
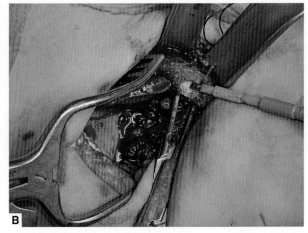

图 3.29　髂腰肌腱松解术。A. 确定髂腰肌肉 – 肌腱交界处在骨盆边缘。B. 使用直角钳，将髂腰肌腱挑出，用电刀于肌腱与肌腹交界处离断

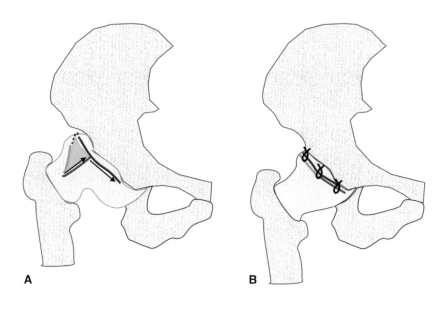

A　　　　　　　　B

图 3.30　Salter 技术中用于关节囊缝合的描述。A. T 形切开关节囊，切口平行于髋臼边缘（红线），另一个切口平行于股骨颈（蓝线）。关节囊的上外侧面是多余的，应予以切除（绿线和三角形）。B. 髋关节复位后，髋关节囊内旋（绿线）与横向 T 形切口（蓝线）之间的远端点缝合在髂前下棘。关节囊的内侧角（在蓝线和红线之间）被带到内侧并缝合到耻骨骨膜上

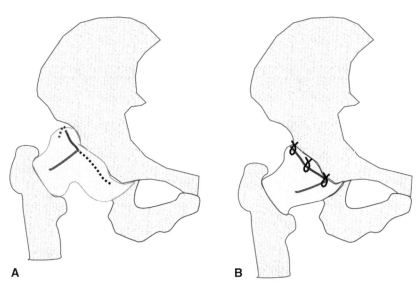

A　　　　　　　　B

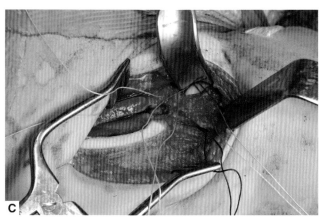

C

图 3.31　关节囊缝合技术。A. 关节囊 T 形切开术：T 形的外侧由红线表示，而内侧由虚线表示。蓝线表示与股骨颈平行的关节囊远端切口。B. 髋关节复位后，关节囊向内旋转，关节囊外侧角［外侧（红线）和横向 T 形切口（蓝线）之间］缝合至耻骨骨膜内侧。内侧关节囊可以缝合在上方关节囊。C. 术中股骨头同心圆复位入髋臼后，此时关节囊缝合处已过线，但尚未完全打结

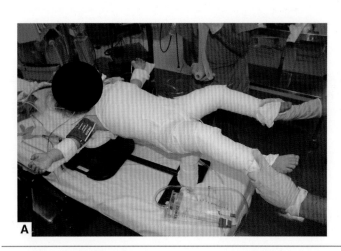 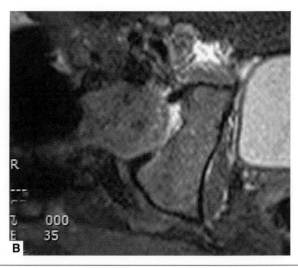

图 3.32　A. 前外侧切开复位后髋人字石膏固定。髋关节中立或轻微内旋，屈曲 30°，外展 30°。B. 术后轴向磁共振成像显示右侧髋关节同心圆复位

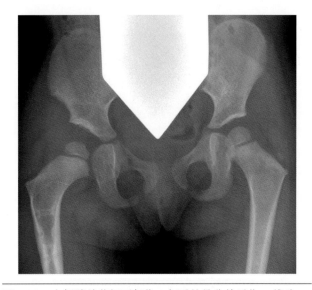

图 3.33　右侧髋关节切开复位 2 年后的骨盆前后位 X 线片

　　患者，女性，5 岁，诊断为右侧 DDH。X 线片显示右侧髋关节高位脱位，建议行髋关节切开复位，同时行股骨缩短截骨术和 Salter 骨盆截骨术（图 3.34）。

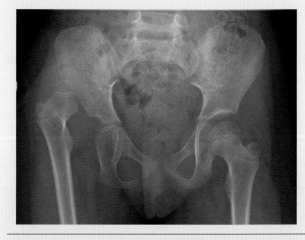

图 3.34　术前骨盆前后位片显示右侧髋关节高度脱位

术进行。我们建议对 8 岁以下 DDH（尤其是单髋发病）患者进行治疗。手术方式与前文描述相似，但增加了骨盆截骨术。尽管关于骨盆截骨术的最佳选择仍存在争议，但最常见的是 Salter 骨盆截骨术和 Pemberton 骨盆截骨术。Salter 骨盆截骨术是重定向截骨术，即在髋臼的结构和容积保持不变的前提下纠正髋臼覆盖异常。Salter 骨盆截骨术的旋转点是耻骨联合。Pemberton 骨盆截骨术是以 Y 形软骨为铰接，改变髋臼的形状。当髋臼为椭圆形和容积较大（头小臼大）时，通常推荐使用 Pemberton 骨盆截骨术。

　　Salter 骨盆截骨联合切开复位的适应证包括术中

确定的髋关节前侧或前外侧异常。骨盆截骨术是 3 岁以上患者的常规手术。手术方式与前面描述的临床病例相似。Salter 骨盆截骨术的先决条件已被相关研究描述，包括头臼同心圆复位，髂腰肌和内收长肌松解，以及髋关节的匹配度和活动度良好。

　　患者取仰卧位，在同侧肩胛下至髂嵴处放置治疗巾，使患者倾斜约 30°，但不在臀下放置治疗巾

（图3.35）。从髂前上棘远端1cm处，沿ASIS至腹股沟折痕方向，做斜行切口。将近侧皮下组织剥离，至髂嵴松解腹外斜肌。在髂嵴中线切开，并在骨膜下剥离髂骨内外侧至坐骨切迹水平。在远端，打开阔筋膜张肌的筋膜，向外侧牵开阔筋膜张肌，向内侧牵开缝匠肌。暴露股直肌，切断股直肌的直头和反折头，将股直肌拉向内侧，充分暴露髋关节囊前侧。通过剥离臀小肌止点和松解髂骨外侧的骨膜，将关节囊后外侧暴露（图3.36）。大龄患者髂腰肌较紧，切开前应将其松解，以便于显露前内侧关节囊。

关节囊一旦完全暴露，可直接切开。关节囊切开后，可清楚地看到股骨头与假臼外侧（图3.37）。真臼位于内侧深面，在大龄患者中真臼通常非常小。如果可见圆韧带，则将其从股骨头止点处离断，沿着圆韧带暴露真臼。髋臼横韧带通常很紧，限制了股骨头复位（图3.38）。通过离断髋臼横韧带和圆韧带去除纤维脂肪垫，形成真正的髋臼腔，然后填塞切口。股骨缩短截骨术如前所述。在3岁以上的高度脱位DDH患者手术中，股骨的缩短可达3cm或更多。在股骨缩短截骨完成后，即进行关节囊缝合术。将关节囊近端残端尽可能向内侧牵拉并用不可吸收缝线（2-0纤丝）缝合至耻骨支的骨膜，并在关节囊外侧额外缝合2~3针（图3.39）。在近端过线后，需要注意骨盆截骨。截骨时，髋关节仍是脱位状态。

用骨膜剥离器将髂骨内外侧壁剥离至坐骨切迹水平。使用弯曲的骨膜剥离器有利于坐骨切迹下完整的骨膜剥离。仔细剥离，以避免损伤坐骨神经和臀上动脉（图3.40）。将一对Rang拉钩（Jantek

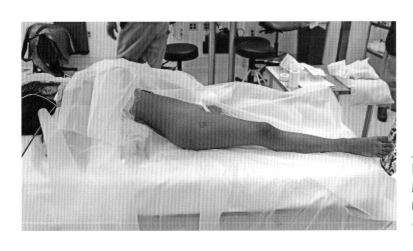

图3.35 术中准备行内收肌腱松解术，经前外侧入路切开复位、股骨缩短截骨术和Salter骨盆截骨术时的患者体位。在同侧肩胛骨下放置一个凝胶垫，使患者倾斜约30°

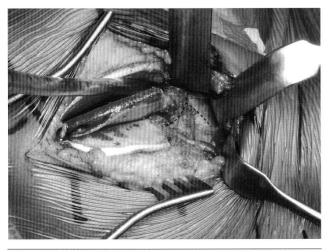

图3.36 完全暴露的关节囊。髂骨骺板已被切开，股直肌腱已从髂前下棘离断并拉向内侧。黑色虚线表示T形关节囊切开术的切口

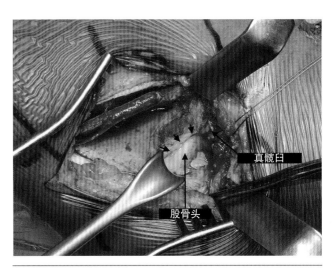

真髋臼

股骨头

图3.37 打开关节囊的后外侧，充分显露在假臼内的股骨头（黑色箭头）

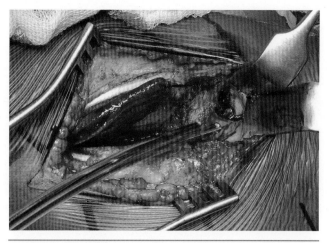

图 3.38 松解髂腰肌后，显露髋臼。黑色箭头指示髋臼横韧带，该肥厚而紧实的韧带限制了股骨头复位

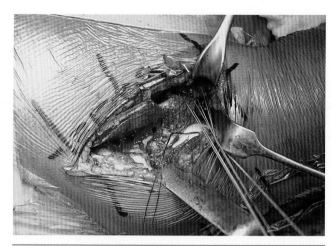

图 3.39 不可吸收缝线（2-0 纤丝）由内向外穿针。最重要的是要用第一针尽可能将关节囊近端向内侧缝合至耻骨上支的骨膜。在第一根缝线的外侧额外缝合 2~3 针。其中一针应在髂前下棘的远端，并作参考

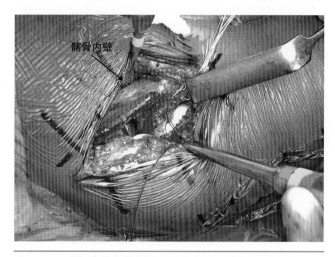

髂骨内壁

图 3.40 剥离髂骨内外侧壁至坐骨切迹。穿过坐骨切迹时应注意保护骨膜，以免损伤臀上动脉和坐骨神经

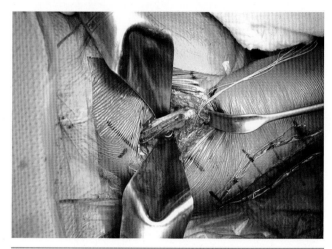

图 3.41 Salter 骨盆截骨术中 Rang 拉钩的位置。Rang 拉钩分别从内侧和外侧放置在坐骨切迹内。该拉钩的特殊设计允许拉钩的尖端重叠，有利于 Gigli 锯的通过

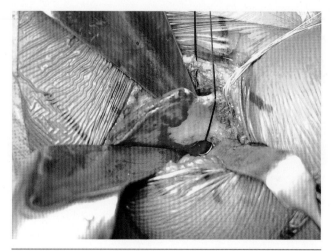

图 3.42 为使 Gigli 线锯通过，先用一条 1 号丝线从 Rang 拉钩上方由内向外穿过坐骨切迹

Engineering，USA）通过坐骨切迹从内侧和外侧插入。Rang 拉钩在行 Salter 骨盆截骨时起到保护作用，便于线锯在保护下通过（图 3.41）。

一旦拉钩安放到位，丝线可以很容易地由内向外穿过坐骨切迹（图 3.42）。然后，将线锯绑在丝线的外侧端，从内侧端取出丝线，将线锯安全通过坐骨切迹内侧。线锯柄是为截骨做准备而安装的，应该用持续的拉力握住线锯的两端，并尽量保持距离，以避免在截骨时线锯被卡住（图 3.43）。Salter 骨盆截骨术的截骨线应在坐骨切迹至 AIIS 近端 1~2cm 处。

截骨完成后，用巾钳夹持近端和远端骨块。近端夹持仅用于稳定，不能向近端牵拉骨块。远端骨

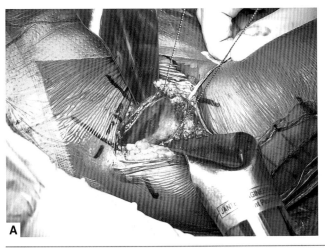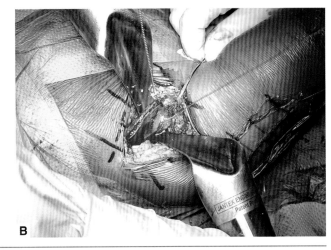

图 3.43　A. 将线锯绑在丝线的外侧端，从内侧端取出丝线，将线锯安全通过坐骨切迹内侧。Gigli 线锯被绑在丝线末端，然后被拉过坐骨切迹。保持对线锯的两端持续用力，以避免线锯被卡住。B. 从坐骨切迹沿髂前下棘上方进行直线截骨

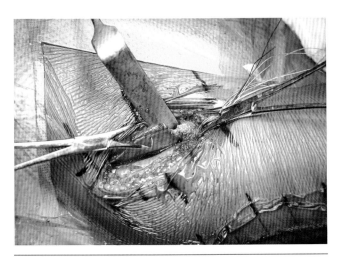

图 3.44　两个巾钳夹持髂骨近端和远端。近端巾钳只用于稳定髂骨。用巾钳夹住远端骨块，并向前和向下牵拉。操作方法是简单地向下拉开骨块，向前侧拉开截骨面，而保持后侧接触。保持截骨后侧接触，以避免截骨后侧向后内侧移位

块应向远端牵拉，以便通过耻骨联合进行髋臼前后翻转。远端牵拉和保持近端骨块稳定同样重要（图 3.44）。同样避免使用撑开钳，因为这可能会导致截骨后的移位和分离。Salter 骨盆截骨术中应仅向前翻转，避免截骨后向后内侧移位。

虽然 Salter 技术使用的是三角形的自体髂骨，但我们不建议这么做。当髂骨用于植骨时，有骨盆外观畸形的风险。此外，如果将来需要髋臼周围截骨术来矫正残余髋臼发育不良，若髂骨已被用作植骨，那么该手术的技术要求会更高。我们推荐将股骨缩短截骨部分作为植骨源。另外，可以使用摆锯和 Gigli

线锯进行斜行髂骨截骨，该线锯类似于 Bernese 髋臼周围截骨术中使用的器具（图 3.45）。

需要时，如果未进行股骨截骨，可行同种异体腓骨移植。将骨移植物切成三角形，将远端骨块向前下方牵拉，将移植骨插入截骨间，从近端到远端打入两根螺纹克氏针固定（图 3.46）。克氏针应放置在髋臼的后内侧。触诊髋臼以确保克氏针未进入关节。这种截骨也可在不植骨情况下稳定固定截骨。

通常，Salter 骨盆截骨术后髋关节的稳定性会得到改善。如果前侧仍存不稳定，移植骨的尺寸可以增大。然而，我们建议仔细评估 Salter 骨盆截骨术后髋关节的活动范围，同时也建议不要过度矫形前侧覆盖，因为过度矫正和髋臼后倾会增加髋臼撞击的风险。髋关节至少能屈曲 90° 和内旋 30°。根据前面描述的方式进行关节囊缝合。关节囊缝合后，进行髋关节造影确认股骨头在真臼内获得同心圆复位（图3.47）。剪断螺纹克氏针，留一部分钉尾，以方便移除。如前所述，闭合髂骨骺板和切口。在切开复位联合 Salter 骨盆截骨术后，应以髋人字石膏固定，髋关节屈曲不超过 20° 或 30°，外展约 30°。6 周后在手术室拆除石膏，然后用短髋人字石膏再固定 4~6 周。在术后 1~2 年取出螺纹克氏针和股骨钢板和螺钉（图3.48）。

综上所述，对于支具疗效不佳或髋关节关节造影显示不适合进行闭合复位的 DDH，建议采用切开复位。

切开复位可通过内侧或前外侧入路进行。尽管

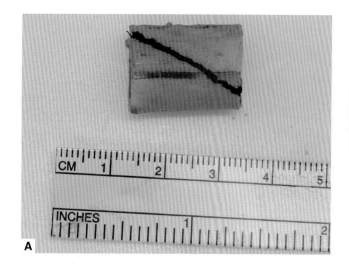

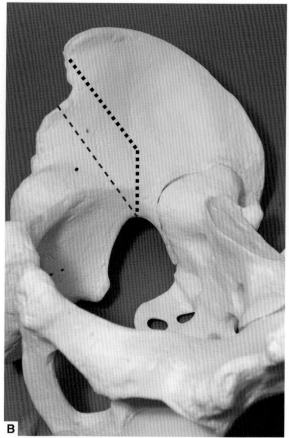

图 3.45 A. 截除的股骨作为 Salter 骨盆截骨术的自体骨移植物。股骨段可以分割为两个三角形，并被仔细地计划插入截骨部位。B. 模型图示改良 Salter 骨盆截骨术的截骨线，红色虚线代表经典 Salter 骨盆截骨术的截骨线，黑色虚线表示双角度截骨，该截骨可以在不植骨的情况下获得稳定

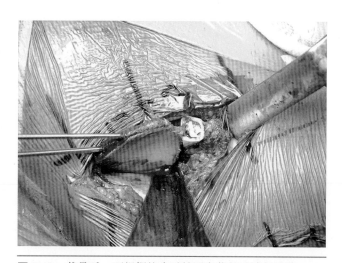

图 3.46 截骨后，两根螺纹克氏针固定截骨近端与远端

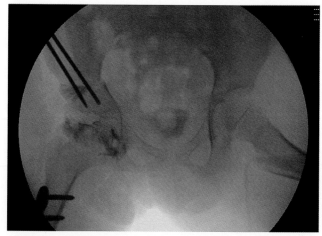

图 3.47 术中关节造影后进行 C 臂透视，证实股骨头同心圆复位至髋臼

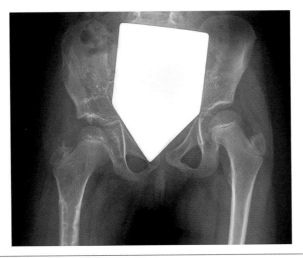

图 3.48　术后 2 年的 X 线片显示头臼同心圆复位，髋臼得以重塑

内侧入路与前外侧入路的疗效仍存在争议，但最近的一项 Meta 分析显示，两种入路的术后股骨近端生长紊乱的患者比例无差异。对 1 岁以内的 DDH 患者，两种入路均适用；然而，对于 1 岁以上的 DDH 患者，我们更倾向于前外侧入路切开复位，在相同的情况下可更好地缝合关节囊，并在需要时进行股骨或骨盆截骨。髋关节切开复位最常见的并发症包括髋关节不稳定伴再脱位或半脱位、残余髋臼发育不良、股骨近端生长紊乱或股骨头坏死。我们将在下一章讨论相关内容。

参考文献

[1] Narayanan U, Mulpuri K, Sankar WN, et al. Reliability of a new radio- graphic classification for developmental dysplasia of the hip. J Pediatr Orthop. 2015;35(5):478-484.

[2] Ludloff L. The open reduction of the congenital hip dislocation by an anterior incision. Am J Orthop Surg. 1913;10:438-454.

[3] Ferguson AB Jr. Primary open reduction of congenital dislocation of the hip using a median adductor approach. J Bone Joint Surg Am. 1973;55(4):671-689.

[4] Mau H, Dorr WM, Henkel L, Lutsche J. Open reduction of congenital dislocation of the hip by Ludloff's method. J Bone Joint Surg Am. 1971;53(7):1281-1288.

[5] Weinstein SL, Ponseti IV. Congenital dislocation of the hip. J Bone Joint Surg Am. 1979;61(1):119-124.

[6] Konigsberg DE, Karol LA, Colby S, O'Brien S. Results of medial open reduction of the hip in infants with developmental dislocation of the hip. J Pediatr Orthop. 2003;23(1):1-9.

[7] Bache CE, Graham HK, Dickens DR, et al. Ligamentum teres tenodesis in medial approach open reduction for developmental dislocation of the hip. J Pediatr Orthop. 2008;28(6):607-613.

[8] Wenger DR, Mubarak SJ, Henderson PC, Miyanji F. Ligamentum teres maintenance and transfer as a stabilizer in open reduction for pediat- ric hip dislocation: surgical technique and early clinical results. J Child Orthop. 2008;2(3):177-185.

[9] Sankar WN, Neubuerger CO, Moseley CF. Femoral anteversion in developmental dysplasia of the hip.J Pediatr Orthop. 2009;29(8):885-888.

[10] Salter RB. Role of innominate osteotomy in the treatment of congenital dislocation and subluxation of the hip in the older child. J Bone Joint Surg Am. 1966;48(7):1413-1439.

[11] Pemberton PA. Pericapsular osteotomy of the ilium for treatment of congenital subluxation and dislocation of the hip. J Bone Joint Surg Am. 1965;47:65-86.

[12] Salter RB, Dubos JP. The first fifteen year's personal experience with innominate osteotomy in the treatment of congenital dislocation and subluxation of the hip. Clin Orthop Relat Res. 1974(98):72-103.

[13] Novais EN, Hill MK, Carry PM, Heyn PC. Is age or surgical approach associated with osteonecrosis in patients with developmental dysplasia of the hip? A meta-analysis. Clin Orthop Relat Res. 2016;474(5):1166-1177.

▶基本原理

发育性髋关节发育不良（DDH）的治疗目标是维持稳定的同心圆复位，使得髋臼和股骨头得到重塑。虽然髋关节可以闭合复位或开放复位，但髋臼并不总是完全重塑，可能处于持续的残余发育不良状态。由于婴儿期髋臼重塑自然史数据有限，闭合复位或切开复位后残余髋臼发育不良的处理存在争议。此外，重塑过程中髋臼可接受形态以及干预的最佳年龄等数据较少。

因此，儿童时期残留髋臼发育不良是否需要矫治及矫治时机仍存在争议。部分学者认为早期干预可以纠正髋关节生物力学结构，并且使髋关节尽可能接近正常，为进一步发育提供最好的条件。另一部分学者认为，随着生长发育，髋臼仍有重塑的能力，且无法准确地预测哪类患者不会得到充分的重塑，而导致不必要的早期手术。这一部分医生倾向于等到患者骨骼接近成熟，才决定是否行骨盆截骨术，如 Bernese 髋臼周围截骨术（PAO）。

为了更好地治疗残余髋臼发育不良，有必要了解儿童时期正常髋臼的自然发育史、闭合或切开复位后髋臼的重塑能力以及纠正髋臼发育不良的可靠技术。传统来说，大多数外科医生使用的参考指标是基于1970年代 Tönnis 提出的髋臼指数（AI）测量法。最近，一项研究评估了 1152 张正常的骨盆前后位片，测量 1 个月至 14 岁儿童的髋臼指数和髋臼深宽比，并报告各年龄 AI 的 Z 评分的分布图（图4.1）。因此，髋臼重塑的评估不应该仅仅遵循 AI 的原始值。为此，作者建议使用 Z 评分和百分位曲线来评估髋臼是否真的随着时间的推移而重塑。作者认为，如果 Z 评分随着时间的推移而改善，那么髋臼重塑是真实存在的。换言之，每次 AI 值都会绘制在正态分布图上，当该值越来越接近平均值并且百分位分布的区间不断变化时，就说明髋臼出现真正的重塑。只是同一区间内 AI 值的降低不被认为是真正的重塑，需要密切随访。

髋关节闭合或切开复位后进行骨盆截骨术的合适年龄和 AI 阈值仍有争议。Kim 等建议对髋臼眉弓向上，股骨头向外侧移位大于 6% 的髋关节，考虑在患者 4~5 岁时进行骨盆截骨术。Shin 等研究表明，在 3 岁时，AI ≥ 32° 并行截骨术的髋部中，与未治疗组相比，满意率更高。Albinana 等发表了一篇关于闭合或切开复位后髋臼重塑的最有价值的论文。他们阐明，AI 的改善主要发生在复位后第 1 年，如果复位后 1 年保持同心圆复位，髋臼重塑将持续到 6 岁。他们通过平均 30 年的随访证实了骨骼成熟时髋臼发育不良的严重程度是全髋关节置换术的预测因素。此外，复位时的年龄与残余髋臼发育不良高度相关。最后，作者确定了 AI 值的阈值及 AI 值在预测残余髋臼发育不良的敏感度和特异度。

磁共振成像（MRI）有助于评估在重塑阶段髋臼软骨形态。Wakabayashi 等发现，冠状位 T2 加权 MRI 上髋臼软骨负重区存在高信号与髋臼发育不良相关。因此，MRI 目前可用于评估髋臼和股骨头形态，尤其是对髋臼负重区软骨的评估。髋臼软骨负重区出现高信号是不正常的，是手术矫正的另一相对指征。

作者倾向于每年对闭合复位或切开复位后的患者行骨盆前后位（AP）片检查，以评估髋臼的形态，包括 AI 值和深宽比的测量以及泪滴形状的评估。AI 与正常百分位曲线相比较，其无明显改善是骨盆截骨术的相对指征。术后 4 年，AI 值应 < 22°；如果 > 22°，尤其是 MRI 显示髋臼软骨负重区存在高信号，可以考虑

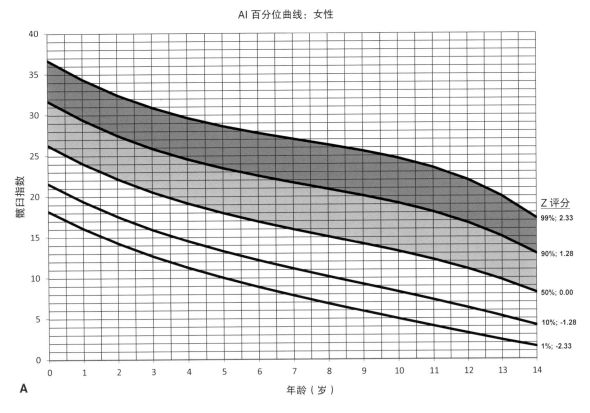

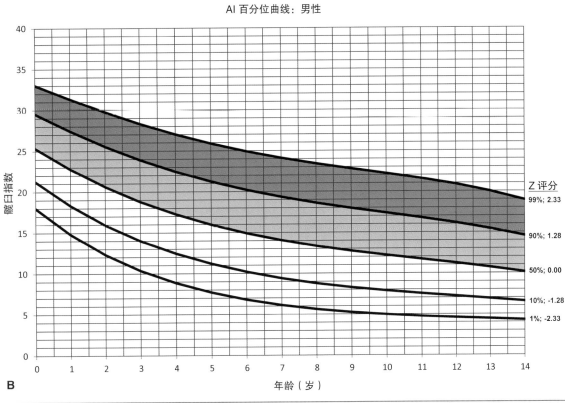

图 4.1 正常儿童和青少年髋臼指数随年龄变化的图表。深灰色表示 90% 以上的区间，浅灰色表示 50%~90% 的区间。A. 女性。B. 男性

骨盆截骨术。在复位后的随访中，髋关节半脱位伴 Shenton 线不连续是手术治疗的绝对指征，因为这些髋关节不会再重塑，并与骨骼成熟时 Severin 分级不良和后期骨性关节炎的发生相关。

　　女性，5 岁，曾接受左侧髋脱位治疗，到诊所接受评估。20 个月龄时，她接受了左侧髋关节闭合复位术，然后石膏固定约 4 个月（图 4.2）。5 岁时 X 线片（图 4.3）。虽然术后 1 年 AI 值有明显改善，但闭合复位后的几年内，AI 值仍然偏高（图 4.4）。闭合复位后 AI 值改善不明显，提示髋关节不能随着生长而完全重塑。MRI 显示左侧髋臼软骨负重区的变化。值得注意的是，在 T2 加权冠状位上，髋臼软骨负重区内高信号（图 4.5）。患者随后接受了 Dega 骨盆截骨术治疗（见下文描述）

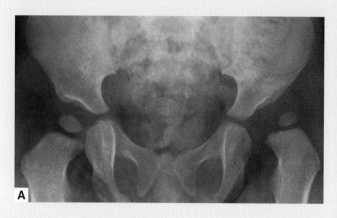
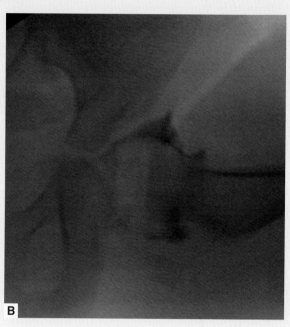

图 4.2　患者，女性，20 个月龄，因左侧髋关节脱位而就诊。A. 术前骨盆前后位片显示左侧髋完全脱位。B. 闭合复位后关节造影显示髋臼盂唇完全覆盖股骨头。随后行人字石膏固定

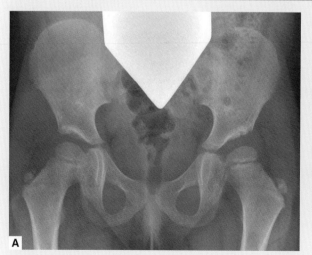
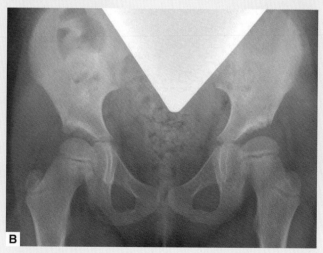

图 4.3　3 岁时（A）和闭合复位后 5 岁时（B）的骨盆正位片显示左侧髋臼发育不良

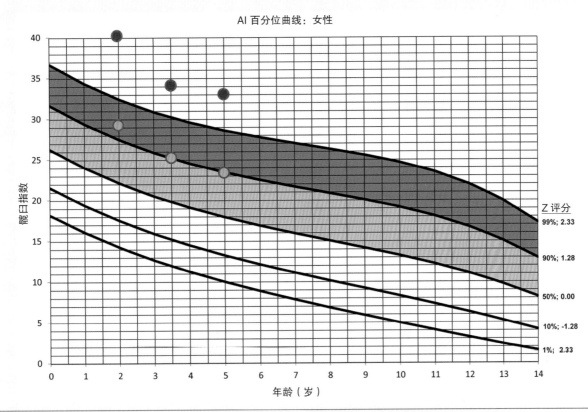

图 4.4　闭合复位后髋臼指数（AI）特异性图表。蓝点表示健侧髋关节的 AI 值，而红点表示患侧髋关节。在异常范围内，术后左侧髋关节的 AI 值一直较高，3 年内无明显改善

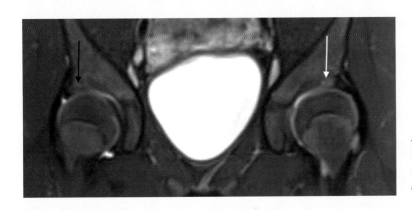

图 4.5　冠状位 T2 加权 MRI 显示左侧髋关节髋臼软骨负重区存在高信号（白色箭头），右侧髋关节软骨信号正常（黑色箭头）

▶ 儿童残余髋臼发育不良的外科治疗

一旦诊断残余髋臼发育不良伴或不伴半脱位，并决定行骨盆截骨术，下一步就是确定行何种骨盆截骨术，以 Y 形软骨为铰链进行髋臼成形的截骨术包括 Pemberton 骨盆截骨术、Dega 骨盆截骨术和 San Diego 骨盆截骨术。髋臼重定向的截骨术包括 Salter 骨盆截骨术、二联和三联骨盆截骨术（图 4.6）。一旦 Y 形软骨闭合，就可以对骨盆进行完全的重定向截骨术，作者首选 Bernese PAO，在第 5 章中详述。

手术选择 Smith-Petersen 入路。作者采用改良的前侧入路 –Bikini 切口（图 4.7）。切开皮肤，分离皮下组织，显露腹外斜肌腱膜，小心地沿髂嵴分离（图 4.8）。自髂前上棘（ASIS）远端向外 30° 角切开阔筋膜张肌筋膜（图 4.9）。值得注意的是，阔筋膜张

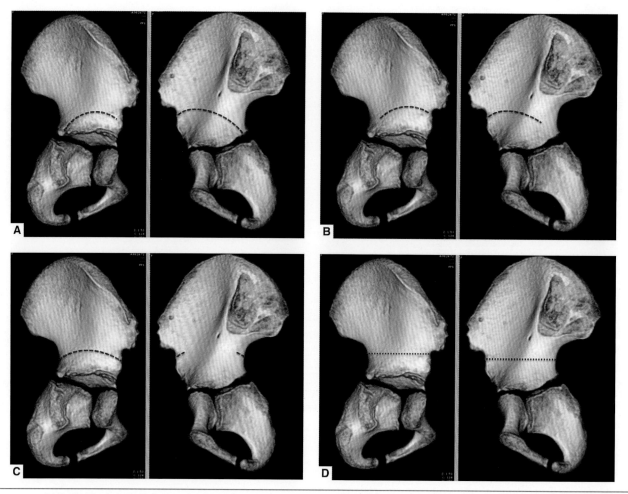

图 4.6　一例接受过闭合复位治疗的 6 岁 DDH 患者骨盆 CT 显示各截骨术外侧（左）和内侧（右）截骨线。A. Pemberton 骨盆截骨术。B. Dega 骨盆截骨术。C. San Diego 骨盆截骨术。D. Salter 骨盆截骨术

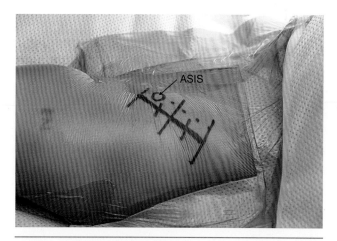

图 4.7　术中照片显示骨盆截骨术手术入路（左髋）。切口起自髂嵴远端斜向内侧（美容切口）

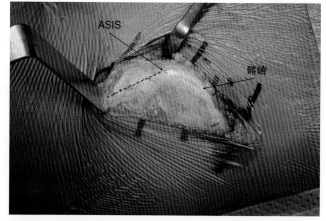

图 4.9　术中照片显示切口远端打开阔筋膜张肌筋膜。浅层于阔筋膜张肌上方向外下打开，而不是阔筋膜张肌与缝匠肌的肌间隔。注意，不是沿髂嵴和髂前上棘（ASIS）走行，而是向外侧约 30° 打开

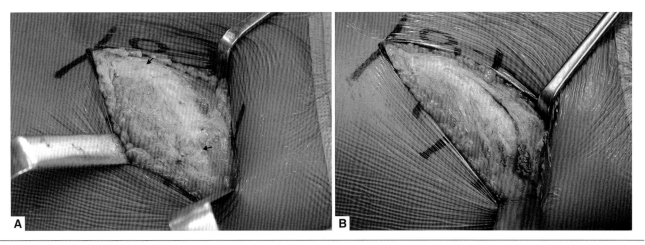

图 4.8　分离并显露腹外斜肌筋膜。A. 术中照片显示从髂前上棘水平由外向内暴露皮下组织及腹外斜肌筋膜（黑色箭头）。B. 剥离腹外斜肌腱膜与髂嵴，向两侧牵开，显露髂嵴

肌上有两层筋膜：浅层为大腿前侧的筋膜，深层为阔筋膜张肌的筋膜。应打开阔筋膜张肌的深层筋膜，而不是以往描述的分离阔筋膜张肌和缝匠肌之间的肌间隔，以避免损伤股外侧皮神经（图 4.10）。打开阔筋膜张肌筋膜后，向外侧牵开阔筋膜张肌肌腹，显露股直肌。可沿着髂前下棘（AIIS）显露股直肌直头（图 4.11）。下一步切开髂骨骺板（图 4.12）。接下来有几种变化。

　　包括只剥离髂骨外板，但作者倾向于在骨膜下剥离髂骨内外侧板。髂嵴显露至 AIIS 的水平。骨膜下剥离至坐骨切迹（图 4.13）。作者使用 Rang 拉钩，从内侧和外侧完全显露坐骨切迹（图 4.14）。

　　在骨盆完全暴露后，不同的截骨术所采用的技术也有所不同，这些截骨术是为纠正儿童骨盆髋臼

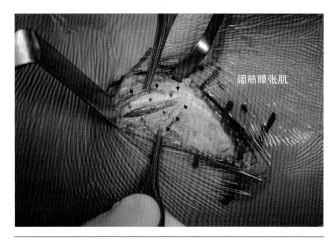

图 4.10　术中照片显示打开阔筋膜张肌筋膜并暴露肌腹。打开浅层筋膜（黑色箭头）以及深层筋膜（蓝色箭头），显露阔筋膜张肌

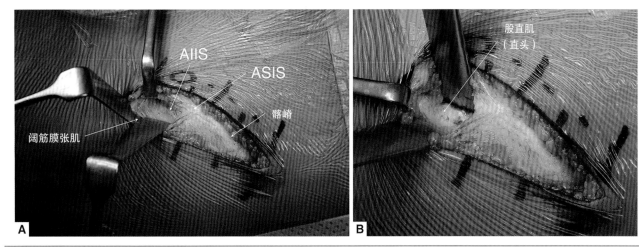

图 4.11　暴露股直肌直头。A. 术中向外牵拉阔筋膜张肌显露髂前下棘（AIIS）。B. 显露髂前下棘股直肌直头

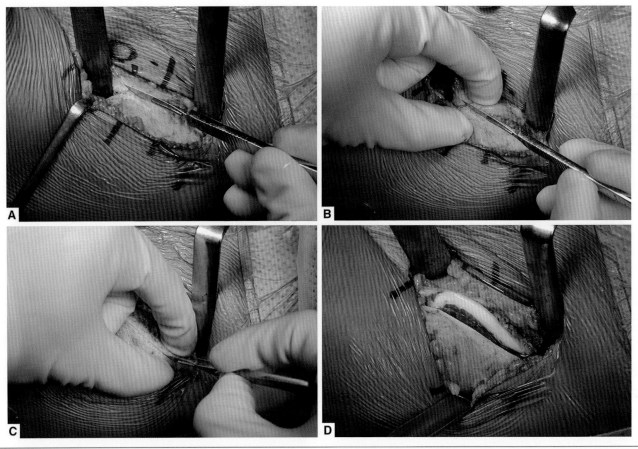

图 4.12 术中切开髂板。A. 拉钩拉向远端显露髂前下棘（AIIS），向近端显露髂嵴。从髂嵴用刀切至 AIIS。B. 用拇指和示指固定髂嵴，以确保在中间切开髂嵴。C. 髂嵴起自近端，切缘光整。D. 如果操作得当，髂嵴很容易切开

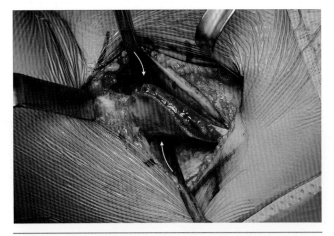

图 4.13 术中从内外侧骨膜下剥离至坐骨切迹水平（白色箭头）

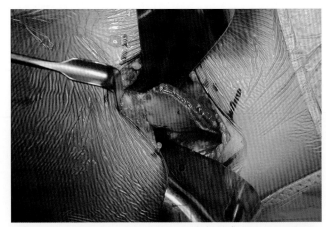

图 4.14 术中 Rang 拉钩，用于骨膜下剥离和暴露坐骨切迹，并在截骨术中起保护作用

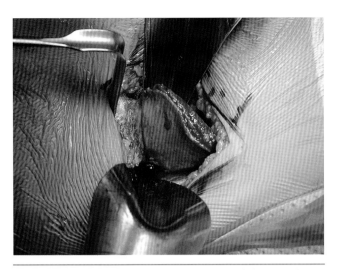

图 4.15　Salter 骨盆截骨术：术中使用 1 号丝线穿过坐骨切迹。固定缝合线模拟截骨方向，从坐骨切迹到髂前下棘（AIIS）垂直于髂骨纵轴截骨

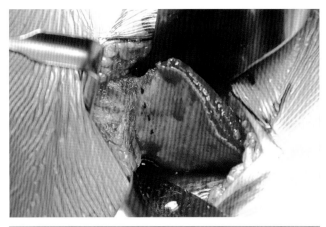

图 4.17　Dega 骨盆截骨术：Dega 骨盆截骨术中外侧髂骨板标记

发育不良而设计的。如果选择 Salter 骨盆截骨术，则将 1 号丝线穿过坐骨切迹，并将线锯拉过切迹（图4.15）。第 3 章对经典的 SIO 技术和改良的 SIO 技术进行了完整的描述。Pemberton 骨盆截骨术是使用弯曲的骨刀分别通过髂骨的内外侧板进行截骨。该截骨术起自髂前下棘上方，弯向后方，离关节囊近端大约 1cm，并平行于关节囊（图 4.16）。截骨是朝着 Y 形软骨进行的，不经过坐骨切迹。它止于坐骨切迹和髋臼后侧之间。然后，以类似的方式切开髂骨内侧板，使其朝向 Y 形软骨。通过调整外切面和内切面的水平，可以相对控制截骨的方向：如果需要单纯的前方矫

正，那么两个截骨应该位于同一水平。如果要纠正外侧覆盖，则内侧板截骨位置应相对较低，以使截骨远端向外侧倾斜。最后，在髂骨中央由前向后插入弯骨刀完成截骨。尽管 Pemberton 建议该截骨术中应尽可能多地下移或卜移 1~1.5in（1in ≈ 2.54cm），但在大多数情况下矫正过度可能会导致未来的股髋撞击综合征。

Dega 骨盆截骨术是一种不完全截骨术，将髂骨内板的前中部截断，保留内板后侧完整（图 4.17）。

该截骨术是从髂骨的外侧用直形和弯曲的骨刀进行截骨（图 4.18）。用可透视拉钩替换 Rang 拉钩，以便透视下引导截骨。从前侧看，Dega 骨盆截骨术从 AIIS 上方开始，越过髂骨内侧板（图 4.19）。应稍微弯曲截骨。在透视下，截骨中部和后部用骨刀

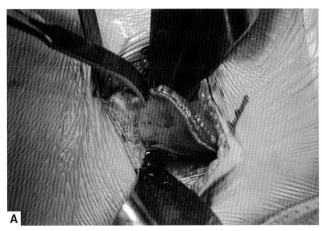 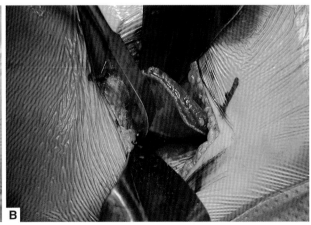

图 4.16　Pemberton 骨盆截骨术：A. 术中第一步：在髂骨前侧及髂前下棘（AIIS）上方截骨。B. 截骨线从髂前下棘上方开始，弯向后方，距关节囊约 1cm 处并平行于髋臼

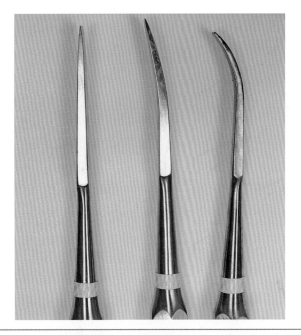

图 4.18　根据髋臼的形态和倾斜度进行 Dega 骨盆截骨术所用的 3 种骨刀

穿透 Y 形软骨髂耻支和髂坐支正上方的内侧骨板，但保留内侧骨板后 1/3 作为铰链（图 4.20）。继续向后朝向坐骨切迹截骨，但在距切迹约 1cm 处停止（图 4.21）。一旦截骨完成，用骨刀撑开并向下翻转髋臼。在准备植骨的同时，应还使用撑开钳撑开截骨处（图 4.22）。尽管对于所有骨盆截骨，均建议从髂骨取骨，但作者倾向于使用切成小三角形的同种异体腓骨移植（图 4.23）。

根据要填充的截骨裂缝的大小，骨移植物通常放置在前外侧（图 4.24）。同种异体移植的优点是髂骨完整。在用椎板撑开器撑开截骨处并插入骨移植物后，作者强烈建议应检查髋关节的活动，并进行关节造影，以确保髋关节至少可屈曲 90°，并且屈曲内旋时，盂唇不发生碰撞（图 4.25）。

总之，闭合或切开复位治疗 DDH 后，髋臼仍具

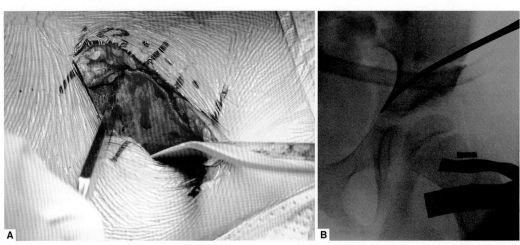

图 4.19　Dega 骨盆截骨术的正面观：截骨应贯穿髂骨的内外板。请注意，Dega 骨盆截骨术是从髂前下棘正上方的髂骨外板进行的。骨刀应位于髂骨内板的前中部，穿过 Y 形软骨的髂耻支和髂坐支正上方的内侧皮质

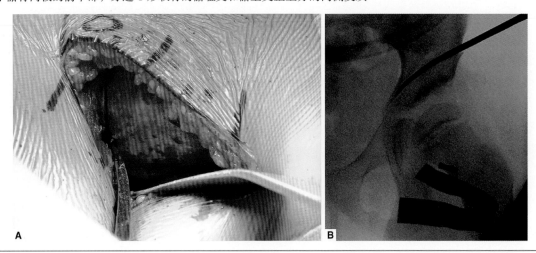

图 4.20　Dega 骨盆截骨术的后侧面。A. 术中骨刀向坐骨切迹方向推进，但未穿透切迹。B. 透视显示骨刀未及髂骨内板的后方，留下完整的后内侧铰链

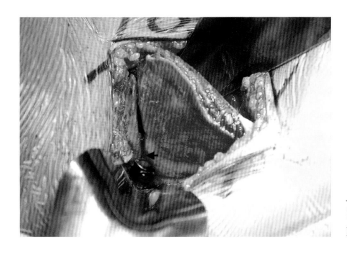

图 4.21　术中截骨在外板距坐骨切迹后方约 1cm 处停止。内侧观，截骨应该保留大约 1/3 的后内侧皮质

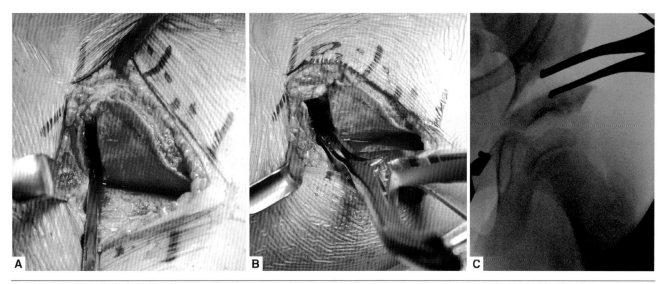

图 4.22　Dega 骨盆截骨术中的撑开。A. 术中最初是通过直骨刀向下撑开髋臼部分截骨。B. 撑开钳有助于撑开截骨端，并在植骨块植入截骨断端时保持其张开。C. 透视显示截骨部位由撑开器撑开

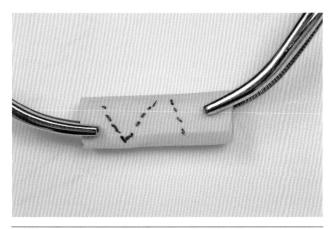

图 4.23　腓骨移植物的准备：根据计划的矫正量，从腓骨移植物上切下 2 个或 3 个小三角形

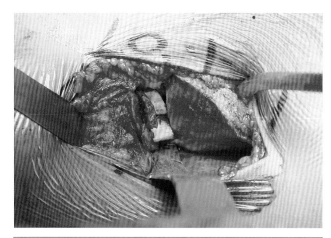

图 4.24　同种异体骨被放置在截骨的前外侧

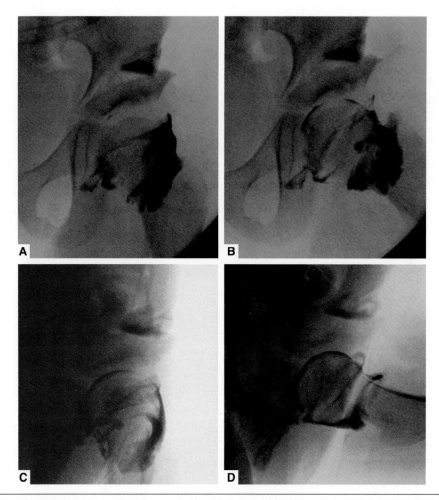

图 4.25 Dega 骨盆截骨术后关节造影。A. 前后位（AP）片显示股骨头正常覆盖，髋臼指数和软髋臼指数正常。B. 髋关节最大外展时的前后位片显示盂唇无异常，确认包容足够且不过度。C. 髋关节假斜位片显示股骨头前侧覆盖正常。D. 屈髋 90° 的假斜位片，显示盂唇无异常

有重塑潜力。治疗残余髋臼发育不良需要了解髋臼的正常生长和复位后重塑的最大潜力。尽管用 X 线片随访是主要的监测手段，但髋关节 MRI 可以在冠状位 T2 加权像上识别髋臼软骨负重区内的高信号，这些区域与髋臼重塑和发育不良有关。一些截骨术已用于治疗残余髋臼发育不良。尽管这些截骨术的选择主要取决于外科医生的偏好，但应遵循本文所述的矫正原则。

参考文献

[1] Tönnis D. Normal values of the hip joint for the evaluation of X-rays in children and adults. Clin Orthop Relat Res. 1976;(119):39-47.

[2] Novais EN, Pan Z, Autruong PT, Meyers ML, Chang FM. Normal per- centile reference curves and correlation of acetabular index and ace- tabular depth ratio in children. J Pediatr Orthop. 2018;38(3):163-169.

[3] Kim HT, Kim JI, Yoo CI. Acetabular development after closed re-duction of developmental dislocation of the hip. J Pediatr Orthop. 2000;20(6):701-708.

[4] Shin CH, Yoo WJ, Park MS, Kim JH, Choi IH, Cho TJ. Acetabular re-modeling and role of osteotomy after closed reduction of developmen-tal dysplasia of the hip. J Bone Joint Surg Am. 2016;98(11):952-957.

[5] Albinana J, Dolan LA, Spratt KF, Morcuende J, Meyer MD, Weinstein SL. Acetabular dysplasia after treatment for developmental dysplasia of the hip. Implications for secondary procedures. J Bone Joint Surg Br. 2004;86(6):876-886.

[6] Wakabayashi K, Wada I, Horiuchi O, Mizutani J, Tsuchiya D, Ot-suka T. MRI findings in residual hip dysplasia. J Pediatr Orthop. 2011;31(4):381-387.

[7] Pemberton PA. Pericapsular osteotomy of the ilium for treatment of congenital subluxation and dislocation of the hip. J Bone Joint Surg Am. 1965;47(1):65-86.

[8] Salter RB. Role of innominate osteotomy in the treatment of congen-ital dislocation and subluxation of the hip in the older child. J Bone Joint Surg Am. 1966;48(7):1413-1439.

[9] Ganz R, Klaue K, Vinh TS, Mast JW. A new periacetabular osteotomy for the treatment of hip dysplasias. Technique and preliminary results. Clin Orthop Relat Res. 1988(232):26-36.

第 5 章　青少年及成人髋臼发育不良

▶ 简介

　　青春期或青少年期的髋臼发育不良可能会漏诊，或由儿童先天性 / 发育性髋关节脱位引起，也可能在青春期发病。正常的髋臼发育至青春期，在骨骼发育成熟前的异常生长可能会导致晚期髋臼发育不良。这可能是由 Y 形软骨的延迟骨化和髋臼外缘二次骨化中心（通常在 12~18 岁骨化）发育不足导致的。髋臼发育不良以髋臼负重区浅和倾斜为特征，导致其受力不均以及软骨所受应力增加，最终导致早期软骨退变和骨性关节炎。在一般人群中，髋关节发育不良的发生率为 1.7%~20%，女性发病率更高。最近一项美国的研究表明，在 950 例有症状的髋臼发育不良而接受髋臼周围截骨术的患者中，女性患者占 83%，高加索人占 87.2%，其中大多数患者在 1~3 岁出现症状。

▶ 临床评估

　　患者就诊时最常见的主诉是活动时髋关节周围疼痛。疼痛常位于腹股沟或大转子或两者兼有。一些患者被误诊为原发性转子滑囊炎，并通常注射类固醇进行长期治疗。

　　对于髋臼发育不良的患者，髋部疼痛非常罕见，除非并发股骨髋臼撞击（FAI）。髋关节发育不良相关的疼痛通常与受累的髋关节受力异常有关，疼痛发生的时间会持续更久，频率更高，但会随着休息和受累髋部的免负重活动而改善。弹响是常见的非特异性髋关节症状，通常由关节外的原因——髂腰肌骑跨髂耻隆突或髂胫束越过大转子引起。在未确诊时，通常采用物理疗法或在髋关节及其周围注射药物以缓解疼痛。

　　详细的病史采集非常重要，应排除神经肌肉因素（如脊髓脊膜膨出症、腓骨肌萎缩症、肌张力亢进）导致的髋关节发育不良。髋关节发育不良可能与遗传有关，因此髋关节发育不良和 / 或早期全髋关节置换术（THR）的家族史也很重要。建议使用有效的髋关节评价工具，如西安大略省和麦克马斯特大学骨性关节炎指数（WOMAC）或国际髋关节结果工具评分（iHOT）。除了记录患者的功能状态外，还应在与患者谈话时讨论治疗期望。

体格检查

　　在骨科专科检查之前，应进行简单的全身体检和神经系统检查，评估肌力、反射和感觉。由于许多髋关节发育不良的患者都有韧带松弛，像 Beighton 评分这样的筛查工具对评估很有帮助。Beighton 评分是评估关节运动度的 9 分量表（表 5.1）。

　　患者穿着短裤或紧身衣有助于进行全面准确的体检。全面检查应包括站立、仰卧、俯卧和侧卧位的检查和进一步的步态分析。

　　专科检查从步态评估开始，应特别关注跛行、臀中肌步态或疼痛步态。身体冠状面及矢状面力线检查有助于发现骨盆倾斜、脊柱侧弯或肢体畸形。还应测量髋关节的活动度以及相关肌力和疼痛范围。表 5.2 和图 5.1 是髋关节撞击和 / 或髋臼发育不良的检查量表。

▶ 影像学评估

　　保髋手术对于髋关节发育不良引起症状的髋关节是有效的。未诊断的髋臼发育不良通常会导致骨

表 5.1　Beighton 评分

关节	侧	结果	分数
小指	右	被动背屈超过 90°	1
	左		1
拇指	右	对前臂屈肌方面的被动背屈	1
	左		1
肘	右	主动过伸超过 10°	1
	左		1
膝	右	主动过伸超过 10°	1
	左		1
膝盖伸直，躯干前屈		手掌触地	1
		手掌无法触地	0
总分			9

性关节炎，需要置换髋关节（本可避免）；因此，及时诊断至关重要，需要精准的影像学检查来评估髋臼发育不良及进一步治疗。平片、横断面成像（CT、MRI）和动态超声评估在髋臼发育不良的诊断和治疗中非常重要。除标准的体位外，图像质量也很重要。

X 线片仍然是评估髋关节结构异常的金标准，包括髋关节发育不良。用于评估成熟髋臼发育不良的摄片包括中心定位准确的整个骨盆前后位（AP）X 线片（美国首选站立位，欧洲首选仰卧位），假斜位片，以及屈髋 45°、外展 30°、旋转中立位拍摄的改良 Dunn 侧位片，在图像上显示股骨颈前外侧形态。

前后位 X 线片测量前外侧覆盖［外侧中心边缘角（LCEA），图 5.2~ 图 5.4，Shenton 线完整或断裂］进行评估。假斜位片主要评估前缘覆盖范围，通过前侧 CE 角进行量化（图 5.5）。改良 Dunn 侧位片有助于识别股骨近端凸轮型畸形（图 5.6）。所有的 X 线片都应检查是否存在骨性关节炎改变，包括软骨间隙和软骨下骨的外形。表 5.3 列出了 X 线片上常用的相关测量值。

对于需要行髋臼周围截骨的患者，术前进行精准的屈髋、外展、内旋等影像学评估（图 5.7），有助于预测术后关节匹配度。

额外的影像学检查包括低剂量 CT 和 MRI 有助于髋关节畸形评估和治疗方法选择。尤其是 CT 促进了在三维层面对髋臼畸形的评估。

髋臼发育不良分为前缘、后缘和整体覆盖不足

表 5.2　髋关节检查

检查体位	评估	特征
站立 / 步行	视觉步态检查	跛行 / 蹒跚步态
	站姿	骨盆倾斜角度，肢体长度差异，脊柱畸形
	Trendelenburg 试验	
仰卧	髋关节的活动范围，特别是旋转、屈曲和伸展	
	恐惧试验	当对侧髋关节向胸部过度屈曲，伸展髋关节并在轻微内收的情况下内旋时，患者髋关节前部疼痛或感到恐惧，这说明髋臼缘可能损伤或不稳定
	前侧撞击征	疼痛局限于腹股沟区，在受累髋关节屈曲、内收和内旋时撞击前缘。如果有盂唇或髋臼缘损伤，则最有可能继发于股骨头颈解剖结构异常
侧卧	髋关节外展肌力	
	大转子压痛	

身高：　　　　　　　体重：　　　　　　　体温：

年龄：　　　　　

转诊自：　　　　　　　　　　　主诉：　　　　　　　　　　　　　　

症状：　　　　　　　　　　　　　　　　

（*圈出符合项*）　无法活动 / 乏力 / 活动受限 / 跛行 / 拐杖助行 / 其他 　　　　　　　

症状发作时长：　　　　　　　　　　　　　　　　

相关创伤：　　　　　　　　　　　　　

既往病史?　　　　　　　　　　　　　

好转因素?　　　　　　　　　　　

恶化因素?　　　　　　　　　　　特定疼痛部位?　　　　　　　活动受限?

病史：　　　　　　　　　　　药物：　　　　　　　　过敏：

（特别是：发育不良，唐氏综合征，股骨头头骺滑脱，股骨头坏死）

出生史：第 　　　 胎　　　　　枕位 / 臀位?　　　　出生体重：　　　　　　（磅 / 盎司）

开始走路年龄：　　　

婴儿期髋关节脱位?　　是 / 否　治疗方案?　　Pavlik 吊带 / 支具 / 石膏 / 闭合复位 / 切开复位

　既往髋关节疾病史?　　其他髋关节手术：　　　　　　　　　　　　

系统回顾：

髋关节 / 其他疾病家族史?神经肌肉系统疾病?　　　　　　　　　　　

吸烟 / 饮酒史?　　　　　　　　　　　

体格检查

Beighton 评分　　　　　　　总分 =

站姿：　　　　　　　　　　　　　　

步态：　　　　　　　　　　　　　　　　SLR/ 直腿抬高试验:

脊柱：　　　　　　　　　　　　　　长度：

辅具：　　　　　　　　　　　　　大腿周径：

	右髋	左髋		左	右
屈曲 / 伸直:			前侧撞击征?	是 / 否	是 / 否
屈曲外旋:			前侧恐惧试验?	是 / 否	是 / 否
屈曲内旋:			后侧撞击征?	是 / 否	是 / 否
伸直外旋:			自行车试验?	是 / 否	是 / 否
伸直内旋:			梨状肌压痛?	是 / 否	是 / 否
外展:			大转子压痛?	是 / 否	是 / 否
内收:			骶髂关节压痛?	是 / 否	是 / 否
			脊柱压痛?	是 / 否	是 / 否
Patrick 试验:			坐骨切迹压痛?	是 / 否	是 / 否

图 5.1　门诊就诊概要

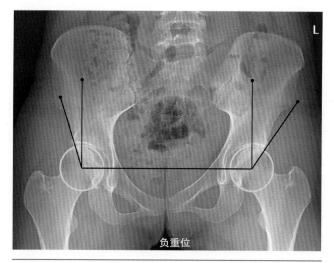

图 5.2 Wiberg 外侧中心边缘角：连接双侧股骨头中心，自股骨头中心点做垂线，连接股骨头中心点与髋臼外上缘的直线，两条线的夹角。成人的这个角度正常为＞ 25°，＞ 40° 则提示存在钳夹型撞击

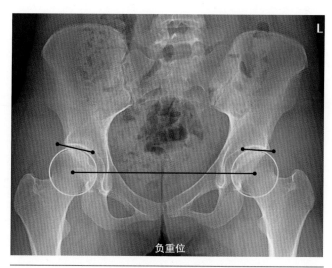

图 5.3 Tönnis 角。负重髋臼的最外侧点和内侧点的连线与水平线的夹角。Tönnis 角＞ 10° 提示结构不稳定，Tönnis 角＜ 0° 提示 Pincer 型股骨髋臼撞击

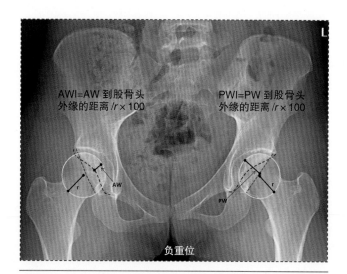

图 5.4 前壁指数（AWI）和后壁指数（PWI）。AWI 和 PWI 的计算方法是将沿股骨颈轴线上的前壁（AW）或后壁（PW）到股骨头外缘的距离除以股骨头半径（r）

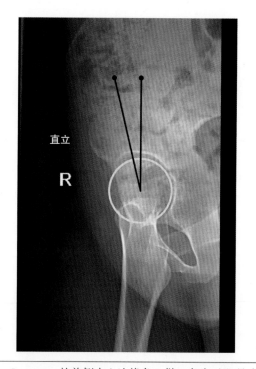

图 5.5 Lequesne 的前侧中心边缘角：做一条穿过股骨头中心的垂线，与另一条穿过股骨头中心点和髋臼骨最前点的直线相交，二者夹角

3 种类型。髋臼覆盖不足的类型是选择髋臼重定向手术的依据。MRI 可以评估髋关节的关节内、外的软组织结构。髋臼盂唇在软骨 – 盂唇连接处的损伤也需进行评估，

这两种情况如不处理，在 PAO 术后仍会出现

症状。CT 和 MRI 也被用于评估髋臼和股骨的畸形。MRI 软骨特异性序列，如 3D 延迟增强 MRI（dGEMRIC），对于评估有早期骨性关节炎症状的髋关节软骨（图 5.8）至关重要。术前 dGEMRIC 评分对 PAO 的远期预后有预测价值（图 5.9）。

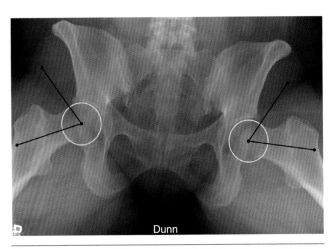

图 5.6 45° Dunn 位片：通过所绘制的线的交点，形成了一个 α 角。（1）经过股骨头中心的股骨颈轴线。（2）从股骨头中心到股骨头 / 颈交界处（由 Mose 同心圆找出）

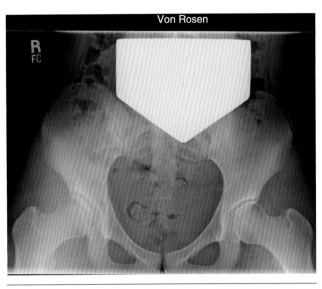

图 5.7 Von Rosen 位片：双髋关节最大外展内旋位下的骨盆前后位片显示外侧覆盖和关节匹配性。黄色曲线显示关节匹配性和外侧覆盖

表5.3 常规影像学测量		
	正常	异常
骨盆前后位片		
外侧中心边缘角	25° ～ 35°	< 25° 可能提示不稳定
Tönnis 角	0° ～ 10°	> 10° 可能提示不稳定 < 0° 可能导致钳夹型撞击
前壁指数	15%~30%	< 15% 发育异常 > 33% 超覆盖
后壁指数	35%~50%	< 35% 发育异常 > 50% 超覆盖
Shenton 线	连续	中断超过 5 mm
颈干角	130° ～140°	< 120° 髋内翻 > 140° 髋外翻
假斜位片		
前侧中心边缘角	25° ～35°	< 20° 被认为是发育不良
改良的 Dunn 位片		
α 角	< 55°	女性 > 55°、男性 > 60° 提示凸轮型畸形导致股骨髋臼撞击

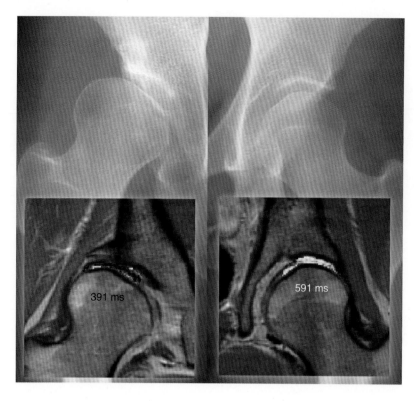

图 5.8　3D 延 迟 增 强 MRI（dGEMRIC）。dGEMRIC 对黏多糖（GAGs）提供的软骨电荷密度敏感，在骨性关节炎早期丢失。提供的电荷数量越多，就意味着软骨越健康。图中红色表示 dGEMRIC 评分较低，关节软骨损伤较黄色重

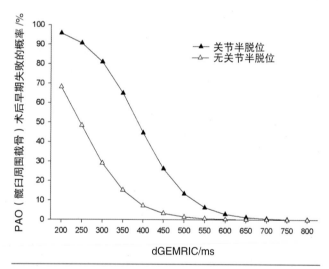

图 5.9　3D 延迟增强 MRI 评分与髋臼周围截骨术（PAO）后早期失败的概率相对比

在我们中心，除了静态成像，动态超声正作为一种诊断工具来评估不稳定性和撞击，即使目前对成熟髋关节的力学机制尚不清楚。

▶病例选择

唯一一项由保护髋关节预后研究的学术网络（ANCHOR）小组观察 PAO 预后的多中心前瞻性队列研究，报道了由患者自述预后改善的研究结果，391 例，至少随访 2 年（平均 2.6 年，范围 2~5.4 年），髋关节生存率为 99.2%，早期满意度为 93%。

据随访，术后疼痛、关节功能、生活质量、整体健康状况和活动能力均有所改善。年龄增长和体重状况（超重或肥胖）是某些预后指标的预测因素。男性和轻度髋臼发育不良术后指标改善较小。3 例（0.8%）髋关节早期接受了全髋关节置换术，12 例（3%）需要再次手术，26 例（7%）发生了严重并发症。

多项回顾性研究报告了 PAO 的预后。Bernese 医院的随访时间最长，最少为 30 年，报道了直至第 10 年行全髋关节置换术或关节融合术的患者占 12.4%，第 20 年的占 39.5%。在 30 年的随访中，30% 的髋关节未再出现症状，疾病在影像学上无继续进展。

本中心的研究结果类似，10 年随访髋关节生存率为 76%，平均 18 年的随访髋关节生存率为 74%。在 PAO 术后平均 18 年，53% 的患者无症状，26% 的患者有症状且 WOMAC 评分 > 10 分，21% 的髋关节在 PAO 术后平均 9 年行髋关节置换术。

Troelsen 等报道了另一大样本量类似结果，术后10 年生存率为 82%。

与结果不良相关的因素包括年龄较大、骨性关节炎的严重程度以及盂唇病损和术后髋臼指数矫正不佳。

尽管全髋关节置换术已广泛开展，手术时机仍存在争议。在随访时发现更多的患者发展为终末期髋关节骨性关节炎或功能损害性疼痛，这些髋关节在将来也需行全髋关节置换术。因此，真正的失败率可能会更高。对于下一步治疗方案，目前仍没有达成共识。虽然大多数研究中、远期预后的研究的总体结果是一致的，但失败的 PAO 的特征也高度相似。在一些研究中，大龄患者、术前严重功能障碍、影像学有骨性关节炎表现和术前关节匹配程度差是 PAO 失败的可预测因素。

最佳适应证病例？

PAO 术后远期预后最佳分组：年龄 < 30 岁，髋关节活动范围良好，无撞击征。无跛行，X 线片上无或仅有轻微的关节病变，功能位 X 线片上头臼匹配良好。此外，患者应该很好地了解手术，有合理的术后关节功能预期，并愿意参与完整的康复计划。

非最佳适应证病例？

许多不属于最佳适应证的有症状的髋臼发育不良患者仍可从 PAO 中获益，将 PAO 纳入此类患者的治疗方案仍然是最佳的选择。在处理髋臼发育不良时，应个体化治疗。遵循良好、严谨、科学的治疗原则有助于为患者提供最佳的治疗方案。

PAO 的成功取决于以下几个因素：
- 髋关节生物力学的改善和正常化可通过以下方式来实现：
  - 髋臼发育不良的放射学矫正和术后头臼匹配性的维持（术前 Von Rosen 位）。
  - 根据需要矫正相应的股骨近端畸形（股骨头畸形、股骨颈短缩、变形和偏心性旋转）。
- 关节软骨的健康状况可通过以下方式来判断：年轻患者的软骨一般更健康。
  - 在 X 线片上关节间隙 >3mm，且在功能位 X 线片上保持或改善。
  - 没有骨性关节炎的影像学表现。选择影像学关节 Tönnis 0 级或 1 级患者。
  - MRI 显示无盂唇和 / 或存在软骨损伤。
  - 通过 dGEMRIC 检查确定大龄患者无软骨变性

（理想情况下，dGEMRIC 指数 > 400）。
  - 避免 / 预防各种并发症。
- 熟练掌握手术技巧的外科医生对于避免并发症非常重要。
  - 可控的患者相关因素对避免伤口相关的并发症也很重要，如体重和其他疾病（糖尿病等）。

▶ 前侧入路髋臼周围截骨术要点

在文献中描述了多种方法来施行 PAO。在过去的 30 年里，我们一直在使用改良技术。我们通常使用同侧腰丛神经阻滞（图 5.10）进行术后 48h 的镇痛。插入导尿管，并在术中使用自体血回输技术。术前预防性使用抗生素和氨甲环酸。

术中常用腿垫或三角形的腿部位置调节器来调整腿部的摆放位置。术中可能需要监测运动神经功能，如后侧柱截骨，应避免使用神经肌肉阻滞的麻醉技术，因为股神经、闭孔神经和坐骨神经靠近截骨周围。

体位

- 患者仰卧于可透视手术台上（图 5.11）。

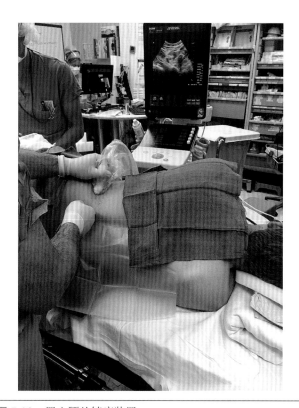

图 5.10 置入腰丛镇痛装置

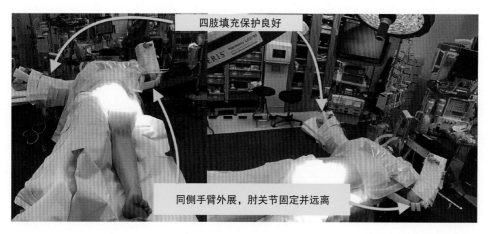

四肢填充保护良好

同侧手臂外展，肘关节固定并远离

图 5.11　髋臼周围截骨术的体位

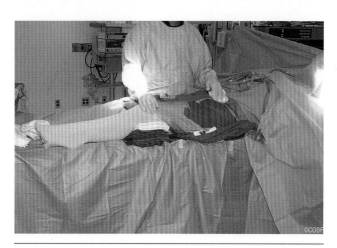

图 5.12　贴膜

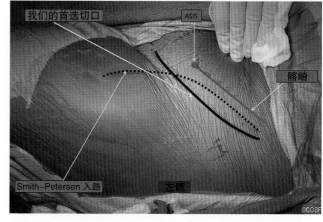

我们的首选切口

ASIS

髂嵴

Smith–Petersen 入路

左髋

图 5.13　髋臼周围截骨术的切口。ASIS，髂前上棘

- 术侧肘关节屈曲并置于垫手板，以保持肩关节外展和外旋至 90°（远离手术区域）。
- 贴膜覆盖患肢，自肋缘至脐内侧及髂骨后 1/3（图 5.12）。
- 臀部不垫高。

皮肤切口

- 改良髂腹股沟切口大致位于髂前上棘 (ASIS) 中心下方约 1~2cm 处，与髂嵴平行（图 5.13）。
- 整个切口长度应能够正好覆盖髂嵴前 1/3、阔筋膜张肌（TFL）间隔、髂前下棘（AIIS）和髂耻隆起。
- 理想情况下，切口不应穿过腹股沟，以便于更好地愈合和美观。另一种切口是经典的 S–P 切口。
  仔细地处理软组织有利于软组织和膜下骨的愈合。

浅表解剖

- 切开腹前壁下部浅筋膜和皮下组织，直至腹外斜

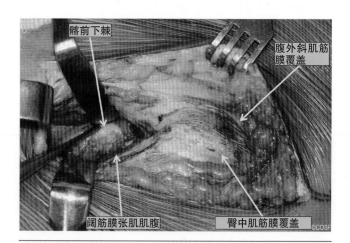

髂前下棘

腹外斜肌筋膜覆盖

阔筋膜张肌肌腹

臀中肌筋膜覆盖

图 5.14　浅层解剖

肌上方筋膜层（图 5.14）。

- 在髂前上棘的后部切开腹外斜肌和臀中肌筋膜以暴露髂骨骨膜。
- 从髂前上棘前部的髂骨截取一个薄骨片（约

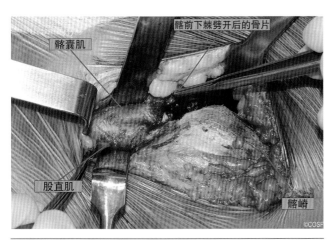

图 5.15　深层剥离

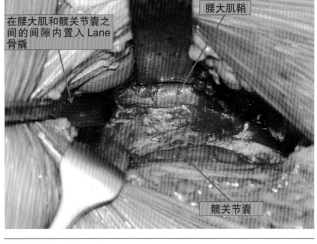

图 5.16　Lane 骨撬置入正确的间隙

5mm），将缝匠肌拉向内侧。

● 对髂骨进行骨膜下剥离。

● 从阔筋膜张肌内侧筋膜钝性分离，进入缝匠肌 – 阔筋膜张肌间隙。

　　● 将股外侧皮神经(LFCN)拉向阔筋膜张肌内侧。

　　● 向近端分离至髂骨前部。

深部组织分离

● 屈曲和内收髋关节以减轻髋关节前侧张力，可在膝关节下垫治疗巾（图 5.15~ 图 5.17）。

● 暴露股直肌腱。通过分离髂前下棘、髂骨前侧、股直肌和关节囊显露股直肌和髂囊肌之间的平面。

● 将髂肌从耻骨支骨膜下剥离，并从关节囊上分离髂肌腱鞘，使腰大肌鞘向内侧回缩。

● 小心分离出关节囊内侧和髂腰肌腱间隔。

● 用 Lane 骨撬的尖端在髋臼下凹槽触到坐骨的前

部。应在关节囊的远端、闭孔外肌的近端。随后透视确认。用 Lane 骨撬可触碰到坐骨的内外侧。

● 确认 Lane 骨撬在合适位置后，暴露间隙，保持骨撬的尖端与髋臼下凹槽接触。

前侧坐骨截骨

● 髋关节屈曲、内收。小心地将弯曲的叉状骨凿（Mast 骨凿或 Ganz 骨刀）插入之前暴露的间隙（图 5.18~ 图 5.20）。

● 骨凿的尖端在闭孔外肌腱上方、坐骨的前侧与髋臼下凹槽的上端接触。紧贴闭孔外肌可避免损伤旋股内侧动脉。

● 坐骨切口的透视监测。弯曲的黄线定义了坐骨切口和坐骨棘的轮廓。

● 用骨凿插入坐骨前部的内外侧，并透视确定其位置。骨凿的正确位置为髋臼盂唇下约 1cm

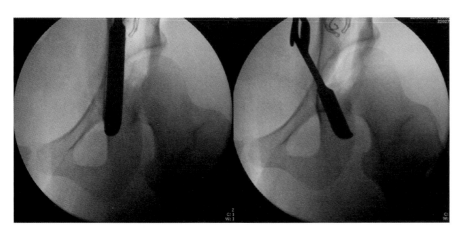

图 5.17　透视确认 Lane 骨撬的位置

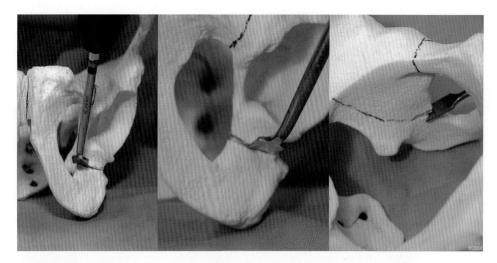

图 5.18　坐骨切口的模型展示

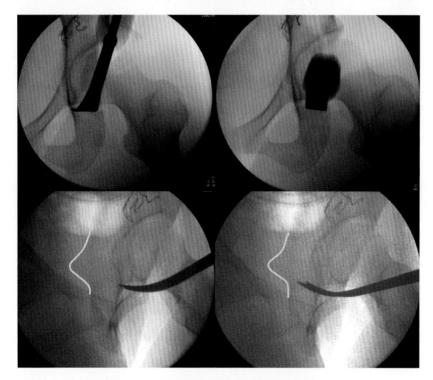

图 5.19　透视引导坐骨截骨。黄色曲线标出了坐骨切迹和坐骨棘

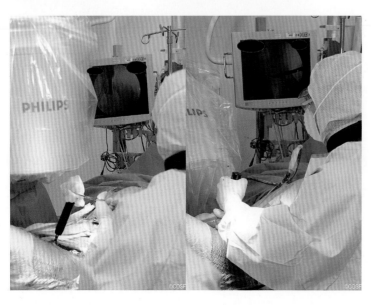

图 5.20　外科医生评估坐骨是否完全截断

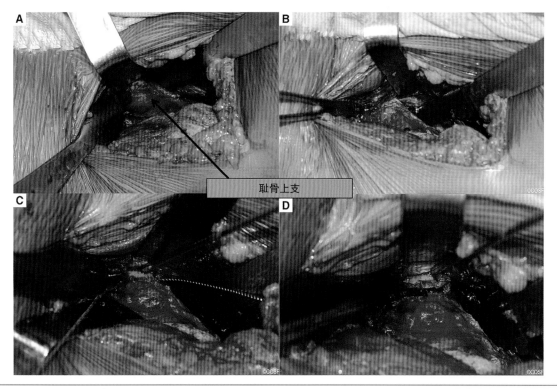

耻骨上支

图 5.21　耻骨上支截骨。A. 使用 Hohmann 拉钩暴露周围骨膜。B. Satinsky 钳位置。C. 线锯位置。D. 完成截骨

处，凿尖对准坐骨棘或稍高处。内侧皮质凿深约 15~20mm。

- 向坐骨外侧截骨之前，将髋关节伸直、外旋和外展，使坐骨神经远离坐骨。

耻骨支截骨

- 髋关节屈曲、内收，将髂腰肌和内侧软组织轻轻拉向前内侧，显露髂耻隆起内侧（图 5.21 和图 5.22）。

- 在耻骨上支行骨膜下剥离，以免损伤附近的闭孔神经和血管。

- 将 Lane 骨撬放置在耻骨上支两侧，进入闭孔。

- 从上方看，耻骨上支截骨垂直于其长轴，从前方看，截骨从近端向内侧远端倾斜。保持髋关节屈曲和内收可松弛腰大肌和股骨的神经血管等结构，以获得良好的视野。

- 用血管钳小心地将线锯穿过耻骨上支下方或使用骨凿进行截骨（仅在髂耻隆起的内侧）。

- 在准备截骨时，应注意髋关节是否有自发性内收（由于闭孔神经受到刺激）。

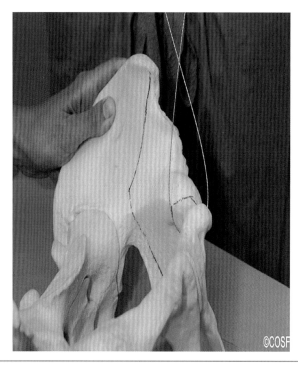

图 5.22　线锯截骨位置（骨模型）

髋臼上髂骨截骨术

- 在不干扰外展肌起点的前提下，从 ASIS 的远端开始，在外展肌前侧深部靠近 ASIS 处做骨窗。将该

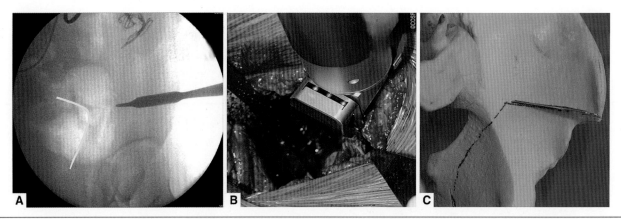

图 5.23 髋臼上截骨术。A. Hohmann 拉钩的位置代表截骨的位置及方向，黄色曲线代表坐骨切迹。B. 截骨的摆锯。C. 骨模型上的截骨方向

窗口向后加深至坐骨大切迹（图 5.23）。

- 外展和伸直髋关节以放松外展肌。将 Hohmann 拉钩置于骨窗中，其尖端指向坐骨切迹的顶点。该拉钩方向代表了髂骨截骨术的走行，可以通过透视确认拉钩的位置以决定髂骨截骨的最佳水平。
- 将 Hohmann 拉钩翻转放置在四边形骨块表面，其尖端放在坐骨棘上，将髂肌拉向内侧。
- 确认外侧的外展肌和内侧的髂肌受到拉钩的保护。
- 用摆锯在直视下进行髂骨截骨，从 ASIS 远端的前部开始，并沿坐骨切迹的顶点方向垂直向下。该截骨的末端位于髂耻线上方约 1cm 处和骶髂（SI）关节前方 3cm 处。这表明髋臼周围截骨术的后上角也是后柱截骨的起点。
- 再次检查以确保内外侧皮质截断，用骨凿在截骨处从前到后滑动是一个可靠的方法。移除外侧的拉钩。

后侧柱截骨

- 髋关节屈曲、内收，将翻转的 Hohmann 拉钩保持原位，尖端朝向坐骨棘（图 5.24 和图 5.25）。
- 为了确定后侧柱截骨的角度和位置，在之前做的切口的末端放置一个长而直的骨凿，指向坐骨棘。
  - 骨凿的内侧缘应向前旋转约 15°，远离垂直于后侧柱外侧皮质的坐骨切迹。这样做是为了确保最终通过位于后缘和坐骨切迹之间的外侧皮质完全截骨。
- 在假斜位透视引导下，对内侧皮质进行截骨，指向坐骨棘；截骨的起点为摆锯截骨的末端，经髂

耻线经过四边形骨块，平行于坐骨切迹前缘。
- 透视确定正确的位置和角度。
- 后侧柱截骨应在髂耻线下至少 4cm 处（以确保其超过髋臼下缘）。
- 用 Ganz 骨凿连接后侧柱近端的内外侧骨皮质，这一操作必须非常小心地进行，以免损伤坐骨神经和坐骨切迹旁的其他结构。
- 应在髂骨截骨处放置撑开器并缓慢打开以确认后上方髂骨和后侧柱已完全截骨。如果没有，则必须用骨凿将其仔细分离。在髂骨截骨处进一步撑开确保骨块拥有更大的活动度。

后侧坐骨截骨

- 最后对四边形骨块的后－下－内侧缘截骨，连接前、后两个截骨线。这可以直接使用 Ganz 骨凿完成，也可以通过控制骨块间接完成。
- 将一枚 Schanz 针从前向后插入髋臼侧骨块中，远离并且平行于髂骨截骨线，这有助于完成截骨和髋臼的翻转（图 5.26）。

髋臼的重定向

- Weber 骨钳的尖端放置在髋臼骨块的耻骨上支部分，使其手柄位于前方并与 Schanz 针接触（图 5.27 和图 5.28）。
- 在完整的髂骨后上部和髋臼骨块之间放置一个撑开器。
- 在 Schanz 针、Weber 骨钳和撑开器的帮助下，轻轻地移动髋臼骨块。

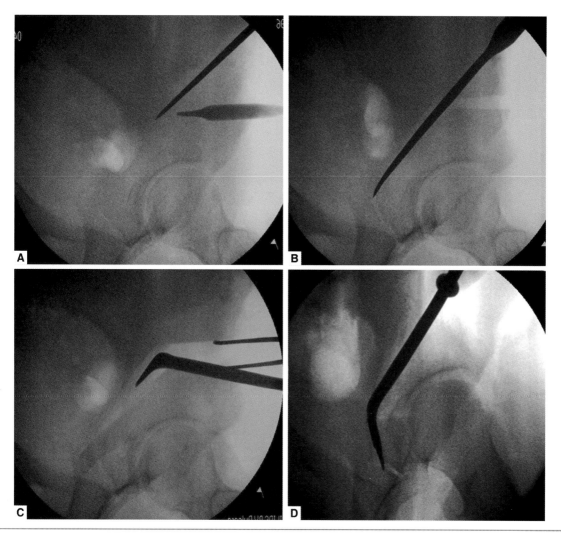

图 5.24　后侧柱截骨术（透视）的步骤。A. 后侧柱截骨。B. 使用骨凿推进截骨。C. 使用 Ganz 骨凿连接后侧柱截骨术的内侧和外侧皮质。D. 四边形骨板后 – 下 – 内侧缘的最终截骨

- 骨块应该可自由活动并且没有骨铰链。如有不确定，可以再次使用 Ganz 骨凿重新检查截骨断端。
- 现在可以重定向骨块以获得所需的矫正，耻骨上支截骨处应保持接触。
- 一般来说，需要改善前外侧的覆盖；因此，将骨块向前和向外侧翻转，以保持或实现适当的髋臼覆盖。
- 用 2~3 根光滑的克氏针临时固定，并透视。
- 良好的成像对于评估位置至关重要。透视必须确保尾骨的尖端与耻骨联合完全对齐，这样就可以避免人为地旋转，可通过 C 臂微调来实现。
- 当髋臼得到恰当的矫正，应评估髋关节被动活动范围，特别是髋关节屈曲 90° 时进行内旋，以排除医源性撞击；应手动确认没有前部撞击（在髋关节屈曲时将手指放在前关节囊上），并在假斜

位对髋关节进行 90° 屈曲成像。所有撞击都应矫正（图 5.29）。
- 理想的髋臼翻转（图 5.30）：
  - Shenton 线连续。
  - 无交叉征。
  - 无后壁征。
  - 负重面（轻度外翻是可以接受的，内翻提示过度覆盖）。
- 然后将导针依次更换为 3.5mm 或 4.5mm 皮质螺钉。

　　评估截骨固定的稳定性，髋臼骨块的后上缘应该与髂骨截骨近端相连，耻骨上支截骨处应有骨质接触，根据矫正程度和骨质接触情况，必要时植骨。

选择性关节前侧切开

　　前侧关节切开术可用于矫正简单的凸轮型畸形

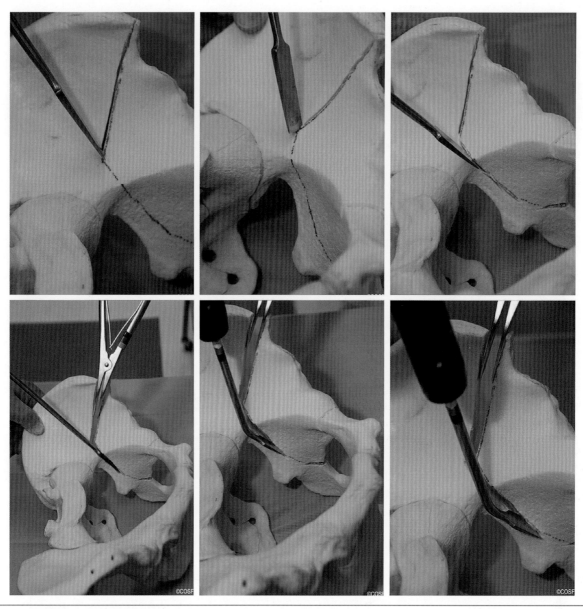

图 5.25　后侧柱截骨的步骤（骨模型）

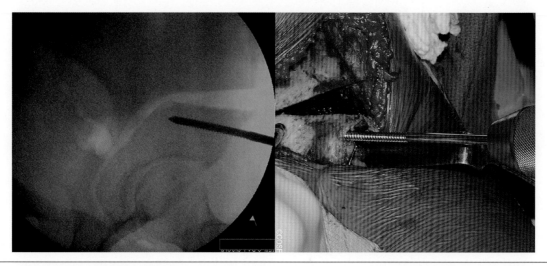

图 5.26　将 Schanz 针插入活动的髋臼骨块中

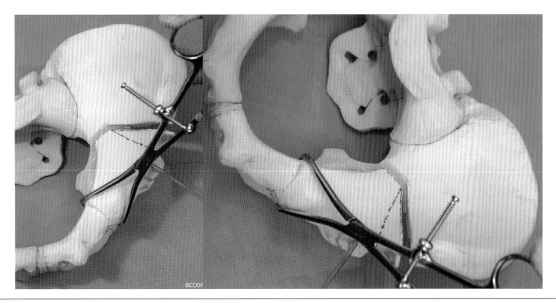

图 5.27　Weber 骨钳在耻骨支骨块中的应用

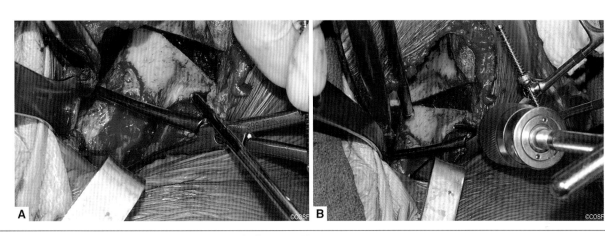

图 5.28　使用 Weber 骨钳（A）和 Schanz 针（B）操作髋臼骨块

和盂唇周围撕裂的修补。这可以在 PAO 术前或术后进行，股直肌直头可以拉向外侧（作者首选）或从髂前下棘离断以暴露关节囊。通常进行关节囊 T 形切开术，并保留缝线。使用无创拉钩暴露髋关节的内侧。

直视下检查有无盂唇或软骨病损；如果需要，可以进行盂唇修复或清理。功能良好的盂唇需要保持关节良好的密封性。需在所有运动范围内检查髋关节是否存在撞击征。必要时可以进行股骨头颈区的骨软骨成形术（图 5.31）。最后修复关节囊。

关节切开术不能很好地显露髋臼，因此，不能很好地应用于广泛的盂唇修复和髋臼手术。

关闭切口及软组织修复

修剪截骨缘以减少软组织激惹，尤其是截骨远端的髂骨前侧，随后将收集的碎骨回植（图 5.32）。

手术过程中需要充分地止血，但截骨面会有一定程度的出血。引流管仅在少数情况下使用。

良好的软组织缝合有助于术后早期功能恢复。

我们通常在手术部位使用冷冻袖带或冰袋。

术后在同侧膝关节下方放置垫枕，有助于避免股神经和坐骨神经受到牵拉。

术后处理

腰丛阻滞麻醉 24h 后，患者可坐在椅子上。术

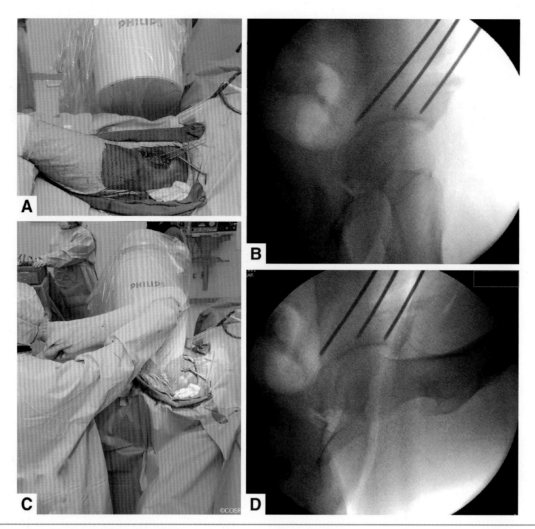

图 5.29　临时固定后检查矫正程度和活动范围

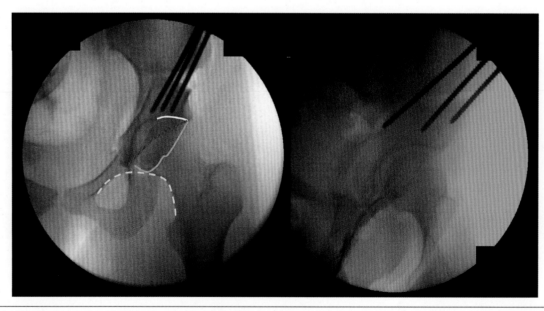

图 5.30　评估矫正是否充分。连续的 Shenton 线（黄色曲线），负重面（白线），无交叉征。前壁（红线）和后壁（蓝线）处在恰当位置

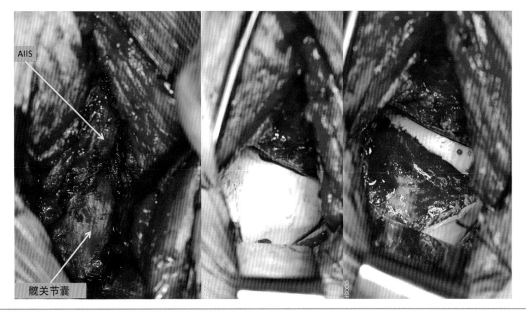

图 5.31 同时进行关节切开术和骨软骨成形术。AIIS，髂前下棘

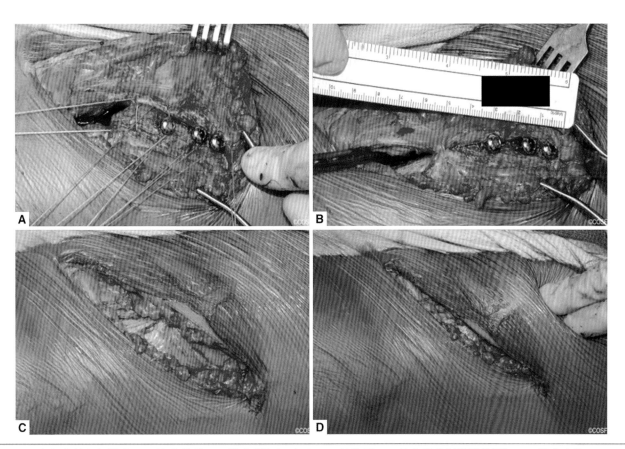

图 5.32 良好的软组织缝合。A. 缝合骨膜。B. 检查螺钉相对于 ASIS 的位置。C. 缝合腹外斜肌覆盖螺钉。D. 缝合皮肤

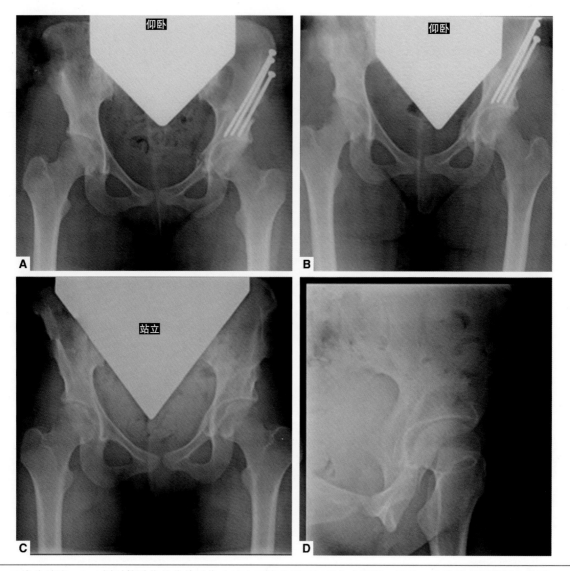

图 5.33　X 线片随访。A. 4 周时仰卧位骨盆前后位（AP）X 线片显示初步愈合迹象；因此，允许患者逐渐增加负重。B. 3 个月时仰卧 AP X 线片显示，愈合良好，开始康复治疗。C、D. 2 年后取出螺钉，站立骨盆 AP（C）和假斜位（D）X 线片

后第 2 天，鼓励患者开始借助拐杖进行部分负重行走。术后第 1 天早上开始使用低剂量阿司匹林预防血栓，持续 4 周；使用萘普生 4 周，预防异位骨化。在疼痛缓解并能拄拐行走及上下楼梯后，予以出院。在肌肉功能恢复和 X 线片（前后位 X 线片、假斜位 X 线片）上显示截骨初步愈合后，开始完全负重。这通常需要术后 8~12 周，具体取决于患者的年龄和矫正程度。每月复查 X 线片，直至截骨完全愈合。每年对患者进行一次临床检查和 X 线片随访，必要时缩短随访时间（图 5.33）。包括体育运动在内的所有运动需要制定个体化方案，但需要 6~12 个月才能完全恢复。

并发症

PAO 是在多个重要神经血管附近进行的复杂手术。虽然发生严重并发症的风险不是很高，但也有许多有据可查的并发症。一项前瞻性研究中的 ANCHOR 组报告说，在术后前 10 周内，并发症发生率为 15%。这些并发症中有 77% 可以自愈或需要较少的干预。其中包括股外侧皮神经麻痹（4%）和切口相关问题（5%）。有 2 例深部感染（1%）需要手术清创，1 例髋臼固定移位（0.5%）需要再次手术。3 例（1.5%）深静脉血栓，需要药物治疗。

术后 1 年出现的并发症约占 24%。其中大多数

（86%）不需要任何治疗。异位骨化（HO）（24%）、骨不连（1例耻骨支、1例后侧柱）和坐骨应力性骨折造成了大部分延迟恢复，其中5例需要手术治疗。

PAO最严重的并发症之一是神经损伤。在PAO的过程中，股外侧皮神经、坐骨神经、股神经和闭孔神经有短暂或永久性损伤的风险。据报道，神经损伤的发生率约为2%，其中近一半会随着时间的推移而恢复。在PAO的各步骤中，可通过解剖技巧和下肢摆放体位来降低神经血管损伤的风险（表5.4）。

PAO是一项技术要求很高的手术，学习曲线长。研究表明，外科医生的经验是减少PAO并发症的重要因素。

▶ 髋臼周围截骨术的关节镜检查

关节内病变在髋臼发育不良患者中非常常见，可能包括股骨近端凸轮状畸形、盂唇撕裂和/或破碎、游离体、软骨损伤和滑膜炎。盂唇修复、股骨软骨成形术、微小骨折和去除游离体是在PAO中可通过关节镜完成。

优点

1. 可探查和治疗关节内病变。

2. 可评估关节内软骨。如果软骨损伤比预期严重，可中止PAO，但这种情况罕见。

3. 与关节切开术相比，关节镜可以行全髋关节和髋臼缘探查。

缺点

1. 增加手术时长。

2. 牵引后在坐骨神经附近截骨，可能会增加神经损伤的风险。

3. 若在PAO之前液体渗入软组织，将使解剖更加困难，术后还可能出现更多的关节周围粘连。

技术

髋关节镜检查以本书其他地方所述的常规方式进行。通常采用两种入路：前外侧入路和前中侧入路。

要点

● 尽量减少关节囊切开的范围可防止液体外渗，有助于PAO术中解剖。

● 尽量减少关节镜操作时间，以减少液体外渗。

● 用吸引器吸出尽可能多的液体。

● 仅对盂唇和髋臼使用关节镜，通过关节切开术进行关节周围处理，可最大限度地减少牵引时间和

表5.4　避免神经损伤

	软组织处理要点	体位	截骨
LFCN	在TFL筋膜下操作而不要在阔筋膜张肌－缝匠肌间隔进行分离	在进行深部解剖时，屈曲髋部以放松神经	
	ASIS截骨时，骨膜下暴露髂骨内板以避免不当操作		
闭孔神经	耻骨支两侧骨膜下剥离	耻骨支截骨时，屈曲、内收髋关节可以使分离更容易	使用线锯或骨凿，并在两侧用骨撬保护
股神经	通常受到髂腰肌腹肌的保护	屈曲和轻度内收髋关节以放松神经	如果前外侧需要大幅度的矫正，股神经可能会受到牵拉，而完全伸髋位会加重损伤
坐骨神经	分离软组织时通常不受影响	屈膝、伸髋、外展有助于放松神经，特别是在坐骨外侧截骨和后侧柱外侧截骨时	坐骨外侧部分截骨：将骨凿指向内侧（朝向对侧肩部）远离神经。后侧柱外侧截骨：避免将骨凿太靠外侧（当敲击骨凿时识别声音的音高变化）。"后侧柱截骨更像是砍木头，而不是锯木头"

ASIS，髂前下棘；LFCN，股外侧皮神经；TFL，阔筋膜张肌

液体外渗。

- 前侧入路可以更好地闭合关节囊。

可能出现的错误

- 发育不良的髋较正常的髋需要更小的牵引力，因此在关节镜检查牵引时应小心。
- 发育不良髋关节的盂唇可能肥大，因此切开时应谨慎。
- 用于盂唇修复的，最好使用 Shaver 而不是 Burr 来完成。

▶ 总结

髋臼发育不良可导致明显的髋关节功能障碍，并可能影响青少年和青壮年的生活。婴儿期的髋关节筛查有助于识别高风险的髋关节，但一定比例的年轻患者在婴儿期髋关节表现正常。因此，及时发现，然后进行充分的影像学评估和适当的治疗，不仅对于保持这一人群的生活至关重要，而且还将尽可能延长髋关节使用寿命。使用单个美容切口，能实现高度矫正，而且稳定的骨块固定能够实现早期活动，使 PAO 成为髋臼发育不良治疗的热门选择。然而，这是一个复杂的技术，具有陡峭的学习曲线和严重的并发症发生风险。

参考文献

[1] Lee CB, Mata-Fink A, Millis MB, Kim Y-J. Demographic differences in adolescent-diagnosed and adult-diagnosed acetabular dysplasia compared with infantile developmental dysplasia of the hip. J Pediatr Orthop. 2013;33(2):107-111. PMID: 23389561.

[2] Tönnis D, Remus W. Development of hip dysplasia in puberty due to delayed ossification of femoral nucleus, growth plate and triradiate cartilage. J Pediatr Orthop B. 2004;13(5):287-292. PMID: 15552553.

[3] Pun S. Hip dysplasia in the young adult caused by residual childhood and adolescent-onset dysplasia. Curr Rev Musculoskelet Med. 2016;9(4):427-434. PMCID: PMC5127949.

[4] Sankar WN, Duncan ST, Baca GR, et al. Descriptive epidemiology of acetabular dysplasia: the Academic Network of Conservational Hip Outcomes Research (ANCHOR) periacetabular osteotomy. J Am Acad Orthop Surg. 2017;25(2):150-159. PMID: 28098707.

[5] Nunley RM, Prather H, Hunt D, Schoenecker PL, Clohisy JC. Clinical presentation of symptomatic acetabular dysplasia in skeletally mature patients. J Bone Joint Surg Am. 2011 May;93(Suppl 2):17-21. PMID: 21543683.

[6] Clohisy JC, Carlisle JC, Beaulé PE, et al. A systematic approach to the plain radiographic evaluation of the young adult hip. J Bone Joint Surg Am. 2008;90(Suppl 4):47-66. PMCID: PMC2682767.

[7] Nepple JJ, Wells J, Ross JR, Bedi A, Schoenecker PL, Clohisy JC. Three patterns of acetabular deficiency are common in young adult patients with acetabular dysplasia. Clin Orthop Relat Res. 2017 Apr;475(4):1037-1044. PMCID: PMC5339139.

[8] Wells J, Nepple JJ, Crook K, et al. Femoral morphology in the dysplastic hip: three-dimensional characterizations with CT. Clin Orthop Relat Res. 2017;475(4):1045-1054. PMCID: PMC5339134.

[9] Cunningham T, Jessel R, Zurakowski D, Millis MB, Kim Y-J. Delayed gadolinium-enhanced magnetic resonance imaging of cartilage to predict early failure of Bernese periacetabular osteotomy for hip dys- plasia. J Bone Joint Surg Am. 2006;88(7):1540-1548. PMID: 16818980.

[10] d'Hemecourt PA, Sugimoto D, McKee-Proctor M, et al. Can dynamic ultrasonography of the hip reliably assess anterior femoral head translation? Clin Orthop Relat Res. 2019;477(5):1086-1098. PMID: 30531425.

[11] Clohisy JC, Ackerman J, Baca G, et al. Patient-reported outcomes of periacetabular osteotomy from the prospective ANCHOR cohort study. J Bone Joint Surg Am. 2017;99(1):33-41. PMCID: PMC5198872.

[12] Albers CE, Steppacher SD, Ganz R, Tannast M, Siebenrock KA. Impingement adversely affects 10-year survivorship after periacetabular osteotomy for DDH. Clin Orthop Relat Res. 2013;471(5):1602-1614. PMCID: PMC3613512.

[13] Steppacher SD, Tannast M, Ganz R, Siebenrock KA. Mean 20-year follow-up of Bernese periacetabular osteotomy. Clin Orthop Relat Res. 2008;466(7):1633-1644. PMCID: PMC2505253.

[14] Lerch TD, Steppacher SD, Liechti EF, Tannast M, Siebenrock KA. One-third of hips after periacetabular osteotomy survive 30 years with good clinical results, no progression of arthritis, or conversion to THA. Clin Orthop Relat Res. 2017;475(4):1154-1168. PMCID: PMC5339143.

[15] Matheney T, Kim Y-J, Zurakowski D, Matero C, Millis M. Intermediate to long-term results following the Bernese periacetabular osteotomy and predictors of clinical outcome. J Bone Joint Surg Am. 2009;91(9):2113-2123. PMID: 19723987.

[16] Wells J, Millis M, Kim Y-J, Bulat E, Miller P, Matheney T. Survivorship of the Bernese periacetabular osteotomy: what factors are associated with long-term failure? Clin Orthop Relat Res. 2017;475(2):396-405. PMCID: PMC5213921.

[17] Troelsen A. Assessment of adult hip dysplasia and the outcome of surgical treatment. Dan Med J. 2012;59(6):B4450. PMID: 22677250.

[18] Hartig-Andreasen C, Troelsen A, Thillemann TM, SØballe K. What factors predict failure 4 to 12 years after periacetabular osteotomy? Clin Orthop Relat Res. 2012;470(11):2978-2987. PMCID: PMC3462869.

[19] Troelsen A, Elmengaard B, SØballe K. Medium-term outcome of periacetabular osteotomy and predictors of conversion to total hip replacement. J Bone Joint Surg Am. 2009;91(9):2169-2179. PMID: 19723994.

[20] Matheney T, Kim Y-J, Zurakowski D, Matero C, Millis M. Intermediate to long-term results following the Bernese periacetabular osteotomy and predictors of clinical outcome: surgical technique. J Bone Joint Surg Am. 2010;92(Suppl 1 Pt 2):115-129. PMID: 20844169.

[21] Zaltz I, Baca G, Kim Y-J, et al. Complications associated with the peri- acetabular osteotomy: a prospective multicenter study. J Bone Joint Surg Am. 2014;96(23):1967-1974. PMID: 25471911.

[22] Sierra RJ, Beaule P, Zaltz I, et al. Prevention of nerve injury after periacetabular osteotomy. Clin Orthop Relat Res. 2012;470(8):2209-2219. PMCID: PMC3392380.

[23]Kalhor M, Collado D, Leunig M, Rego P, Ganz R. Recommendations to reduce risk of nerve injury during Bernese Periacetabular Osteotomy (PAO). JBJS Essent Surg Tech. 2017;7(4):e34. PMCID: PMC6132992.

[24]Kalhor M, Gharehdaghi J, Schoeniger R, Ganz R. Reducing the risk of nerve injury during Bernese periacetabular osteotomy: a cadaveric study. Bone Joint J. 2015;97-B(5):636-641. PMID: 25922457.

[25]Hussell JG, Rodriguez JA, Ganz R. Technical complications of the Ber- nese periacetabular osteotomy. Clin Orthop Relat Res. 1999;(363):81- 92. PMID: 10379308.

[26]Novais EN, Carry PM, Kestel LA, Ketterman B, Brusalis CM, Sankar WN. Does surgeon experience impact the risk of complications after Bernese periacetabular osteotomy? Clin Orthop Relat Res. 2017;475(4):1110-1117. PMCID: PMC5339113.

[27]Thawrani D, Sucato DJ, Podeszwa DA, DeLaRocha A. Complications associated with the Bernese periacetabular osteotomy for hip dysplasia in adolescents. J Bone Joint Surg Am. 2010;92(8):1707-1714. PMID: 20660233.

[28]Biedermann R, Donnan L, Gabriel A, Wachter R, Krismer M, Behensky H. Complications and patient satisfaction after periacetabular pel- vic osteotomy. Int Orthop. 2008;32(5):611-617. PMCID: PMC2551712.

[29]Howie DW, Beck M, Costi K, Pannach SM, Ganz R. Mentoring in complex surgery: minimising the learning curve complications from peri-acetabular osteotomy. Int Orthop. 2012;36(5):921-925. PMCID: PMC3337117.

[30]Ross JR, Zaltz I, Nepple JJ, Schoenecker PL, Clohisy JC. Arthroscopic disease classification and interventions as an adjunct in the treatment of acetabular dysplasia. Am J Sports Med. 2011;39(Suppl):72S-78S. PMID: 21709035.

[31]Goronzy J, Franken L, Hartmann A, et al. What are the results of surgical treatment of hip dysplasia with concomitant cam deformity? Clin Orthop Relat Res. 2017;475(4):1128-1137. PMCID: PMC5339118.

[32]Kohno Y, Nakashima Y, Hatano T, et al. High prevalence of cam deformity in dysplastic hips: a three-dimensional CT study. J Orthop Res. 2016;34(9):1613-1619. PMID: 26713404.

[33]Domb BG, Lareau JM, Baydoun H, Botser I, Millis MB, Yen Y-M. Is intraarticular pathology common in patients with hip dysplasia undergoing periacetabular osteotomy? Clin Orthop Relat Res. 2014;472(2):674-680. PMCID: PMC3890175.

第6章　稳定型股骨头骨骺滑脱

股骨头骨骺滑脱的基本原则

流行病学和病因学

股骨头骨骺滑脱（SCFE）是一种股骨近端的疾病，其股骨头骨骺相对于干骺端向后下方移位。SCFE 是最常见的影响青少年的髋关节疾病。SCFE 的总发病率为 10.8/100 000，男性发病率更高。男性的平均发病年龄为 12 岁，女性为 11 岁。

SCFE 的病因被认为是多因素的，生物、内分泌和机械因素起作用。既往常将 SCFE 与肥胖联系，最近一项研究才证实了肥胖和 SCFE 之间的因果关系。另一项研究表明，SCFE 患者中存在高水平的瘦素，瘦素是一种由脂肪细胞分泌的多肽激素，已被证明会削弱生长板。SCFE 的病因包括与股骨近端形态学相关的力学因素。股骨后倾和股骨头骨骺向后倾斜增加是公认的与 SCFE 病因学相关的因素。当前研究提出了 SCFE 的旋转机制，即股骨头骨骺以转子骨骺为支点绕干骺端旋转。

临床评估

典型的临床表现是青少年有膝关节、髋关节或腹股沟疼痛的病史，伴有轻微跛行。因为患者最初可能会主诉膝关节或大腿前部疼痛，而不是实际的髋关节疼痛，而导致诊断延误，对于出现非特异性大腿或膝关节疼痛的青少年，SCFE 应在鉴别诊断中，至少建议进行专科的髋关节检查。临床评估包括患者的站姿和步态。患肢出现向外旋转和轻微跛行。最初可观察到的症状是患肢外旋。体检发现髋关节活动范围受限。屈曲和内旋疼痛受限最常见。鉴于 SCFE 股骨前倾角减小，髋关节屈曲同时会伴有外旋，即所谓的强迫性外旋征。

SCFE 可以根据出现的时间、畸形的严重程度和股骨头骨骺的稳定性进行分类。就出现时间而言：如果症状持续 3 周或更短时间，SCFE 为急性；如果症状持续 3 周以上，则为慢性；如果症状持续 3 周以上，出现急性加重，则为慢性急性发作期。根据 Loder 及其同事的说法，如果患肢疼痛严重，即使拄拐也无法行走，则无论症状持续多久，都属于不稳定型。如果拄着或不拄着拐杖仍能行走和负重，那么这种滑脱被归为稳定型。对骨骺滑脱移位的严重程根据特定的放射学标准进行分类。

SCFE 的诊断需要影像学检查，包括骨盆前后位 X 线片和股骨侧位 X 线片。虽然蛙式位 X 线片是我们首选的侧位片，但在急性和不稳定型骨骺滑脱中，疼痛会限制获得该体位 X 线片。因此应采取髋关节侧位片，以避免疼痛和骨骺移位加重。由于双侧 SCFE 的发生率很高，在最初的评估中，即使是有单侧症状的患者，也建议进行骨盆前后位和双侧侧位 X 线检查。SCFE 的影像学表现因疾病的时间和骨骺移位的严重程度而异。根据 Southwick 角评估骨骺移位程度进行影像学分类。Southwick 角即股骨头相对于股骨颈干部的角度，当该角度 < 30° 时 SCFE 为轻度脱位，角度为 30° ~60° 时为中度脱位，角度 > 60° 时为重度脱位（图 6.1）。骨骺宽度轻度增大和骨骺结节透明（结节周围透明征）是早期影像学征象，可出现于滑脱前期早期和轻度 SCFE 患者。随着移位增大，股骨颈的上缘线（Klein 线）不穿过股骨头骨骺，并且用于评估骨骺移位程度的 Southwick 角和股骨颈骨骺倾斜面或后斜面朝向后方。磁共振成像（MRI）和计算机断层扫描（CT）有助于确定软骨损伤的程度和畸形的严重程度，并可助于设计股骨矫形截骨术。三维（3D）打印建模技术是一项很有前途的技术，

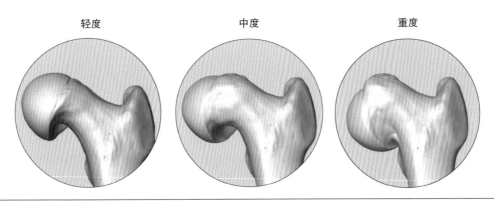

轻度　　　　　　　　　中度　　　　　　　　　重度

图 6.1　表示不同严重程度的股骨头骨骺移位的示意图，分为轻度、中度和重度。股骨头骨骺向下和向后移位，造成股骨近端的后翻畸形，干骺端围绕骨骺向外旋转

可以提高外科医生治疗严重 SCFE 畸形的能力。

治疗

对 SCFE 的治疗存在争议。治疗是基于骨骺移位和不稳定的严重程度。治疗的主要目标是稳定股骨头骨骺同时避免主要并发症股骨头坏死的发生。SCFE治疗的第二个目标是避免股骨近端残余畸形导致的股骨髋臼撞击（FAI）、关节软骨退化和关节炎等并发症。对于股骨头滑脱的治疗是基于其移位的稳定性和严重程度决定的，我们在本书的不同章节中介绍了稳定型和不稳定型 SCFE 的处理原则。

稳定型股骨头骨骺滑脱治疗方法

对于稳定型 SCFE，最常采取的手术是股骨头骨骺的原位固定（图 6.2）。原位固定已被证明可以使轻度 SCFE 患者获得长期良好的预后；然而，对于严重的 SCFE 患者，畸形的风险更高，可以导致 FAI 和长期骨性关节炎。既往，使用多个克氏针固定治疗SCFE；然而，现在的固定可以在透视引导下使用加压螺钉系统来进行。原位克氏针固定是一种常规应用的外科技术。传统上，治疗的目标是提供骨骺的稳定直至生长板闭合。然而，对于轻度 SCFE，使用非过

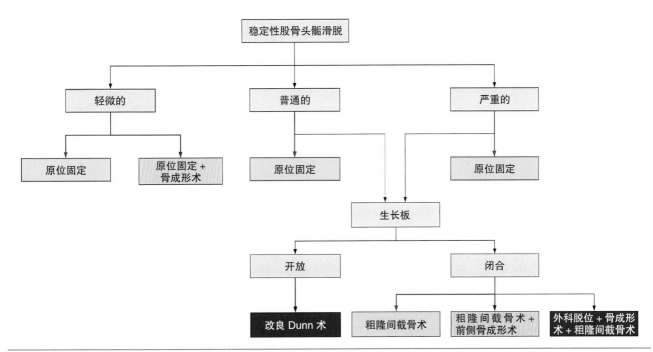

图 6.2　稳定型股骨股骨骺滑脱的治疗方案。复杂性的水平由以下类别表示：绿色（标准的护理或简单的技术），蓝色（难度适中）和黑色（高难度等级）

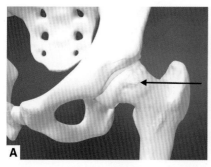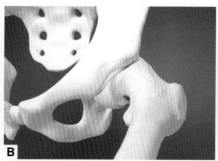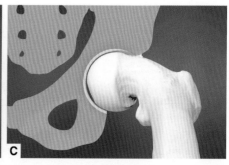

图 6.3　股骨头骨骺滑脱股骨髋臼撞击（FAI）的机制图。A. 随着骨骺后侧和下侧的进行性移位，在股骨头颈交界处出现一个干骺端突出物（黑色箭头）。B. 冲击的撞击类型：干骺端突起紧贴髋臼边缘，使髋臼唇变形（浅蓝色）。C. 撞击的包含类型：随着股骨头颈交界处的重塑，干骺端突出物并不阻断运动。相反，干骺端骨进入关节并撞击破坏髋臼软骨，造成用红色表示的损伤

骨骺的螺钉装置的原位固定允许股骨颈生长、促进畸形重塑以及股骨头颈偏移的整体改善，并避免骨折。

　　原位固定的长期预后对轻度畸形患者来说是良好的；然而，随着畸形的增加，继发于"驼峰"型FAI的髋关节退变性改变和骨性关节炎发展的风险更高。即使在疾病早期的轻度 SCFE 患者，也可能出现软骨损伤。软骨损伤是由于股骨头干骺端撞击髋臼边缘引起的。在 SCFE 患者中，撞击被认为是干骺端突出部与髋臼边缘之间的撞击，但随着时间的推移和畸形的重塑，干骺端将进入关节并损伤软骨，这被称为是嵌套型股骨髋臼撞击（图 6.3）。因为即使轻度 SCFE 也有骨损伤的风险，在原位固定术中早期切除干骺端突出物可能是有益的。在中度和重度不稳定型 SCFE 患者中，原位固定可允许在短期内随着骨骺结构的稳定而缓解症状。然而，畸形的严重程度不可能允许完全重塑，FAI 将长期存在，极有可能导致关节软骨损伤和骨性关节炎。因此，中度、重度 SCFE 的治疗通常仅通过原位固定手术，并密切随访出现 FAI 症状的患者，后者通过近端股骨矫形截骨术进行进一步治疗。我们建议对中度和重度 SCFE 畸形进行积极矫正。严重 SCFE 的复位可以在头下水平、股骨颈的底部、股骨转子间和转子下水平进行。关于畸形的最佳截骨矫形位置存在争议，大多数学者认为只有在头下水平才有可能接近解剖学上的重新塑形。我们支持对于中度和重度 SCFE 患者采用改良 Dunn 截骨技术，对于生长板间隙宽大的患者通过髋关节脱位手术入路。对于股骨近端生长板闭合、中度或重度 SCFE 变形导致 FAI 的骨骼成熟患者，我们的首选技术是髋关节脱位手术入路，在股骨转子间屈曲去旋转截骨术的基础上进行股骨头颈交界处骨软骨成形术。

▶外科手术

原位固定

临床病例

　　10 岁的男孩，髋部出现疼痛伴跛行数周，1 周前在学校摔倒后症状加重。X 线片显示为轻度 SCFE，是慢性急性加重型和稳定型（图 6.4）

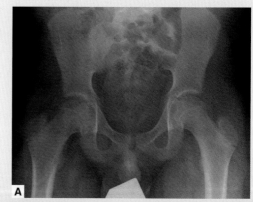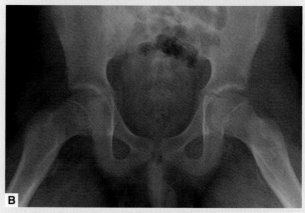

图 6.4　骨盆前后位 X 线片显示右侧股骨近端生长板轻微变宽。蛙式侧位片显示宽而不规则的生长板，骨骺轻度后移

尽管可以在一般骨折手术台上对患者进行原位固定，但我们更倾向于在可透视的手术台上对患者进行手术。硅胶枕置于患侧肩部下方，允许躯干轻微旋转，使下肢旋转至中立位，髌骨指向上方。患侧半个骨盆和下肢消毒铺巾。

在 C 臂透视下，将导针的前后轨迹标记为朝向股骨头中心，应避开股骨头的上侧的骨骺结节和骨骺血管以防止损伤。在皮肤上画一条线，该线与导针一致，在前后位中标记导针的轨迹。按照大腿前外侧的导针标记切开皮肤。然后，通过前外侧切口

将 Stevens 钳置入股骨颈前侧。然后将钳夹展开，形成一个软组织隧道（图 6.5）。我们使用一个 8 号骨髓活检针（Harvest Terumo BCT, Lakewood, Colorado），将它插入到股骨近端前外侧的理想位置。前后位 C 臂透视见针头轻轻拧入标记的进入点（图 6.6）。髋关节屈曲 45°，C 臂斜位 45° 透视，可以充分显示股骨侧位。通过屈髋和旋转 C 臂，避免了一般将髋关节外展和外旋来获得侧位片，将髋关节外旋以观察侧位片可能会导致的导针弯曲。在 C 臂侧位片透视和髋屈曲的情况下，可以调整骨髓活检

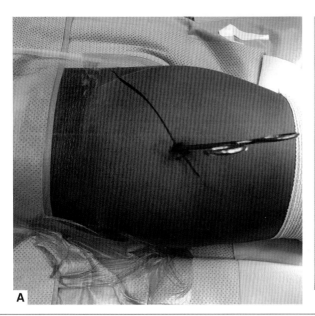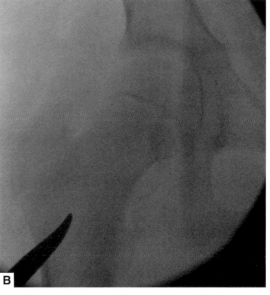

图 6.5　A. 术中摄影显示在股骨近端前外侧插入一把 Stevens 钳，与之前在皮肤上标记的股骨颈轴一致。B. 术中透视对应于股骨前外侧的 Stevens 钳的放置

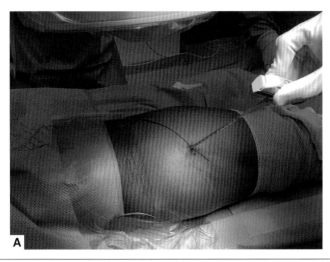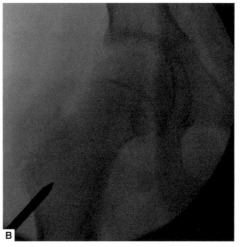

图 6.6　A. 术中透视显示 8 号骨髓活检针（Harvest Terumo BCT, Lakewood, Colorado）的插入与皮肤标记一致。B. 术中透视对应于骨髓活检针置于股骨前外侧

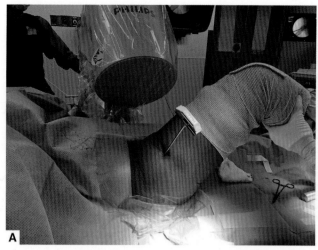
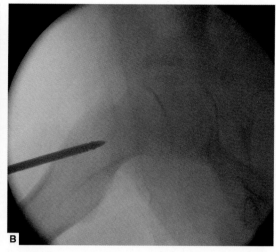

图 6.7 A. 术中透视。髋关节处于中立位，屈髋 45°，C 臂透视下屈曲至 45°。由于骨髓活检针已置入股骨，它不会因简单屈髋而脱落。B. 术中侧位透视显示骨髓活检针经过充分矫正，对准股骨头中心

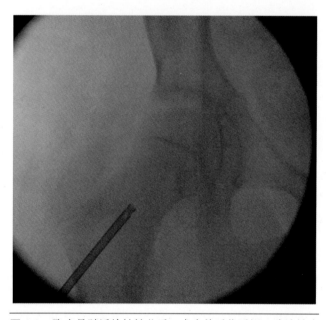

图 6.8 取出骨髓活检针针芯后，术中前后位透视。确认针头指向股骨头中心

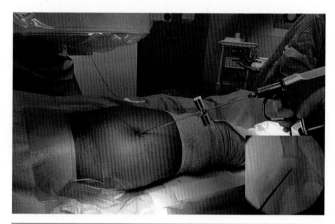

图 6.9 术中透视显示通过骨髓活检针引入长导针。在右下角，对应的透视显示了通过活检针引入的长导针

针，使其对准股骨头中心（图 6.7）。通常情况下，术者的手应该稍微向后移动，因为股骨的前侧进针点可能会过于靠后穿过股骨颈部，并止于股骨骨骺的后侧部分。针头和随后的螺钉应该对准股骨头再次避开骺端的后部，以避免损伤骨骺结节和骨骺血管。术中使用骨髓活检针非常有帮助。轻轻敲击，骨髓活检针可插入干骺端前外侧骨内约 3mm 或 5mm。使用骨髓活检针有助于前后上下方向轻微调整。一旦针被放置在适当的位置，移除针芯，置入空心螺钉的长导针（图 6.8）。这种技术的另一个优点是骨髓活检针允

许髋关节上下前后方向轻微调整而不致导针弯曲。在屈髋 45°、C 臂 45° 的斜位时，用 C 臂透视股骨颈前后位和侧位，以确定推进导针。我们特别强调为了避免导针弯曲，髋关节屈曲最大为 45°，但在典型的 4 字体位或蛙式位时，由于髋关节外展外旋，不利于准确地置入导针。我们倾向于穿入导针时稍微穿过骨骺线，以避免穿透关节软骨面（图 6.9）。一旦导针到位，就取出骨髓活检针，常规将软组织保护套置入导针周围并插入空心钻。我们倾向于将电钻通过生长板并钻入骨骺，以避免意外穿透股骨头软骨面，更重要的是避免钻头过度发热，而这已被确定为局灶性股骨头坏死的潜在原因（图 6.10）。然后测量导针，我们更倾向于用攻丝钻孔，尽管现代空心螺钉是自攻的。使用攻丝可以防止在置入螺钉时过度产热。我们倾向于使

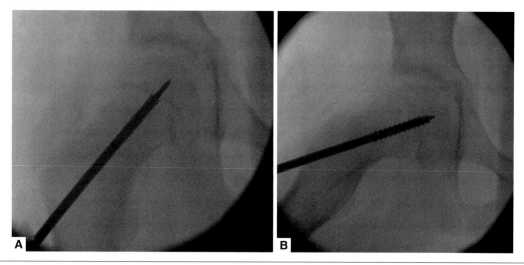

图 6.10　A. 置入空心钻后术中正位透视。钻头的位置仅略过骨骺骨，以避免过热和无意中穿透股骨头。B. 术中侧位透视显示攻丝通过骨骺进入股骨头

用全螺纹螺钉至少 5 个螺纹穿过生长板进入骨骺。对于 10 岁及以下的患者，我们使用直径 6.5mm 的螺钉，而对于 10 岁以上的患者，我们更喜欢 7.3mm 的较大螺钉。在置入螺钉后，通过放射透视前后位、蛙式侧位和 45°　Dunn 位片全面检查确认（图 6.11）。

术后，患者被指导使用两根拐杖进行 6 周的脚趾接触式负重。对于上学和距离长，则使用轮椅。术后 2 周、6 周和 12 周对患者进行随访，这时可建议进行物理治疗。当我们期望能观察到骨骺闭合的迹象时，需要术后 6 个月和 12 个月额外的随访。术后 12 个月完全恢复包括运动在内的所有活动。我们

随访 SCFE 患者，直到达到骨骼成熟年龄，用于监测患者未预防性治疗的对侧骨骺滑移的进展情况。预防性的固定是有争议的；然而，一般来说，我们为 10 岁及以下的、患有内分泌疾病的和有分离较大的三角状软骨，以及有不可靠的家庭 / 社会情况的患者，提供预防性固定，并密切随访（图 6.12）。

原位固定 + 股骨头颈交界处骨软骨骨成形术

我们使用关节镜进行骨软骨成形术，这在本书的其他地方有描述。我们也进行了原位固定术，采

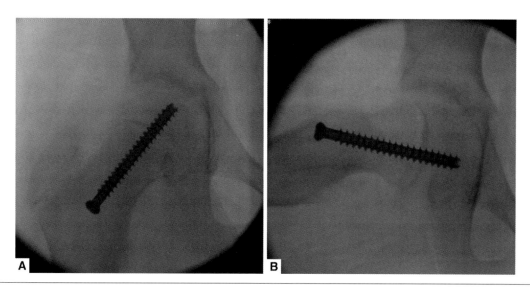

图 6.11　A. 术中 C 臂透视最终前后位片显示螺钉在股骨头中心的最佳位置，有 5 个螺纹穿过股骨骨骺。B. 术中最终蛙式侧位片显示螺钉在股骨头中心的最佳位置

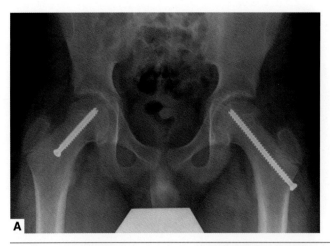
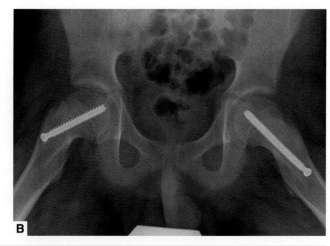

图 6.12　骨盆前后位片显示术后 2 个月右侧股骨头骨骺滑脱螺钉位置准确在位和左髋的预防性固定。预防性固定的指征基于患者年龄 ≤ 10 岁。术后双侧蛙式侧位片显示螺钉准确在位

　　一名 13 岁的男性出现跛行和左髋部疼痛，有轻度移位的 SCFE。前后位片和蛙式侧位片显示股骨头骨骺轻度移位（图 6.13）。

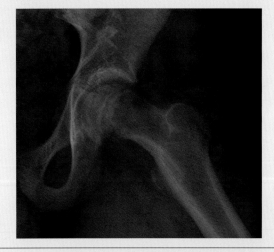

图 6.13　术前髋关节蛙式侧位片显示股骨头骨骺轻度移位

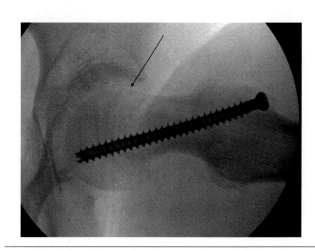

图 6.14　术中透视显示股骨偏心距减小（黑色箭头），股骨头干骺端位于髋臼内

用前侧 Smith-Petersen 入路的辅助小切口和入路。在进行骨软骨成形术之前，可以观察到与干骺端发生嵌套型股骨髋臼撞击的髋臼软骨面，同时股骨偏心距降低（图 6.14）。采取前方小切口入路，在髂前上棘远端 1~2cm 处进行皮肤切开，切口长 8~10cm，切口斜形朝向腓骨头。切开皮下组织，沿着阔筋膜张肌顶部的筋膜向阔筋膜张肌和缝匠肌间隙的外侧暴露，以避免损伤股外侧皮神经。阔筋膜张肌向外侧牵拉，暴露股直肌。确定股直肌的内侧边界，并切开暴露股直肌腱和肌腹的内侧。腹直肌向外侧牵拉，髂囊肌和髂腰肌可以从关节囊内侧提起。一旦髋关节囊暴露出来，就沿着股骨颈轴线进行关节囊切开术，直至切到髋臼盂唇的水平。然后进行 T 形关节囊切开术，横向切口平行于盂唇的远端。打开关节囊，暴露股骨颈，使用咬骨钳、刮匙和高速钻头来修整股骨头颈交界处。用 C 臂透视观测骨软骨成形术，以避免修整过度或切除不足（图 6.15）。经过动态透视髋关节屈曲、内外旋转测试无髋臼撞击。缝合髋关节囊，逐层缝合切口。术后方案类似于原位固定术，但多数接受骨软骨成形术的患者通常需要从 6 周开始进行物理治疗。

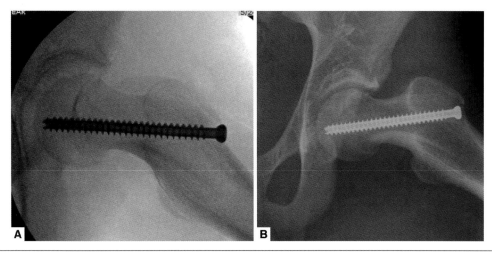

图 6.15　A. 术中透视显示股骨头和股骨颈偏移被恢复到正常的位置。B. 术后 2 年左髋关节蛙式位片显示维持正常股骨头颈偏移

在相同的情况下进行骨软骨成形术的主要优势是对 FAI 形态的及时治疗，这在理论上可以降低软骨损伤的风险。

股骨截骨术治疗 SCFI 及其后遗畸形

用于矫正 SCFE 或后遗畸形的股骨近端截骨术可在头下水平进行，或经股骨颈、股骨颈基部、股骨转子间或转子下水平进行。我们的首选技术是 Imhauser 所描述的用于屈曲和夫旋转截骨的转子间截骨术。尽管一些作者建议在截骨过程中通过外翻调整获得足够的矫正，但 SCFE 相关的畸形是股骨近端后倾而没有真正的内翻，这可以通过转子间截骨的部分屈曲进行矫正。股骨粗隆间截骨术时，患者可仰卧位靠近手术台边缘，臀部下垫一块垫子抬高股骨。然

而，在患者侧卧位进行截骨是我们的首选技术，这有助于控制骨块，尤其是对于肥胖的青少年患者（图 6.16）。采用大转子顶部行纵向切口的直接外侧入路暴露股骨。切开皮下组织暴露阔筋膜。与皮肤切口平行切开阔筋膜，小心地向近侧暴露臀大肌和臀中肌之间的大转子（图 6.17）。股外侧肌的后侧筋膜纵向打开，将股外侧肌从股骨剥离。在近端，横向剥离股外侧肌止点至股中间肌水平，使大转子和干骺端连接处充分显露（图 6.18）。股骨骨膜可以在计划截骨区域环形切开。目前，股骨粗隆间截骨内固定的材料选择包括韧钢板或股骨近端锁定钢板。术中采用 C 臂透视。导针垂直于股骨干的长轴，从大转子的底部插入。侧位透视下，导针应位于股骨颈的中心。

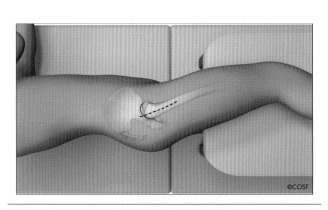

图 6.16　图示患者置于侧卧位，在大转子顶部行纵向切口，采用转子间截骨技术治疗中度或重度股骨头骨骺滑脱。黑色虚线表示皮肤切口的位置

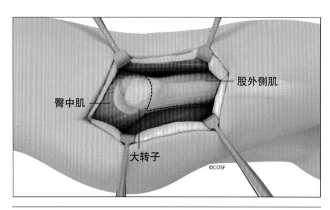

图 6.17　图中显示的阔筋膜与皮肤切口一致，近侧暴露大转子，并显露臀大肌、臀中肌和股外侧肌。黑色虚线表示从大转子处止点处松解股外侧肌的区域，后方残留部分股外侧肌用于缝合

对于大号韧钢板，从插入点到截骨的距离约为 2cm 或 2.5cm，这取决于钢板具体情况。另一根克氏针于计划截骨处钻入，并与第一根克氏针平行。空心凿通过置入角钢板的导针凿入。另外，如果使用锁定钢板，则将导向块置入骨面以打入两枚近端螺钉。空心凿的角度由干骺端套筒导向器引导（图 6.19）。如果套筒导管与骨干对齐，那么在矢状面上就不能得到矫正。当套筒向前移位时，可以造成远端截骨端屈曲，以及近端截骨端的外展，这是 SCFE 矫正的目标。在矢状面上的骨刀截骨角度由股骨头骨骺和股骨颈之间倾斜的严重程度决定。另一个矫正的指导是体格检查。一般来说，矫正程度是通过髋关节处于中立位时髋关节屈曲受限的程度来估计的。通常，屈曲矫正在 30° 左右，避免超过 45° 的过度矫正。在骨凿凿入后，可以确定韧钢板的合适长度。接下来，截骨在骨膜下安全进行。在截骨前，重要的是在截骨的远近端分别置入一根克氏针，以监测旋转矫正程度。另一种监测旋转的方法是用摆锯在股骨前侧骨皮质划一条线。水平面的旋转矫正可以通过术前检查以及包括髋和膝的水平面成像来评估。目标是获得至少 15° 的内旋和术后髋关节屈曲 90°。可以行去除前方楔形骨块的楔形截骨。然而，我们倾向于进行横向截骨术，这不会造成下肢缩短，并且相对简单（图 6.20）。然后垂直于股骨骨干的长轴进行截骨术，此时两个 Kriger 或者 Homan 拉钩插入骨膜下保护。一旦进行截骨术，需用一个大的骨钳夹住股骨近端，取出骨凿。然后将 90° 韧钢板插入股骨近端骨凿凿入的切口，这通过使用空心骨凿系统来操作会更方便。将一枚额外的螺钉拧入钢板刃部以下的股骨近端中，以加强固定。钢板固定后，截骨近端伸展，钢板板与截骨远端对齐。根据术前计划，截骨远端内旋并紧贴截骨钢板（图 6.21）。然后使用经典的加压技术将钢板固定到截骨远端上（图 6.22）。缝合股外侧肌，再逐层缝合切口。术后，鼓励患者在术后前 8 周使用双拐并足尖触地承重，再在扶拐下负重逐渐增加 4 周。

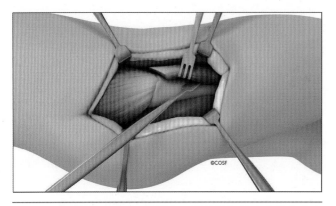

图 6.18　这张图显示了在近端，于股外侧肌的止点横向分离到股中间肌水平。股外侧肌后筋膜纵向切开，股外肌从股骨剥离

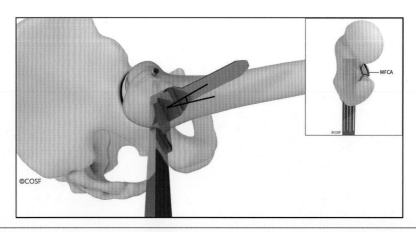

图 6.19　导针从大转子基底插入，垂直于股骨干长轴。通过导针插入空心凿。导针和凿应该在侧位片上位于股骨颈的中心并稍位于大转子前侧，以避免穿透股骨颈的后皮质，损害深旋股内侧动脉（MFCA）的分支（右上角插图）。凿子的成角由骨干套筒导向器决定。如果套筒导向与骨干对齐，则矢状面内无法得到矫正。如图所示（用黑线标记），套筒导向器前成角，造成近端骨块外展，而远端骨块弯曲，这是股骨头骨骺滑脱（SCFE）矫正的目标。凿在矢状面上的成角程度由股骨骨骺和股骨颈之间倾斜的严重程度决定。将凿子插入大转子。我们建议将骨凿每插入 1~1.5cm 后将其拉回 5mm，然后再向前插入。在 C 臂透视引导下插入骨凿后，就可以确定韧钢板的合适长度。如果在 SCFE 刚出现时就进行股骨截骨，则应计划用空心螺钉固定骨骺。螺钉置于股骨颈前部，瞄准股骨头中央，避免与韧钢板或锁定钢板冲突

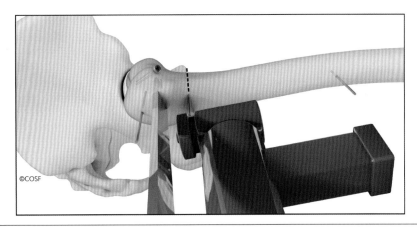

图 6.20　图示摆锯横断截骨，与股骨干长轴垂直并平行于骨凿。在截骨手术前，重要的是在截骨的近端和远端分别插入一根克氏针，以监测旋转矫正。另一种监测旋转矫正的方法是用摆锯在股骨前骨皮质划出一条线。黑色虚线表示垂直于股骨长轴的截骨线

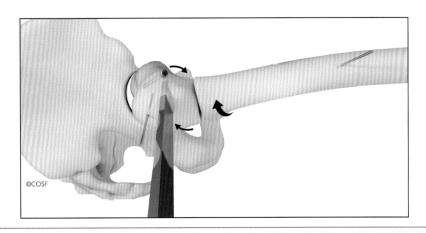

图 6.21　图示截骨术后，对齐截骨端并获得预计的矫正。截骨近端后伸（黑色细箭头），钢板与截骨远端对齐。然后将截骨远端内旋（黑色粗箭头），同时将截骨近端外旋。旋转矫正是由近端和远端克氏针之间形成的角度测量的

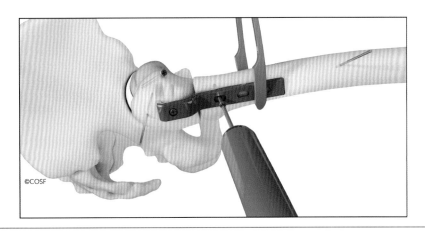

图 6.22　图示 90° 角度截骨钢板刃部插入股骨近端，与骨凿产生的切口对齐。将一枚额外的螺钉拧入钢板刃部下的股骨近端中，以增强固定。在截骨近端钢板固定完毕后，再将截骨远端与钢板对齐。参考克氏针调整旋转角度。然后使用经典的加压技术将钢板固定到截骨远端上

一名 12 岁的女性患者出现严重的跛行和臀部疼痛，疼痛已经持续了 18 个月。她之前曾在外院就诊，诊断为稳定型重度慢性 SCFE（图 6.23）。她接受了原位固定术，在 3 个月的随访中，她被发现持续疼痛，并被送去会诊。体检时，患者使用一副拐杖，行走时左脚严重向外旋转。如果髋关节保持外旋至 70° 左右，可以被动屈曲至 80° 或 90° 左右。然而，髋关节在旋转至中立位时伸屈范围为 30°~40°（图 6.24）。股骨近端三维模型，显示出非常严重的畸形（图 6.25）。对于该患者的治疗，施行如前所述的髋前入路的头颈交界处骨软骨成形术，联合股骨粗隆间截骨术，以获得较好的活动范围和髋关节屈曲，而不会发生髋关节撞击（图 6.26）。

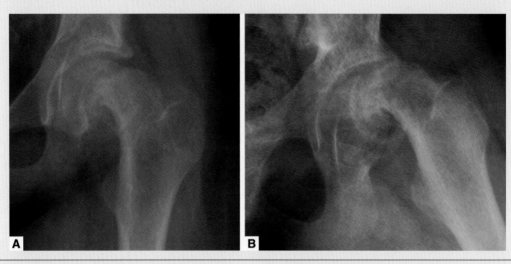

图 6.23　左髋的前后位（A）和蛙式位（B）X 线片显示稳定型重度的股骨头骨骺滑脱

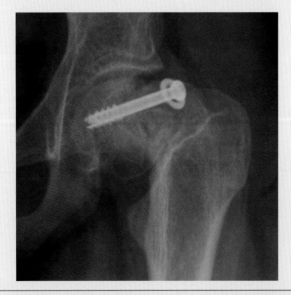

图 6.24　术前 X 线片显示空心螺钉和垫片固定左股骨近端骨骺。螺钉被置在股骨颈的前方，距髋关节屈曲时撞击髋臼边缘的位置太近

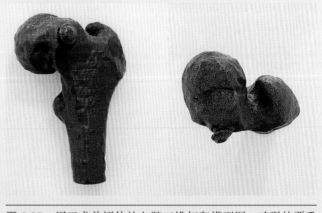

图 6.25　用于术前评估的左髋三维打印模型图。畸形的严重程度和骨骺与股骨颈后部早期愈合征象，说明在头下水平的截骨有些过度，计划采用头颈交界处骨软骨成形术联合转子下屈曲旋转截骨术矫形术

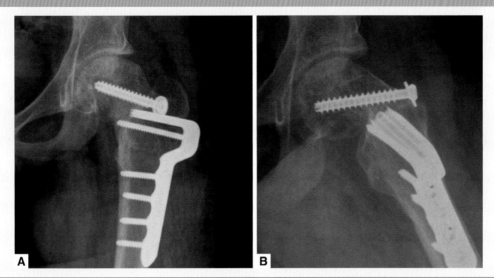

图 6.26　术后左髋关节正位片（A）和侧位片（B）显示随着股骨近端解剖结构的整体改善和股骨头颈交界处形态的改善。患者髋关节屈曲度改善至 90° 左右，内旋度为 10°

通常在术后 3 个月左右，可以不扶拐完全负重。建议在术后 4 周的制动期间使用阿司匹林预防血栓形成。股骨转子间截骨术的并发症与股骨头内固定失败、延迟愈合和软骨溶解有关。长期来看，约 60% 重度 SCFE 患者接受 Imhauser 截骨术治疗后既无骨性关节炎症状，也无其他影像学表现。

髋关节外科脱位下骨软骨成形术和股骨截骨术

对于骨骺闭合的中度和重度 SCFE 畸形患者，我们首选的治疗方法是通过手术髋关节脱位入路进行股骨头颈交界处的骨软骨成形术加股骨转子间屈曲旋转截骨术。外科髋关节脱位技术的完整描述见第 13 章。通过骨软骨成形术治疗髋臼软骨病理形态，重塑股骨头颈交界处。中度和严重的 SCFE，因为倾斜的股骨头相对于颈部向后倾斜，髋关节运动的动态评估可以典型地显示残余髋臼撞击并发症。股骨转子间截骨术是在髋关节囊外以常规方式进行的。基本上有两种技术已经用于股骨截骨术和固定。不同技术之间的选择基于矫正股骨近端解剖结构所需的屈曲程度。当截骨术的屈曲角度大于 10°~15° 时，这通常是严重 SCFE 的情况，那么首选的手术方法是股骨转子间截骨术，然后用髋关节截骨钢板固定（图 6.27）。对于中度 SCFE，不需要股骨近端较大的内

翻截骨矫形来改善髋关节的活动范围。髋关节无撞击运动可以通过骨软骨成形术，10°~15° 的股骨近端内翻和旋转截骨实现。然后用股骨近端锁定钢板进行固定（图 6.28）。无论何种手术方法，患者需被指导使用拐杖进行脚趾接触最小承重方案训练 6~8 周，直至转子或转子间截骨处在 X 线片上有愈合迹象。随后进行进一步的负重和物理治疗，术后 12 周左右可以不用拐杖完全负重。该技术的并发症包括大转子骨折或钢板固定失败以及需要进行翻修手术。

改良 Dunn 手术治疗稳定型股骨头骨骺滑脱

对于患有稳定型中度和重度、骺板增宽未闭合的 SCFE 患者，采用改良 Dunn 手术进行的头下重塑术是恢复股骨近端解剖结构的最有效的方法。术前应行计算机断层扫描或磁共振成像，确认骺板的张开状态，以规划截骨术。10 多年来，我们一直在使用改良 Dunn 手术方法。总的来说，我们在手术过程中有积极的经验。然而，我们观察到外科医生数量和患者结果之间存在反比关系，这改变了我们对 SCFE 的治疗认知。我们建议在每次改良 Dunn 术中，都必须有对这项技术最有经验的外科医生在场，以降低并发症的风险。几种并发症已经被报道，包括术后脱位的不稳定和股骨头坏死。然而，我们认为，当

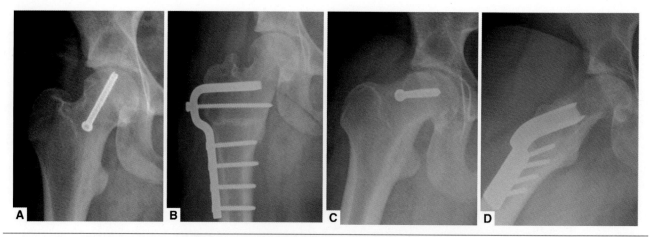

图 6.27　髋关节外科脱位下股骨头颈交界处骨软骨成形术和转子间截骨术治疗重度股骨头骨骺滑脱（SCFE）。15 岁女性患者有严重的稳定型 SCFE，曾接受原位固定治疗，术前右髋关节正位片（A）和侧位片（B）显示股骨近端形态异常。术后右髋关节正位片（C）和侧位片（D）显示股骨头颈交界处形态的改善，同时股骨近端解剖结构的整体改善。对于严重的 SCFE 畸形，我们建议使用髋关节角钢板，以对股骨近端截骨块提供更好的支撑，同时可矫正屈曲畸形

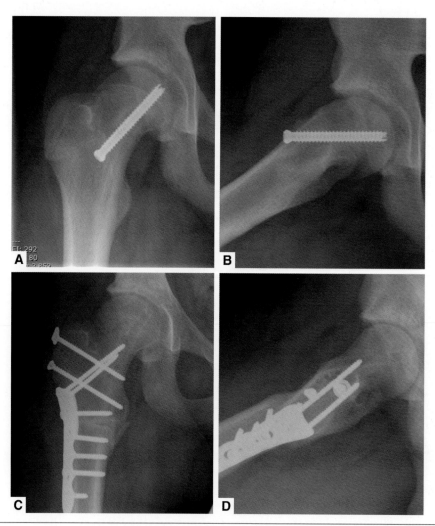

图 6.28　髋关节外科脱位下股骨头颈交界处骨软骨成形术和粗隆间截骨术治疗中度股骨头骨骺滑脱（SCFE）。一名 14 岁男孩原位固定术后股骨髋臼撞击导致髋关节持续疼痛，右髋关节术前正位片（A）和侧位片（B）显示股骨近端形态异常。术后右髋关节正位片（C）和侧位片（D）显示股骨近端解剖结构的改善。对于中度 SCFE，可以使用股骨近端锁定钢板，如图所示

　　一名 14 岁女孩出现严重跛行，左下肢外旋，髋部疼痛。症状持续了 6 个多月。体检发现左髋关节活动严重受限。髋关节外旋至 60° 左右，可以屈曲 80°，髋关节处于中立位时，屈曲约 40°。术前 X 线片和 CT 显示严重的 SCFE，被认为是慢性稳定型（图 6.29）。推荐改良的 Dunn 手术来重新矫正股骨近端骨骺。

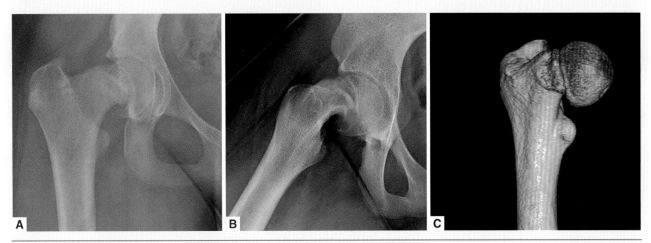

图 6.29　14 岁女性右髋严重的慢性稳定型 SCFE 术前影像。A. 右髋前后位 X 线片显示生长板变宽，股骨头从颈部严重移位。B. 蛙式位 X 线片显示股骨头相对于股骨颈严重向后倾斜，伴有典型的后侧骨膜反应（骨痂）。C. CT 显示股骨头骨骺严重移位，颈部几乎完全脱离骨骺

　　由经验丰富的外科医生在拥有大手术量的医疗中心进行手术时，该手术的并发症发生率较低。

　　改良 Dunn 手术是通过髋关节脱位手术入路。关于髋关节脱位手术入路的更多讨论详见第 13 章。患者置于侧卧位，放在可透视的手术台上且所有骨突起处的用凝胶垫保护。腋窝卷放在对侧腋窝下以保护臂丛神经。于大转子顶部纵向做一约 20cm 的切口（图 6.30）。切开皮下组织至阔筋膜。确认阔筋膜并沿皮肤切口纵向切开。在近侧，尽可能按照臀大肌和臀大肌之间的 Gibson 手术入路进行暴露（图 6.31）。前侧臀大肌向后牵开，而臀中肌向前牵开，以暴露大转子。对于肥胖患者，臀大肌劈开入路可能是必要的。在严重 SCFE 患者的髋部，股骨近端的解剖结构畸形，大转子可能更靠后，并靠近骨盆。接着暴露梨状肌腱，打开梨状肌和臀小肌之间间隙，向近端暴露髋关节囊（图 6.32）。在刚开展这类手术时解剖这个间隙在技术上更容易，出血也更少。避免在梨状肌的远端和后方进行任何剥离，因为有损伤沿梨状肌下缘的

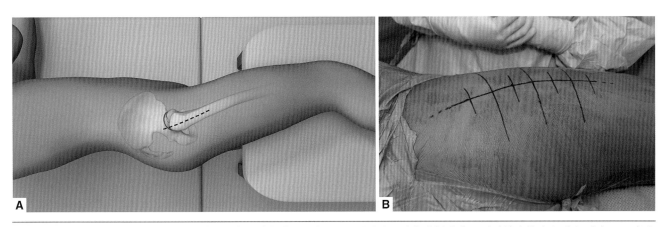

图 6.30　改良 Dunn 手术通过髋关节脱位手术入路的位置和切口。A. 图示显示患者侧卧位，下肢放在枕头上进行手术。B. 术中照片显示在自大转子顶部有一约 20cm 纵向切口

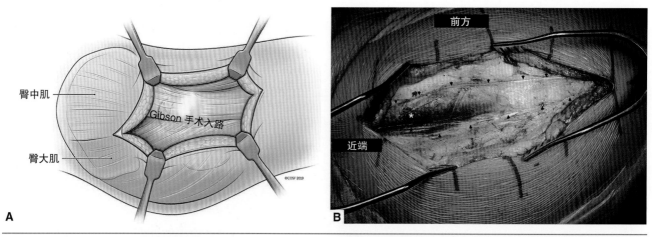

图 6.31 通过 Gibson 手术入路在臀大肌和臀小肌之间进行切开暴露，而不像 Kocher–Langenbeck 后路那样切开臀大肌。A. Gibson 手术入路的示意图。剥离沿臀大肌前缘及臀中肌后缘进行，在此处应注意穿支血管。B. 术中照片显示阔筋膜的切口（黑色箭头）应与皮肤切口一致，但在皮下向近端延伸，沿着臀间间隙完全分离。在切口的近端，臀大肌（黑色星号）在后方，臀中肌（白色星号）在前方

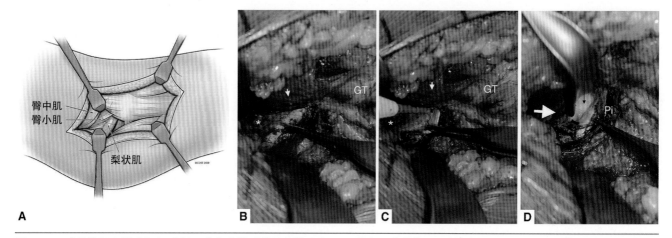

图 6.32 对梨状肌和臀小肌间隙深入分离为转子截骨术做准备。A. 臀中肌向前牵开，暴露并识别梨状肌腱和臀小肌。B. 术中照片显示臀中肌（白色箭头）已向前牵开，暴露臀小肌（白色星号）和下方的梨状肌和肌腱（镊子尖端）。C. 术中照片显示用镊子夹住梨状肌腱并向远端牵拉，暴露臀小肌止于髋关节囊部分（白色星号）。用电刀将臀小肌从髋关节囊中剥离。D. 术中照片显示臀小肌被拉开（黑色箭头标记牵开器），可露出髋关节囊。白色箭头指示臀中肌。GT，大转子；Pi，梨状肌和肌腱

臀下动脉分支的风险。

在切口远端打开股外侧肌筋膜，在骨膜外从后向前切开肌腹。一个 Hohmann 拉钩置于股外侧肌下，以利于转子间截骨。在股外侧肌后缘起点和臀中肌在大转子止点之间标记线，为转子截骨术做准备（图 6.33）。用摆锯进行大转子截骨术，产生一个大约 15~20mm 厚的游离转子骨块（图 6.34）。梨状肌腱在稳定的转子端保持完整。大转子游离端向前翻转，使髋关节囊完全暴露。

髋关节囊切开由内向外进行。从稳定的转子端的前外侧角开始，沿股骨颈轴向近端，直到盂唇。通过向前和向远端切开关节囊至髋臼的前下方。最后，从髋臼边缘向梨状肌腱后方进行关节囊后缘切开。最终髋关节囊切口在右髋关节呈 Z 形，在左髋关节呈倒 Z 形（图 6.35）。根据髋关节稳定性分类标准 Loder 标准，髋关节的股骨头颈交界处被识别并确定骨骺的细微不稳定的存在。前侧骨膜可能被拉伸甚至撕裂，需记录包含血管的支持带的完整性状态。如果骨骺不稳定，或者前骨膜撕裂，建议用两根带螺纹的克氏针临时固定骨骺，以防止进一步移位（图 6.36）。借助于放置在股骨颈前方和下方的骨钩，通过髋关节的屈曲和外旋，股骨头从髋臼向前部分脱

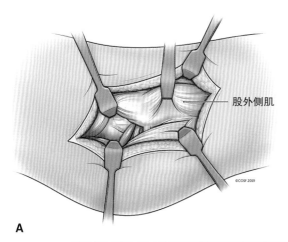 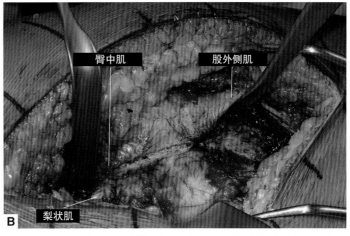

图 6.33　大转子截骨前从股骨剥离股外侧肌。A. 打开股外侧筋膜，从股骨骨膜外从前向后切开肌腹。Hohmann 拉钩置于股外侧肌下方，一个拉钩置于在臀小肌下方近端，暴露梨状肌腱以引导转子截骨术。B. 术中照片显示在准备截骨术时，在转子上标记的一条线。近端，臀中肌的一个 2~3mm 的肌腱被留在大转子稳定侧

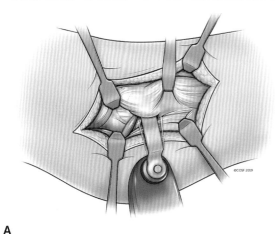 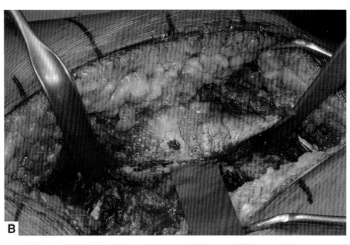

图 6.34　大转子截骨术。A. 通过在股外侧肌下放置霍曼拉钩，并在切口近端向前牵开臀小肌，暴露梨状肌腱，在暴露大转子远端的情况下进行截骨术。转子截骨术的游离骨块应为 15~20mm，因为如果截骨太薄，可能会骨折，如果截骨太深，插入梨状肌腱，可危及股骨头血供。B. 术中照片显示臀中肌止点 2~3mm 肌腱附着在转子稳定端。留下 2~3mm 的臀中肌腱是避免截骨切断梨状肌腱在大粗隆止点的关键。暴露梨状肌腱止点有助于避免损伤

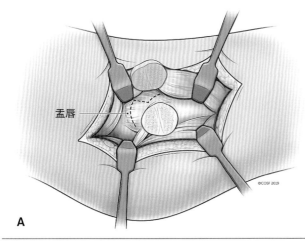 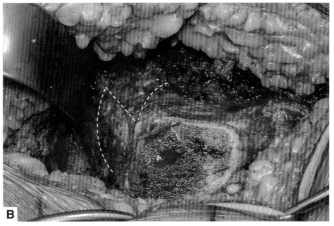

图 6.35　髋关节囊切开术。A. 显示髋关节囊切开术的切口。对于右侧髋关节，髋关节囊切开术呈 Z 形：髋关节囊切开从稳定的转子的前上角开始，沿股骨颈轴向近端，直到盂唇。使用由内而外的技术，前侧切口向前方和下方切开直至髋臼缘。关节囊的后方切口沿髋臼白边缘向梨状肌腱方向进行。B. 术中照片显示，在准备关节囊切开术时，髋关节囊完全暴露。髋关节囊切开术的后缘是梨状肌腱（黑色 ∗）。白色虚线表示髋关节囊的切口

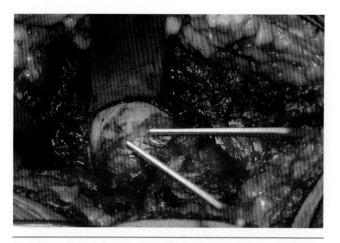

图 6.36　术中照片显示了用两根直径 3/32in（1in ≈ 2.54cm）的螺纹克氏针临时固定骨骺，该克氏针被打入股骨颈以稳定骨骺，因为即使在 Loder 标准认为稳定的髋关节中也可能存在骨骺不稳定。需提醒的是，克氏针应在直观下即 C 臂透视下从颈部前侧小心地向后钻入，以避免穿透髋臼软骨

位，切除圆韧带以使股骨头完全脱位（图 6.37）。检查髋臼以评估软骨或盂唇损伤。

复位股骨头至髋臼，为剥离含有旋股内动脉的支持带做准备，旋股内侧动脉是股骨头的主要血供。用一根光滑的小克氏针在股骨头上钻一个洞来评估股骨头的血液供应（图 6.38）。股骨头灌注可以通过观察直接出血和插入颅内压（ICP）探头监视器来监测。随后剥离稳定的大转子和股骨颈周围的骨膜套袖（图 6.39）。从股骨颈前侧的骨膜开始剥离，近端在大转子周围剥离，远端至股骨干外侧。用手术刀切开骨膜，并用小巧的骨膜剥离器剥开骨膜。切开骨膜至大转子远端 4cm 处，至小转子后方的水平处。下一步是大转子稳定端部分截骨以游离部分支持带。对于骨膜很厚的年轻患者，可以一次完整切除稳定

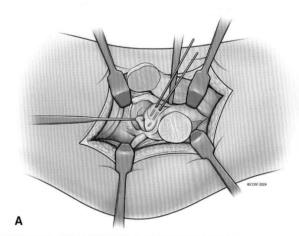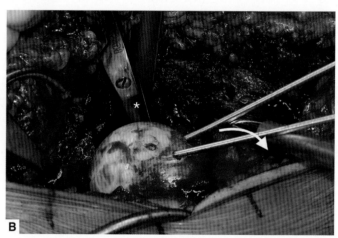

图 6.37　圆韧带切除和髋关节脱位。A. 通过屈曲和外旋使髋关节半脱位，从而暴露准备切断的圆韧带。B. 术中照片显示髋关节半脱位。将剪刀（白色 *）置于髋臼内切断圆韧带，而在股骨颈下置入一个大的钝骨钩将股骨头拉出髋臼（白色箭头）

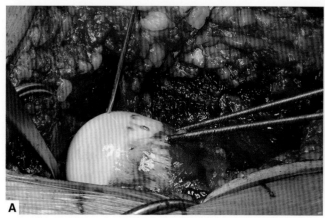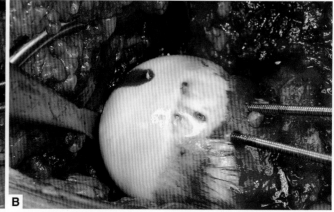

图 6.38　监测股骨头的血流。A. 术中照片显示一根（1.6mm）光滑的小克氏针钻入股骨头。B. 拔除克氏针后通过针孔观察活动性出血。应记录股骨头灌注情况（活动性出血与无灌注性出血）。建议插入一个颅内压监测探头，以确定股骨头内的压力变化

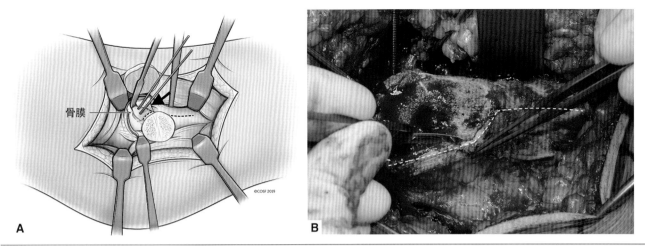

图 6.39　剥离包含旋股内侧动脉深支支持血管的骨膜瓣。A. 髋关节复位准备分离骨膜瓣。环形切开围绕大转子周围骨膜。颈部前侧的骨膜被锐性切开并部分剥离（黑色箭头）。黑色虚线表示骨膜切口。B. 术中大转子照片。白虚线为骨膜切口线，切口应向远端延伸约 4cm，并环绕大粗隆

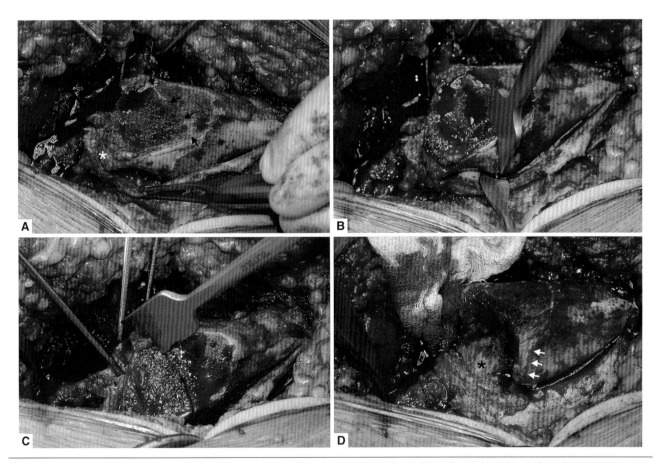

图 6.40　切除大转子的稳定端——一体技术。A. 术中照片显示大转子稳定端后侧的骨膜已经被剥离。年轻患者骨膜较厚，在取下稳定的大转子前剥离骨膜是可行的，这有助于形成长而完整的支持带皮瓣。骨膜在大转子稳定端周围被切开到梨状肌腱止点的水平。梨状窝此时不宜剥离。梨状窝的剥离与转子稳定端部分的截骨同步。黑色箭头标记大转子骨突的水平，作为切除稳定大转子的参考。B. 大转子的近端部分（靠近骨突近端）用骨刀小心地向后切开。骨膜剥离器保护后侧骨膜避免骨刀损伤。C. 用骨刀凿开大转子近端的前部。D. 小心地剥离整个大转子及梨状窝，并逐渐从其骨膜下剥离出来，从而露出股骨颈的后部（黑色＊）。白色箭头标记大转子后部，应沿颈后水平向下修整，以避免支持带的张力过大

的大转子近端（图 6.40）。在年龄较大的青少年中，我们更喜欢使用咬骨钳和渐进技术切除转子的近端部分。应小心进行，以避免穿透骨膜。无论采用何种技术，大转子稳定端的截骨需一直至股骨颈的后上方水平。远端剥离骨膜下皮瓣直到小转子的后部。

大转子稳定端截骨后，股骨头脱出。在髋臼内置一块海绵，以避免无意中将股骨头复位到髋臼内。切开股骨颈前、内侧的骨膜，形成一个长骨膜瓣。通过充分的骨膜下剥离，颈部完全暴露，在下方放置一个钝的牵开器保护软组织。用弯骨刀将股骨头与颈部分开，即用木槌小心轻敲并撬动，将头部从颈部分离（图 6.41）。对颈部的后侧面进行评估，使用骨凿及高速磨钻去除典型的骨痂。股骨颈的边缘应该是圆形的，以匹配股骨头。虽然理论上缩短股骨颈可以减少支持带的张力，但股骨颈不应缩短超过 2~3mm，以避免外展肌的杠杆臂减少和术后潜在的不稳定性。术者需小心地控制住骨骺并显露内部以便刮除剩余的生长板（图 6.42）。

然后在直视下将股骨头复位至颈部上方，以控制支持带皮瓣的位置和张力。在复位过程中，轻轻地将股骨头骨骺固定在股骨颈上方，时刻注意支持带皮瓣，以避免张力过大、扭转和潜在损伤。一旦股骨头骨骺的对线位置达到要求（这可以通过股骨头凹和支持带的插入点来评估），一根全螺纹的克氏针以逆行方式穿过股骨头凹插入。然后另外 1、2 根半螺纹克氏针从股骨的侧面打入，对准股骨头的中心或下部。避免将克氏针置入股骨头的上部和后部。在 C 臂的引导下检查固定情况，使钉在股骨头内充分散开。另外，可选择 2 枚空心螺钉导针从远外端置入到近内侧，股骨头骨骺可以用 2 枚直径 6.5mm 的空心螺钉固定（图 6.43）。然后复位髋关节，再次使用颅内压监测仪检查股骨头血流。若无血流且支持带完好，则向远端进一步游离支持带，必要时将颈部进一步短缩 1~2mm。骨膜套袖应松弛。髋关节囊需关闭，但不要太紧，以避免骨膜瓣紧张。用 2 枚或 3 枚 3.5mm 的螺钉稍微向前固定大转子截骨块（图 6.44）。

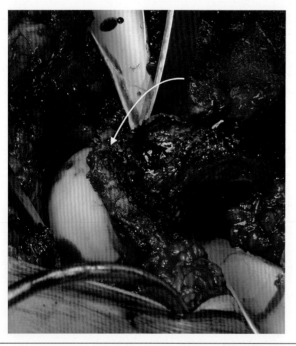

图 6.41　将骨骺从干骺端分离。术中照片显示股骨颈干骺端后部完全暴露。用弯骨刀分离骨骺和干骺端（白色箭头）

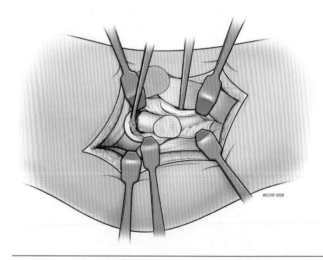

图 6.42　准备骨骺复位。如图所示，一旦股骨干骺端被磨圆并准备好，然后就用刮匙从股骨头上刮除残余的生长板组织，同时小心保存插入股骨头后部的支持带

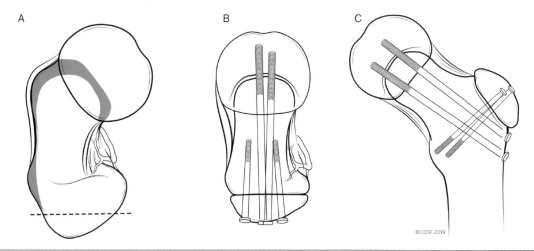

图 6.43 严重 SCFE 患者手术中股骨头骨骺的复位。A. 相对于股骨颈向后倾斜的股骨头。灰色阴影区域代表严重 SCFE 患者股骨颈的异常形态,该区域在改良 Dunn 手术时应进行修整,以便在股骨颈上重新对准股骨头。B. 股骨颈和股骨头关系的图示,在颈部被修整变圆以匹配复位后的股骨头后。注意骨骺后方的血管,在复位时不应该处于紧张状态。C. 经改良 Dunn 手术后股骨头和股骨颈冠状位对齐和股骨粗隆轻度前移固定的图示

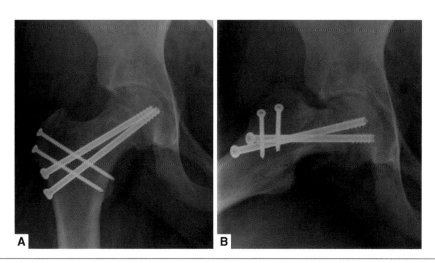

图 6.44 术后 15 个月影像,患者恢复竞技排球运动。A. 右髋前后位 X 线片显示正常解剖结构恢复,无骨坏死迹象。B. 蛙式侧位 X 线片显示股骨近端解剖结构改善,股骨头颈偏移正常,股骨头相对于颈部倾斜正常

参考文献

[1] Lehmann CL,Arons RR, Loder RT, Vitale MG. The epidemiology of slipped capital femoral epiphysis: an update. J Pediatr Orthop.2006;26(3):286-290.

[2] Loder RT,Skopelja EN. The epidemiology and demographics of slippedcapital femoral epiphysis. ISRNOrthop.2011;2011:486512.

[3] Perry DCMetcalfe D, Lane s, Turner S. Childhood obesity and slipped capital femoral epiphysis. Pediatrics. 2018;142(5):1-10.

[4] Halverson sWarhoover T Mencio GA, Loveioy SA, Martus lE. Schoenecker JG.Leptin elevation as a risk factor for slipped capital femoralepiphysis independent of obesity status. J Bone Joint SurgAm.2017:99(10):865-872.

[5] Gelberman RH. Cohen MS. Shaw BA. Kasser R. Griffn PPWilkin son RH.The association of femoral retroversion with slipped capital femoralepiphysis.J Bone Joint Surg Am. 1986;68(7):1000-1007.

[6] Liu RW, Fraley SM, Morris WZ, Cooperman DR. Validity and clinical consequences of a rotational mechanism for slipped capital femora epiphysis. J Pediatr Orthop.2016;36(3):239-246.

[7] Fahey JJO'Brien ET. Acute slipped capital femoral epiphysis: re view of the literature and report of ten cases. I Bone Joint Surg Am1965;47:1105-1127.

[8] Loder RTRichards BS, Shapiro PS, Reznick LR, Aronson DD. Acute slippedcapital femoral epiphysis: the importance of physeal stability J Bone Joint Surg Am. 1993;75(8):1134-1140.

[9] Southwick WO. Slipped capital femoral epiphysis. J Bone Joint Surg Am.1984:66(8):1151-1152.

[10]Dodds MK,McCormack D, Mulhall KJ. Femoroacetabular impinge

ment after slipped capital femoral epiphysis: does slip severity predict clinical symptoms? J Pediatr Orthop.2009;29(6):535-539.

[11]Abraham E,Gonzalez MH, Pratap S, Amirouche F Atluri P, Simon P.Clinicalimplications of anatomical wear characteristics in slipped capitalfemoral epiphysis and primary osteoarthritis. J Pediatr Orthop2007;27(7):788-795.

[12]HelgessonLJohansson PK, Aurell Y, Tiderius CJ, Karrholm J, Riad J. Early osteoarthritis after slipped capital femoral epiphysis. Acta Or thop.2018;89(2):222-228.

[13]CarneyBTWeinstein SL, Noble J. Long-term follow-up of slipped capital femoral epiphysis. J Bone Joint Surg Am.1991;73(5):667-674.

[14]Rab GTThe geometry of slipped capital femoral epiphysis: implica tions for movement, impingement, and corrective osteotomy JPediat Orthop. 1999;19(4):419-424.

[15]Dunn DM. The treatment of adolescent slipping of the upper femoral epiphysis. J Bone Joint Surg Am.1964;46:621-629.

[16]LeunigM,Slongo T, Kleinschmidt M, Ganz R. Subcapital correction osteotomy in slipped capital femoral epiphysis by means of surgica hip dislocation. Oper Orthop Traumatol. 2007;19(4):389-410.

[17]Fish JB.Cuneiform osteotomy of the femoral neck in the treat ment of slipped capital femoral epiphysis. j Bone Joint Surg Am.1984;66(8):1153-1168.

[18]BarmadaR,Bruch RE Gimbel JS, Ray RD. Base of the neck extracap sular osteotomy for correction of deformity in slipped capital femoral epiphysis. Clin Orthop Relat Res. 1978(132):98-101.

[19]KramerWG,Craig WA, Noel S. Compensating osteotomy at the base of the femoral neck for slipped capital femoral epiphysis. J Bone Joint Surg Am. 1976;58(6):796-800.

[20]ImhauserG.[Late results of Imhauser's osteotomy for slipped cap ital femoral epiphysis (author's transl)]. Z Orthop Ihre Grenzgeb.1977;115(5):716-725.

[21]Southwick WO.Osteotomy through the lesser trochanter for slipped capitalfemoral epiphysis. I Bone Joint Surg Am.1967;49(5):807-835.

[22]Schai PA,Exner GU, Hansch O. Prevention of secondary coxarthro sisin slipped capital femoral epiphysis: a long-term follow-up study after corrective intertrochanteric osteotomy. J Pediatr Orthop B.1996;5(3):135-143.

[23]Ziebarth K,Zilkens C, Spencer S, Leunig M, Ganz R, Kim YJ. Capital realignment for moderate and severe SCFE using a modified Dunn procedure. Clin Orthop Relat Res.2009;467(3):704-716.

[24]Novais EN,Hill MK, Carry PM, Heare TC, Sink EL. Modified Dunn procedure is superior to in situ pinning for short-term clinical and radiographic improvement in severe stable SCFE. Clin Orthop Relat Res.2015;473(6):2108-2117.

[25]Upasani VV, Matheney TH, Spencer SA, Kim YJ, Millis MB, Kasser JR.Complications after modified Dunn osteotomy for the treatment of adolescent slipped capital femoral epiphysis. J Pediatr Orthop.2014;34(7):661-667.

▶股骨头骨骺滑脱的基本原则

如果患者髋部疼痛严重，即使拄拐也无法行走，则股骨头骨骺滑脱（SCFE）被归类为不稳定型，与症状持续时间无关。治疗不稳定型 SCFE 比治疗稳定型 SCFE 更困难，因为有股骨头骨骺的血供的破坏和随后发展为股骨头坏死的风险。围绕着急性的、严重脱位和不稳定型的 SCFE 的最佳治疗策略，有几个争议。

股骨头坏死的病因：股骨头的血供由旋股内侧动脉的终末支提供。迄今为止，急性严重脱位的 SCFE 股骨头坏死的发病机制仍不清楚。旋股内侧动脉的升支损伤可以发生在受伤时，尽管大多数作者认为这是一个罕见的事件。然而，有报道称手术中观察到含有股骨头血管的骨膜瓣完全撕裂。在不稳定型 SCFE 的术前血管造影成像中，血管扭转已被证明会导致血流中断。据报道，关节囊内血肿引起的压力增加也是通过填塞效应增加骨坏死风险的一个因素。一项研究报告称，不稳定型 SCFE 髋关节测得的压力高于对侧未受影响的髋关节。另一项研究表明，经颅内压探头评估，关节囊减压后可以恢复血供。然而，对文献的系统回顾并未发现关节囊减压与骨坏死的发生率降低有关。对于急性不稳定型 SCFE 的患者股骨头的血供可能更脆弱。

如果这些提出的因素是不稳定型 SCFE 中股骨头坏死的原因，那么治疗的时机选择可能在股骨头坏死的发展中发挥作用。理论上，急性重度移位的不稳定型 SCFE 表现为关节囊内股骨颈骨折。在成人文献中，建议尽早手术治疗关节囊内股骨颈骨折，可使股骨头缺血性坏死的发生风险降低。然而，对于 SCFE，时机选择作为股骨头坏死发展因素的问题仍然是一个有争议的话题。

理想情况下，对急性、重度移位和不稳定型 SCFE 患者进行手术治疗，可以稳定骨骺，改善畸形，从而避免未来与股骨髋臼假体植入相关的问题。急性、重度移位和不稳定型 SCFE 的治疗选择包括原位固定、闭合复位和经皮固定，以及切开对线复位。

▶原位固定不复位或不完全复位

在骨科手术台或可透视的手术台上原位固定不复位或不完全复位后固定。大多数赞成使用骨折手术台的作者会认为，骨折手术台允许对于腿部的轻柔定位，髌骨指向上方，便于非强制性改善股骨头骨骺对线。不幸的是，急性、严重移位和不稳定型 SCFE 原位固定后的治疗结果与较高的股骨头坏死率相关，为 3%~60%。

对于不稳定型 SCFE，用于固定股骨头骨骺的螺钉数量仍有一些争议。放置两枚空心螺钉代替一枚螺钉将增加固定的稳定性，是我们治疗急性、严重移位和不稳定型 SCFE 的首选固定方法。经皮固定技术类似于前面章节中讨论的稳定型 SCFE 技术。

▶闭合复位经皮固定外加关节囊减压及监测股骨头血流

闭合复位和关节囊减压后的经皮固定由于其普遍应用和相对简单的技术，最近越来越受欢迎。原位固定术是 SCFE 的主要治疗方法，我们的技术在第 6 章中有所描述。简而言之，患者仰卧在可透视手术台上或骨折手术台上。我们更喜欢可透视手术台，在患者同侧肩胛骨下放置一个大的凝胶卷，便于髌骨向上的下肢中立位。SCFE 的闭合复位可以通过纵向

一名 12 岁男孩因在足球练习中被铲球后右髋部疼痛加重，导致右下肢无法行走或承受任何重量。他有 1~2 周的右髋部轻度不适的病史，这并没有阻止他踢足球，直到他被抢断。蛙式侧位和前后位 X 线片显示右侧严重的完全移位的股骨头骨骺滑脱（图 7.1）。他接受了轻微牵引后经皮关节囊减压和单枚螺钉固定原位固定治疗。

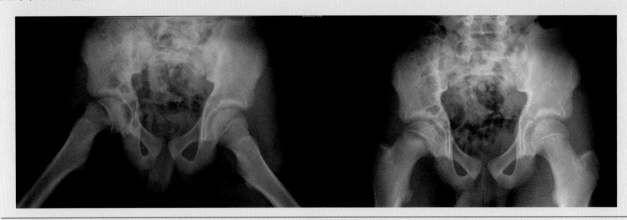

图 7.1　蛙式侧位和骨盆前后位 X 线片显示右侧中度移位的股骨头骨骺滑脱

牵引，然后屈曲和内旋来完成；然而，我们倾向于简单地将下肢固定在中立旋转位置，并在不用力复位的情况下原位固定骨骺。一旦通过透视确认骨骺位置，在股骨远端粗隆间线的股骨近端前外侧插入导针。导针在前后位和侧位透视下逐渐向骨骺中心推进（图 7.2）。为了获得侧位图像，我们强烈建议旋转 C 臂 45°~60°，并单纯屈髋，避免外旋和外展可能导致骨骺移位和导针弯曲。螺钉长度已确定，钻孔刚好穿过骨骺，以避免导针穿入关节（图 7.3）。在钻孔过程中，清除骨的凹槽很重要，以避免骨过热坏死，

这可能导致骨坏死。然后插入螺钉，通过螺钉引入颅内压（ICP，Integra CaminoIntegra Life Sciences）探头，用于监测股骨头的压力变化（图 7.4）。在波形缺失的情况下，通过在髋关节囊的侧面插入剪刀或 Cobb 剥离器来进行经皮关节囊切开术。然后术者将 Cobb 剥离器向内侧滑动以打开关节囊，囊内血肿会从切口中排出（图 7.5）。囊内血肿减压后，颅内压监测器可以捕捉到关节囊内及股骨头的压力变化，并显示出与患者心率相对应的波形。

这个特殊病例于术后第二天出院，并告知右下

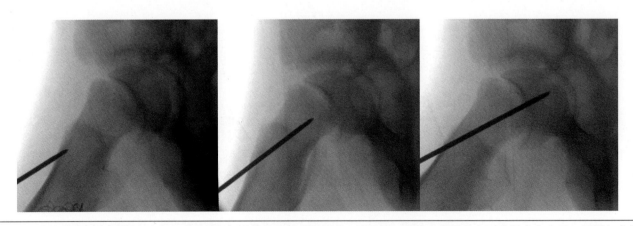

图 7.2　术中侧位透视图像显示 7.3mm 空心螺钉系统的导针逐渐前进。请注意，尽管患者被放在可透视术台上后，骨骺与术前影像相比略有复位，但仍有位移。导针通常穿过股骨干骺端的前侧皮质，并指向股骨头的中心

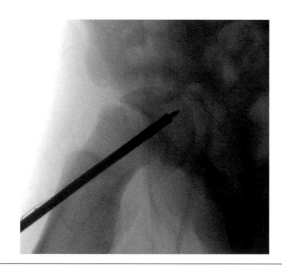

图 7.3　术中侧位透视，显示一个空心钻穿过导针，刚刚穿过骨骺。尽量不要让钻头钻入骨骺太深，以避免导针穿透软骨下骨并进入关节，同时避免软骨下骨过热

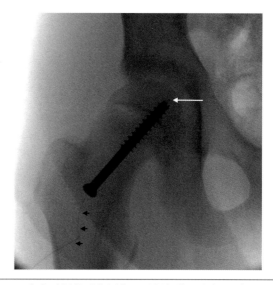

图 7.4　术中透视前后位图像显示螺钉位置良好。将一个颅内压探头通过螺钉引入（白色箭头指向股骨头内探头尖端；黑色箭头指向颅内压探头的尾部）。探头没有读取到股骨头压力的变化

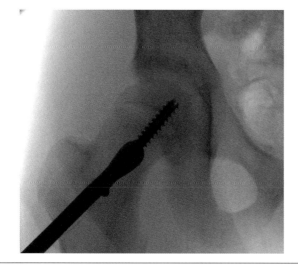

图 7.5　术中透视前后位图像显示一个经皮引入的 Cobb 剥离器，用于打开前外侧髋关节囊。髋关节囊切开术是通过将 Cobb 剥离器推向内侧来完成的。髋关节囊切开术的适应证是血肿清除和关节内减压。髋关节囊切开后，颅内压监测仪记录到一个波形

肢不能负重。术后 2 周复查显示骨骺固定合适牢靠。然而，术后约 4 周，他在家中滑倒，被送往急诊室显示骨骺移位增加并螺钉断裂（图 7.6）。考虑到螺钉弯曲 / 断裂，并且骨骺进一步移位，我们选择髋关节外科脱位和改良 Dunn 手术股骨头下复位来解决这个复杂的问题。在剥离支持带瓣暴露股骨颈后，取出弯曲的螺钉（图 7.7）。小心暴露股骨干骺端，切除颈部后侧的骨痂（图 7.8）。然后将骨骺重新复位到干骺端，并用两根空心螺钉固定（图 7.9）。按照改良 Dunn 手术，患者在非负重 8 周后拄拐行走，随后进行无限制的活动。最近一次 X 线检查为改良 Dunn 术后 1.5 年，显示 SCFE 完全愈合，并完全恢复活动（图 7.10）。

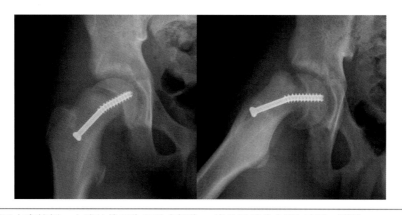

图 7.6　原位固定约 4 周后在家摔倒，右髋的前后位和蛙式侧位 X 线片显示单个螺钉弯曲 / 断裂

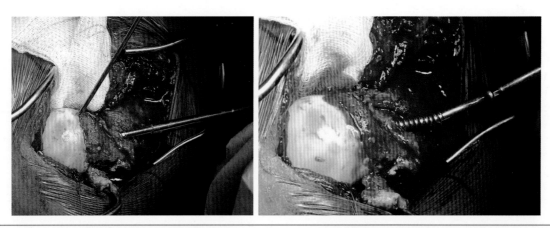

图 7.7　改良的 Dunn 手术术中照片显示，移除弯曲的螺钉是困难的，但是充分暴露后变得容易

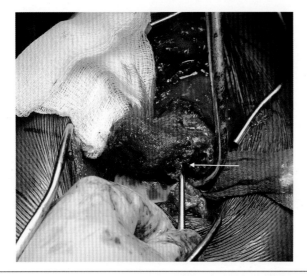

图 7.8　骨骺与干骺端分离后的术中照片。在股骨颈的后部放置骨钩，以抬起股骨并暴露干骺端的后部区域，便于用刮匙（白色箭头）去除大量的骨痂

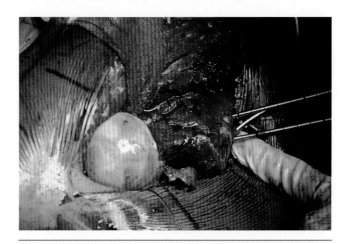

图 7.9　术中照片显示在充分切除后骨痂后股骨头复位至股骨颈；使用基于 7.3mm 空心螺钉系统的两枚导针平行固定

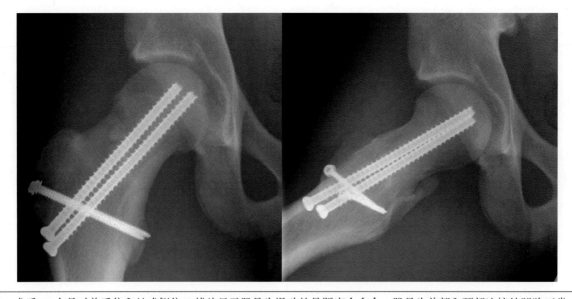

图 7.10　术后 18 个月时前后位和蛙式侧位 X 线片显示股骨头滑动的骨骺完全愈合，股骨头前部和颈部连接处凹陷正常

▶采用改良 Dunn 手术治疗不稳定型股骨头骨骺滑脱的重新复位

使用改良的 Dunn 手术治疗不稳定型 SCFE 具有潜在的优势，包括囊内血肿的完全减压和股骨头骨骺的重新复位，同时保护含有股骨头供血的支持带皮瓣。我们中心与瑞士伯尔尼大学合作的第一项研究显示，有良好的疗效及并发症发生率极低。然而，最近的系列报道显示，在北美多个中心用改良 Dunn 手术治疗不稳定型 SCFE 后，股骨头坏死的总发生率为 25%。鉴于我们之前报道的经验，如果是在常规住院时间手术，对于不稳定型 SCFE，仍然倾向于改良 Dunn 手术，因为我们有骨科护理和其他技术人员的帮助。改良的 Dunn 手术采用外科髋关节脱位入路，如 Reynolds Ganz 教授所述，剥离包含营养股骨头血管的延伸支持带皮瓣。

对于急性严重移位的不稳定型 SCFE，应小心地将患者置于侧卧位，避免髋关节内旋，理论上这将减少股骨头滑动时支持血管承受更大的张力。患肢放在

临床病例

一名 13 岁男性在学校摔倒后出现髋部疼痛，右下肢无法行走或承受任何重量。前后位 X 线片显示右侧完全移位的股骨头骨骺滑脱（图 7.11）。患者在当天手术，行改良 Dunn 手术进行股骨头重新复位。

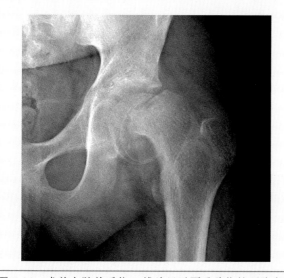

图 7.11 术前右髋前后位 X 线片显示严重移位的不稳定型股骨头骨骺滑脱

一个枕头上，整个下肢和半侧骨盆体位都自然放置（图7.12）。在大转子尖端稍前做一直切口（图 7.13）。切口至少 2/5 应位于大转子近端。切开皮下组织，暴露阔筋膜和外展肌上的筋膜（图 7.14）。阔筋膜的打开可以从远端到近端和从近端到远端进行。如果从远端到近端打开筋膜，在大转子的尖端，术者将示指放在筋膜下，感受臀大肌和阔筋膜张肌之间的间隔。在 Gibson 间隙后，在臀大肌的前面打开筋膜。历史上，这种手术是通过 Kocher-Langenbeck 后路进行的，但目前优先通过 Gibson 间隙进行，以避免损伤臀大肌肌腹。另一种选择是从近端到远端切开筋膜。为此，通过筋膜识别臀大肌的前缘，并在该水平切开。在近端，臀大肌的筋膜和肌腹很容易识别，分离臀大肌和臀中肌之间的间隙，而远端可沿切口切开阔筋膜。

大转子滑液囊和臀部滑液囊是开放的，显露臀中肌腱和肌腹，将其牵开以显露梨状肌腱。梨状肌腱可以很容易地触及，用抓钳抓住肌腱并向后拉，以显露臀小肌止于髋关节囊的最后部分。分离臀小肌和梨状肌之间的间隙，以确定大转子截骨部位。臀小肌应该从关节囊后侧剥离并反转向上牵开到坐骨切迹的水平以减少脱位时的张力。考虑到旋股内侧动脉吻合的臀下动脉分支有损伤的风险，注意仔细剥离，不建议剥离梨状肌远端和后端。接下来，确定股外侧肌和臀大肌腱位于大转子远端的止点。打开股外侧肌筋膜后侧，将股外侧肌剥离，同时保持骨膜完整（图7.15）。将一个薄的 Hohmann 拉钩紧贴大转子远端置于股骨的前部，便于显露股外侧肌后侧止点，作为随后转子截骨远端的参考。近端，向前牵开臀小肌，显露梨状肌腱，以引导转子截骨术。

转子截骨术是用摆锯进行的（图 7.16）。在进行骨切除术时，应密切注意避免过深的截骨，否则会侵犯转子窝或梨状窝，并可能损伤旋股内侧动脉的深支。作为参考，截骨术应该从近端开始，大约在臀中肌腱在转子止点内侧 3~5mm。远端，参考点是股外侧肌起点的后方。一旦开始截骨，就应该用最后用骨刀完全凿开它的内侧。大转子游离部分伴着附着的臀中肌和股外侧肌向前翻转，显露出关节囊（图7.17）。对于关节囊的显露，建议在后方，臀小肌和梨状肌之间的间隙充分剥离，臀小肌向前牵开并从髋关节囊上剥离。远端，股中肌应该从其止点处剥离，以完全显露髋关节囊。显露股直肌的反折头，

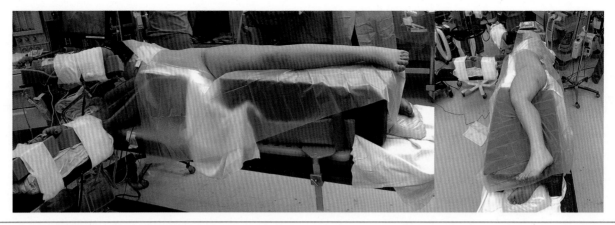

图 7.12　对于改良 Dunn 手术，患者侧卧位置于带有钉板的可透视手术床上。一种特殊的腿部支架置于手术台，在手术的初始阶段，手术侧腿就置于上面，对侧肢体位于腿支架下。对于手臂的体位放置，使用泡沫来避免对骨突起的压力。对侧肘关节轻微弯曲，避免正中神经紧张

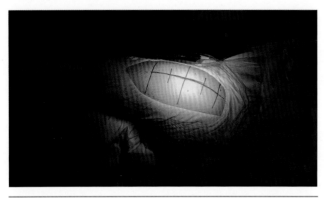

图 7.13　术中照片显示直切口标记在大转子尖端稍前。切口 20~25cm，这取决于患者的年龄和大腿的周长

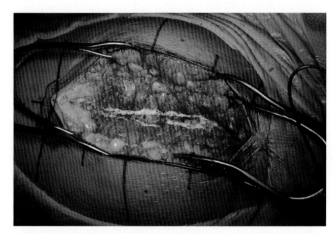

图 7.14　术中照片显示皮下组织被切开后显露阔筋膜和外展肌上的筋膜。阔筋膜的切口是有标记的，应该在近端沿着 Gibson 间隙

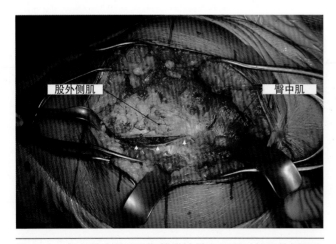

图 7.15　术中照片显示了阔筋膜被纵向切开后的股外侧肌和臀中肌。在股外侧肌的后面切开，以从后向前的方式从股骨上剥离肌肉（白色箭头）

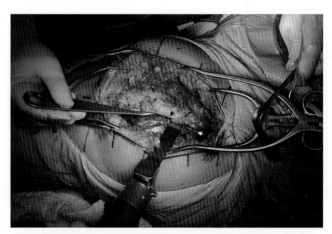

图 7.16　术中照片显示用摆锯对大转子进行的横直二腹截骨术。截骨术的参考点是股外侧肌在后部转子嵴的起点（黑色箭头）和臀中肌的止点。保留约 3mm 附着在大粗隆基底上的臀中肌最后端肌腱（白色箭头），以避免截骨过度靠近内侧，损伤旋股内侧动脉深支

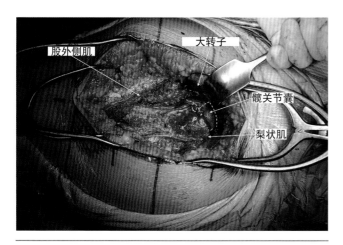

图7.17　术中照片显示，切开梨状肌腱和臀小肌之间的间隙，并向前翻转大转子截骨块后，显露髋关节囊。白线标记了关节囊切开的3个步骤：第一，从转子基部的上内侧角开始，沿股骨颈轴线切开关节囊；第二，从切口起点向髋臼前下缘切开关节囊；第三，从第一个切口位于髋臼边缘的末端开始，向后方向，平行于盂唇并朝向梨状肌腱

作为一个参考点，以充分显露前侧的关节囊。此时，可将薄的 Hohmann 拉钩插入髋臼边缘上方的髂骨上侧以便显露。

接下来，进行髋关节囊切开术。髋关节囊切开术采用3段法进行。对于右髋关节囊，它如字母 Z 的形状。关节囊切开术的纵段沿着股骨颈轴，从转子截骨处的近端和前角开始，逆行向髋臼边缘进行。由内向外切开关节囊，以避免损伤下面的骨膜和髋臼盂唇。接下来，继续行 Z 形下段切开。下段切口

朝向髋臼前下缘。最后，Z 形上段切口朝梨状肌向后侧切开。应该避免切口穿过梨状肌。关节囊切开后立即可见关节内血肿外渗。

关节囊切开后，可以看到股骨颈，但通常看不到股骨头。小心地轻轻牵引，可见到股骨头，以进行临时固定。一旦股骨头部分可见，应使用两根 2.5mm 螺纹克氏针将股骨头临时固定到颈部（图7.18）。克氏针需非常小心地从股骨颈前部末端朝向头部的位置穿入，应避免穿过股骨头进入髋臼，且任何试图使髋关节脱位的行为都可能损伤髋臼软骨。临时固定后，髋关节屈曲外旋，破坏负压从而使股骨头半脱位。圆韧带应在其底部切开，并进一步屈曲和外旋髋关节以使股骨头完全脱位。腿应该放在无菌袋并置于手术台另一侧。一根 1.6mm 的克氏针可以在股骨头开孔来监测血流。血流监测可通过评估活动性出血进行，并可通过 ICP 加强血流监测。推荐识别并标记支持带皮瓣在股骨头和前骨膜处的止点。前骨膜通常会撕裂，但股骨头后部的支持带皮瓣止点通常会保留。然而，有报道称支持带完全破坏是股骨头坏死的一个不良预后因素。应检查髋臼，并记录关节软骨损伤的严重程度。然后将股骨头重新放回髋臼，用于剥离支持带软组织瓣。

通过切除大转子近端/后部来剥离支持带软组织瓣（图7.19）。皮瓣包含旋股内侧动脉的深支和股骨头的短外旋肌。大转子的切除可以采用碎片化技术，或者通过剥离骨膜的后部，将大转子后部作为一个

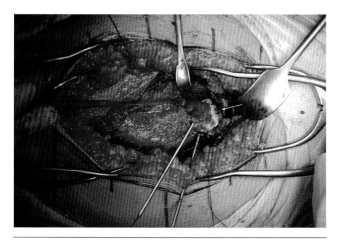

图7.18　术中照片显示股骨近端向前突出的干骺端（白色箭头）。打开髋关节囊，用 0 号线标记关节囊段。将两根螺纹克氏针（2.5mm）插入干骺端前部，指向骨骺中心。建议小心插入，避免穿进关节

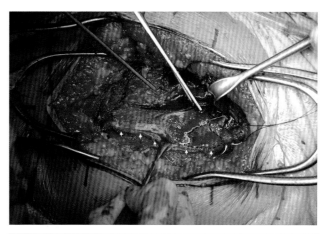

图7.19　术中照片显示股骨近端侧面。髋关节重新复位后，剥离支持带软组织，以便切除大转子近端/后部（用黑色虚线标记）。从远端约 4cm 开始骨膜下剥离转子后部。一个小的骨膜剥离器便于骨膜的向后剥离（白色箭头）

整体切除。在老年患者中，碎片化技术通常是用骨刀进行，一小骨块从大转子后部分离出来。用咬骨钳夹住游离小骨块并翻转，显露出周围的骨膜。锐性剥离骨膜游离出碎骨块，重复该过程，直到显露出股骨颈的后部。然而，大多数 SCFE 患者都很年轻，有相当厚的骨膜，这有助于在切除任何骨之前在转子后部周围进行骨膜下剥离(图 7.20)。骨膜向后剥离后，大转子就可以切除。股骨大转子粗隆位于股骨颈基部，是切除稳定大转子的参考（图 7.21）。用手术刀将股骨颈前部的骨膜锐性切开，骨膜连同软组织瓣向近侧游离。远端，软组织瓣的剥离延伸到小转子水平，形成一个没有张力的长组织瓣。切除大转子完成，显露股骨颈的后部，髋关节屈曲和外旋而脱位。在髋臼内放置一块湿润的海绵，以防止股骨头复位到关节内。然后从股骨颈的前部和下部剥离前骨膜，

使颈部完全显露。将暂时固定骨骺的螺纹克氏针去除，骨骺可以很容易地与干骺端分离。

股骨颈完全暴露至小转子水平，并用钝性牵引器保护。通过切除后骨痂，颈部残端重新形成圆形，注意使其垂直于颈部轴线。如果需要，股骨颈可以稍微缩短，以促进骨骺的复位。然而，我们很少进行超过 2~3mm 的缩短。不建议过度缩短股骨颈，因为随着股骨近端减少，存在不稳定的潜在风险（图 7.22）。术者小心地抓住骨骺，露出下表面，以便用刮匙去除残留的骺板。准备好骨骺和干骺端后，稍微内旋小腿，小心将骨骺复位到股骨颈上，同时保护支持带。骨骺需复位到正确的位置，这可以通过中央凹和支持带的位置来确定。一旦认为复位准确后，骨骺则固定在干骺端（图 7.23）。固定后，通过观察是否有活动性出血、检查 ICP 探头和监视器上的波

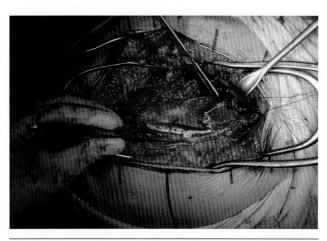

图 7.20　术中照片显示切开的厚骨膜（用镊子夹住）。在切除大转子之前，在大转子基底部的后方和上方进行部分骨膜下剥离

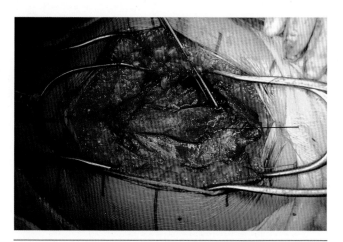

图 7.21　术中照片显示通过切除大转子粗隆近端的骨来缩小大转子，显露股骨颈的后部（黑色箭头）。需要注意的是，从干骺端近端至小转子水平完全剥离支持带软组织皮瓣，以减少骨骺复位至干骺端时皮瓣的张力

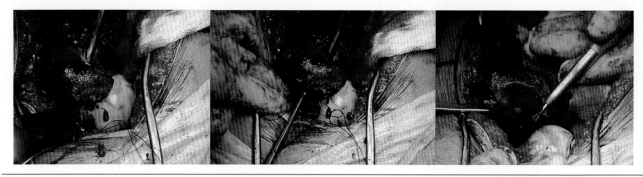

图 7.22　术中照片显示钝性牵引器显露股骨颈。在骨骺复位之前，必须塑形干骺端的轮廓。用刮匙刮除形成的后骨痂（中图）。高速磨钻（左图）有助于将干骺端轮廓塑造成圆形表面

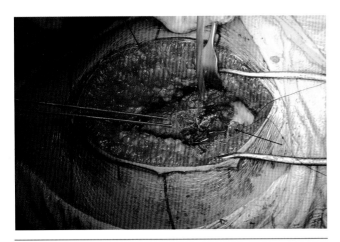

图 7.23　术中照片显示骨骺已复位至干骺端，并用两根 6.5mm 空心螺钉系统导针固定。包含旋股内侧动脉深支的支持带皮瓣在股骨头后部完好无损（黑色箭头）

形来复查股骨头的血供。如果血供减少或没有恢复，建议仔细评估支持带张力。

我们使用了两种不同的技术来固定骨骺。传统的固定是以逆行方式进行的，将 3mm 的全螺纹克氏针穿过中央凹，从大转子远端外侧皮质穿出。一旦克氏针完全插入，股骨头就可以复位到髋臼中，内翻 – 外翻的力线也确定了。增加一根或最好是两根额外的螺纹克氏针用于固定。或者，骨骺可以通过两枚 6.5mm 的空心螺钉固定，这两个螺钉以常规方式从股骨的前外侧大转子截骨的远端置入直至股骨头骨骺。初始放置导针，股骨头复位，髋关节处于复位位置时完成固定。骨骺固定后，C 臂透视检查确认力线良好和固定牢靠后，骨膜瓣可以松弛的无张力方式应用 3.0 强生缝线缝合 2~3 针。髋关节囊也以松弛的无张力方式应用 2.0 强生缝线缝合。采用标准的加压技术，用 2、3 枚 3.5mm 螺钉重新固定大转子。

术后前 2~3 周，患者下肢被置于泡沫外展枕上。我们建议在骨骺和大转子愈合的前 6~8 周使用轮椅避免负重。然后使用拐杖进行部分负重 4 周，然后在没有任何帮助的情况下恢复行走。我们通过 3 个月一次的 X 线检查来观察股骨头的愈合情况（图 7.24）。

经前外侧 Watson–Jones 入路切开复位不稳定型股骨头骨骺滑脱的午夜治疗策略

通常，繁忙的手术室无法都在正常工作时间进行手术。治疗不稳定型 SCFE 的手术时机仍然存在有争议。然而一旦确诊，不稳定型 SCFE 应尽快治疗，最好是在急性症状出现后的 12h 内，最迟不超过 24h。如果治疗需要在白天晚些时候或晚上进行，当没有专门的骨科工作人员团队时，进行改良 Dunn 手术可能会很困难。在这些情况下，我们一直在使用 Parsch 及其同事描述的切开复位技术。在最初的研究中，作者报告了治疗不稳定型 SCFE 总的股骨头坏死比例为 5%。

尽管使用 Smith–Petersen 入路可以进行 SCFE 切开复位，但我们更倾向于 Watson–Jones 前外侧入路，因为它可以完全暴露股骨头骨骺、干骺端、大转子和转子下区域，允许外科医生在相同入路纠正畸形并用螺钉或克氏针固定。通过前外侧入路进行的 SCFE 切开复位术是将患者放在一个可透视手术台上，并保持我们称之为松弛的侧卧位进行的（图 7.26）。整个下肢都消毒铺巾。切口起自髂前上棘远端和外侧各 1~1.5cm 处，向远端和后方弯曲至大转子，然后沿着大转子与股骨干成一直线（图 7.27）。

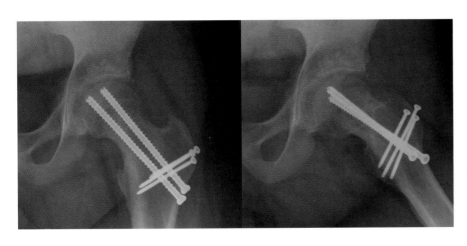

图 7.24　术后 18 个月的前后位和蛙式侧位 X 线片显示股骨头骨骺滑脱已愈合，股骨头颈交界处的凹面得以保留

一名 15 岁的男孩表现为左腿不能行走承重。在过去的 2 周里，有间歇性轻微的髋部疼痛，但能够行走和运动。他在家里滑倒后立即感到疼痛无法走动。第二天他被送往急诊科，体格检查见左下肢外旋，髋关节的任何活动都会导致剧烈疼痛。骨盆 X 线片显示 SCFE 重度移位（图 7.25）。考虑到病情长时间的演变和损伤时间，我们决定当晚安排患者采用前外侧 Watson–Jones 入路切开复位手术。

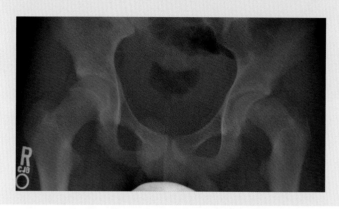

图 7.25　术前骨盆前后位 X 线片显示左侧严重移位的不稳定型股骨头骨骺滑脱

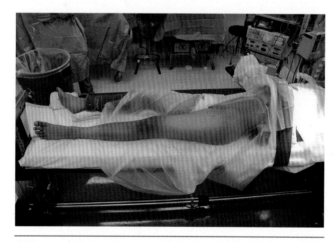

图 7.26　术中照片显示患者仰卧在可透视的手术台上，同侧肩部下方放置肩垫。同侧手臂交叉在胸前。整个患侧半骨盆和下肢消毒铺巾

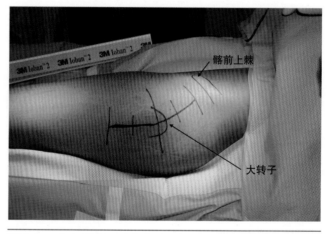

图 7.27　术中照片显示在皮肤上标记的切口：起始在髂前上棘远端外侧面 2~3cm 处，并向后外侧至大转子，然后向远端轻度弯曲，沿股骨干侧面走行

皮肤切开后，切开皮下组织，显露阔筋膜（图 7.28）。阔筋膜在远端与股骨成一直线，在近端阔筋膜弯曲与皮肤切口一致。建议从远端切开阔筋膜，它可使阔筋膜张肌和臀大肌间隔的识别更容易更可靠。下一步是分离臀中肌和股外侧肌间隔（图 7.29）。股外侧肌、股中间肌和臀中肌最前侧的肌纤维之间的间隔逐步分离（图 7.30）。股–臀间隔向远端延伸，而臀中肌从阔筋膜向近端分离，形成臀中肌和阔筋膜张肌之间的间隙。显露阔筋膜张肌和臀中肌之间的间隙同时注意保护臀上血管分支和支配阔筋膜张肌的神经（图 7.31）。随着进一步剥离和臀中肌近端

牵拉，可以显露出髋关节囊。通过剥离髋关节囊前面的髂囊肌和后面的臀小肌来充分显露髋关节囊（图 7.32）。在进行关节囊切开之前，我们暴露近端股骨的前外侧，为置入螺钉做准备。股外侧肌近端止点应以 L 形状部分切开，以显露股骨近端前外侧皮质（图 7.33）。

手术到此时，髋关节囊的整个前侧显露出来以便于切开。股直肌的反折头通常在近端被识别，并作为关节囊暴露充分的解剖学参考。髋关节囊以 T 形切开，髋关节囊切开的纵轴与股骨颈一致，采用由内向外的技术，以避免近端盂唇的损伤（图 7.34）。

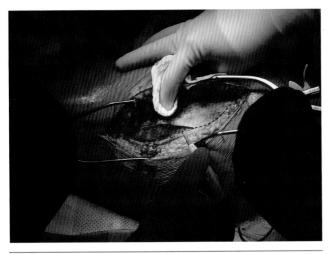

图 7.28 术中照片显示与皮肤切口一致的阔筋膜切口。阔筋膜已经从远端切开，与股骨的侧面一致，直到大转子，向近端弯曲（黑色虚线）朝向髂前上棘

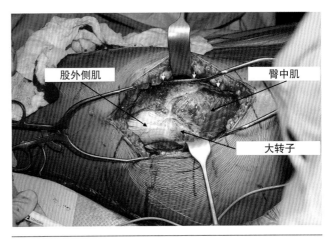

图 7.29 术中阔筋膜（白色小箭头）打开后拍摄的照片，使股外侧肌和臀中肌得到充分暴露

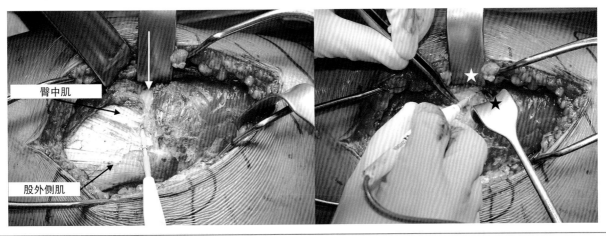

图 7.30 术中照片显示，左图为臀中肌前缘和股外侧肌中间复合体之间的间隔（白色箭头）。右图显示在阔筋膜张肌后方放置一个牵开器（白色星号），在臀中肌前方放置一个牵开器（黑色星号），以便于解剖两块肌肉之间的间隙

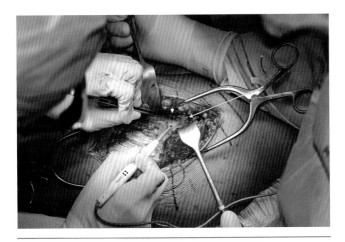

图 7.31 术中照片显示阔筋膜张肌（白色箭头）和臀中肌（黑色箭头）间隙的后期分离。随着近端进一步解剖，注意分离和保护小血管和来自臀上神经的神经分支（黄色箭头），以避免损伤支配阔筋膜张肌的神经

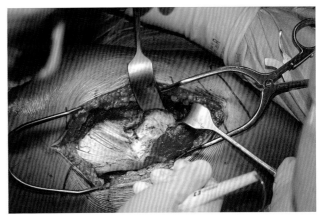

图 7.32 术中照片显示髂囊肌从关节囊上剥离并向前牵开，游离臀小肌与臀中肌后方一致，从而使髋关节囊充分显露

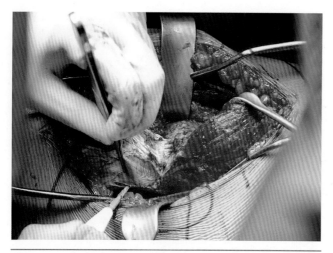

图 7.33　术中照片显示股外侧肌起点从大转子游离，显露股骨前外侧以便插入导针和空心螺钉

一旦打开髋关节囊，通常会观察到囊内血肿外渗。在接近股直肌反折头的近端髋关节囊被横向切开。髋关节囊应向内侧和外侧打开，每个方向平行于髋臼外缘和盂唇再打开 1cm，并使用由内向外的技术。髋关节囊切开术完成后，识别股骨颈干骺端残端（图 7.35）。一旦识别出股骨颈，便可以复位股骨头骨骺。然而，在股骨头骨骺复位之前，在 C 臂透视下，将两根空心螺钉系统的导针从股骨前外侧打入颈部。两根导针必须停在股骨颈干骺端附近（图 7.36）。

使用前外侧入路进行股骨头骨骺复位的一个优点是，它允许对股骨头骨骺的复位进行轻柔的操作。在助手的帮助下施加轻微的牵引并屈髋至大约 45° 或 60° 伴轻微内旋以复位髋关节。作为复位过程中

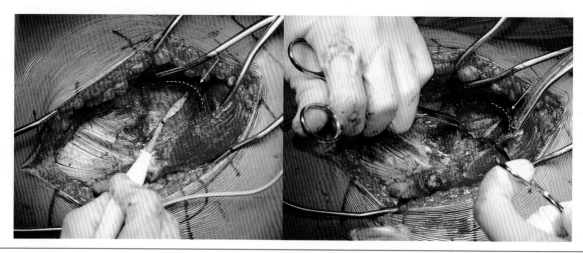

图 7.34　显示髋关节囊切开术的术中照片。左侧照片显示髋关节囊纵向切开至标记的股直肌反折头的水平（白色箭头）。右侧照片为髋关节囊已向远端打开，两把血管钳夹住关节囊，进而从内向外切开关节囊到股直肌反折头的水平（白色箭头）。如果需要，可以游离股直肌反折头，以便于暴露，并在切口闭合时进行修复

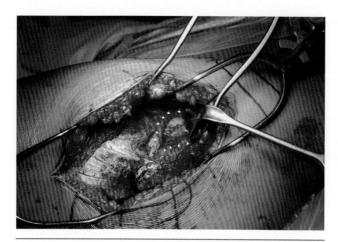

图 7.35　术中照片显示髋关节囊切开术（白色三角箭头）完成后，暴露股骨颈干骺端残端和撕裂的前侧骨膜（黑色箭头）

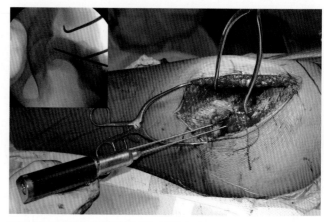

图 7.36　术中照片显示股骨头骨骺复位前，从股骨前外侧暂时打入导针。在左上角，相应的透视图像显示了置入股骨颈中心的导针，该导针应停在干骺端附近

的一个关键步骤，术者的示指指尖应该放在股骨头干骺端的前面来控制复位。术者将示指置于股骨头干骺端的前外侧，并在助手的轻微牵引下推动股骨颈导向器（图 7.37）。非常重要的是，复位不以股骨头的解剖复位为目的。相反，复位的目的是使股骨头骨骺与干骺端对位，减少滑脱的急性因素。在大多数严重的重度移位不稳定型 SCFE 患者中，通常从慢性期开始是有一个演变过程的。在一些病例中，股骨颈只有轻微的重塑，而在大多数病例中，颈部重塑和后骨痂的存在使股骨颈复位到解剖位置几乎不可能。因此，我们再怎么强调也不为过，通过前外侧入路进行切开复位，以促进股骨头骨骺与颈部在最佳位置的复位，但不应以解剖复位为目标。这种手术的

另一个主要优点是，在复位和固定后，任何残留在干骺端前外侧的突起都可以通过使用咬骨钳和高速磨钻的组合来切除，以使头颈交界处有更好的凹度。

在术者确认骨骺干骺端复位后，导针前移，临时固定股骨头骨骺（图 7.38）。对于术者来说，在导针前进时示指把持复位很重要。术中透视检查证实导针进入骨骺的位置。如果需要，可以进一步调整和修改导针的方向。一旦使用两根导针将骨骺固定到干骺端，需要术中透视以评估复位状况，使用 1.6mm 克氏针在股骨头上穿孔以监测活动性出血。活动性出血应该通过针孔渗出，我们使用颅内压监测仪评估股骨头骨内压的变化（图 7.39）。如果有血流，使用空心钻，然后置入 2 枚 6.5mm 空心螺钉固定股骨头骨骺。与部分

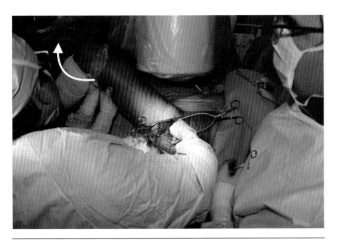

图 7.37 复位操作的术中照片。助手在髋关节屈曲 45°~60° 和轻微内旋时施加牵引力。术者将示指放在股骨头干骺端，控制股骨头骨骺轻柔复位

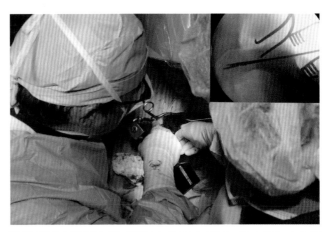

图 7.38 股骨头骨骺固定的术中照片。当示指保持在干骺端控制复位时，两根先前放置的导针在透视引导下前进，以暂时固定骨骺。右上角相应的透视图像显示导针正被打入股骨颈的中心，并且停在股骨头软骨下骨附近，以避免穿透关节

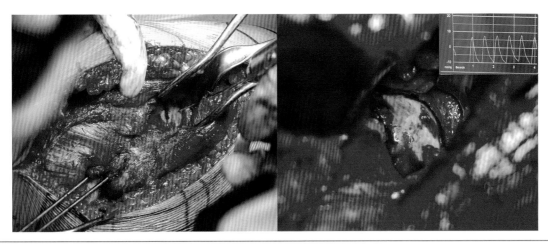

图 7.39 股骨头血流监测的术中照片。左侧照片显示一根克氏针被引入股骨头。右侧照片显示股骨头骨骺活动性出血。在右上角，颅内压监视器屏幕的图像显示了脉动波形

螺纹螺钉相比，更推荐使用全螺纹空心螺钉，因为它们易于拆卸。一旦螺钉被放置固定骨骺，就可以进行干骺端突起的骨软骨成形术，以改善股骨头颈偏移以避免撞击。然后，关节囊松弛地缝合，皮肤被逐层的

缝合。术后方案包括术后患肢不负重 6~8 周。随后再进行 4 周的拐杖辅助负重训练，然后在可耐受的情况下进行物理和康复治疗（图 7.40）。

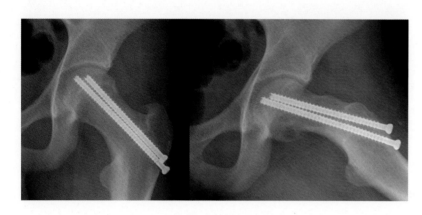

图 7.40　术后 18 个月前后位和蛙式侧位 X 线片，显示股骨骨骺滑脱已愈合，股骨头颈交界处的凹陷得到保留

参考文献

[1] LoderRTRichards BS, Shapiro PS, Reznick LR, Aronson DD. Acute slipped capital femoral epiphysis: the importance of physeal stability J Bone Joint Surg Am. 1993;75(8):1134-1140.

[2] Novais EN,Sink EL, Kestel LA, Carry PM, Abdo JC, Heare TC. Is assessment offemoral head perfusion during modified Dunn for un stable slipped capital femoral epiphysis an accurate indicator ofosteo necrosis? Clin Orthop Relat Res. 2016;474(8):1837-1844.

[3] MaedaS,Kita A, Funayama K, Kokubun S. Vascular supply to slipped capitalfemoral epiphysis. J Pediatr Orthop. 2001;21(5):664-667.

[4] Herrera-Soto JA, Duffy ME, Birnbaum MA, Vander Have KL. In creased intracapsular pressures after unstable slipped capital femoral epiphysis. J Pediatr Orthop. 2008;28(7):723-728.

[5] Schrader TJones CR, Kaufman AM, Herzog MM. Intraoperative monitoring ofepiphyseal perfusion in slipped capital femoral epiphy sis.J Bone Joint Surg Am.2016;98(12):1030-1040.

[6] Ibrahim TMahmoud S, Riaz M, Hegazy A, Little DG. Hip decom- pression of unstable slipped capital femoral epiphysis: a systematic reviewand meta-analysis.J Child Orthop.2015;9(2):113-120.

[7] Loder RT.What is the cause of avascular necrosis in unstable slipped capital femoralepiphysis and what can be done to lower the rate? J Pe diatr Orthop.2013;33(Suppl 1):S88-S91.

[8] Ziebarth K,Zilkens C, Spencer S, Leunig M, Ganz R, Kim YJ. Capital realignment for moderate and severe SCFE using a modified Dunn procedure. Clin Orthop Relat Res.2009;467(3):704-716.

[9] Sankar WN,Vanderhave KL, Matheney T, Herrera-Soto JA, Kar- len JW.The modified Dunn procedure for unstable slipped capital femoral epiphysis: a multicenter perspective. J Bone Joint Surg Am.2013;95(7):585-591.

[10] Leunig M,Slongo T Kleinschmidt M, Ganz R. Subcapital correction osteotomy in slipped capital femoral epiphysis by means of surgical hipdislocation. Oper Orthop Traumatol. 2007;19(4):389-410.

[11] GanzRHuffTW Leunig M. Extended retinacular soft-tissue flap for intra-articular hip surgery: surgical technique,indications,and results ofapplication. Instr Course Lect. 2009;58:241-255.

[12] ParschKWeller S, Parsch D. Open reduction and smooth Kirschner wire fixation for unstable slipped capital femoral epiphysis. J Pediatr Orthop.2009;29(1):1-8.

第 8 章

Legg–Calve–Perthes 病：包容治疗原则

▶ 简介

Legg–Calve–Perthes 病（LCPD）是一种病因不明的自限性儿童髋关节疾病，可导致永久性的股骨头畸形。美国的 Legg 医生、法国的 Calve 医生和德国的 Perthes 医生在 1910 年各自对该病进行了描述。LCPD 发病年龄为 2~15 岁，4~9 岁高发。Sundt 在 1920 年报道男女发病率之比为 4：1，且有 10% 的患者双侧受累。Molloy 和 MacMahon 在 1966 年、Catterall 在 1981 年也都报告了类似的发现，即 10%~15% 的患者出现双侧受累，且男女比例为（4~5）：1。LCPD 的诊断需要根据 X 线片或磁共振成像，同时还要结合患者的病史和有效的体检。早期 LCPD 的临床表现没有特异性，易误诊。必须通过问诊详细的病史、体检和影像学评估排除其他会导致股骨头坏死或在影像学上 LCPD 样改变的先天性疾病。

LCPD 的治疗具有挑战性，表现为发病年龄范围广，个体在疾病分期和严重程度上都有差异。尽管针对 LCPD 进行了一个多世纪的研究和治疗，但到目前为止，最佳治疗方法仍未达成共识。然而，大家一致认为治疗的主要目的是防止股骨头进一步畸形和保持髋关节球形匹配。虽然年龄较小的儿童对股骨头畸形耐受性更好，但后期也会导致骨性关节炎、疼痛和功能障碍。

▶ 疾病分期

X 线检查仍是诊断治疗 LCPD 主要手段。骨盆前后位（AP）片和蛙式位片可用于确定疾病的影像学分期、股骨头累及范围以及疾病的进展程度。

Catterall 描述了疾病进展过程中一系列典型的股骨头危象，包括外侧半脱位、Gage 征（V 形影在骨骺外侧部分和 / 或邻近干骺端）、骨骺外侧钙化和骺板线水平。这些是"股骨头危象"的晚期影像学表现，提示预后不良。最近研究的焦点是用早期影像学特征来判定预后和长期结果。

Waldenstrom 描述了 LCPD 的 4 个影像学分期：Ⅰ期：早期或缺血性坏死期；Ⅱ期：碎裂或再吸收期；Ⅲ期：再骨化或修复期；Ⅳ期：愈合期。Herring 团队发现 LCPD 开始的时间（即从发现 Ⅰ 期影像学证据）到开始发生碎裂约 6 个月（1~14 个月），而碎裂阶段会持续 8 个月（2~35 个月），并且再骨化阶段可持续 51 个月（2~122 个月）。

Joseph 团队于 2003 年发表了基于 1972 年 Canale 团队 Waldenstrom 分级的修订，这份修订后的分级标准现被称为 Elizabethtown 分级。该分级将 Waldenstrom 分级的前 3 个阶段进一步各分出 2 个子阶段，即Ⅰa 期、Ⅰb 期、Ⅱa 期、Ⅱb 期、Ⅲa 期、Ⅲb 期和Ⅳ期（图 8.1）。Ⅰa 期是 LCPD 的初期，以骨骺硬化、密度增加为显著特征，但骨骺的高度并没有任何丢失。在Ⅰb 期，骨骺硬化加剧、密度继续增加，并伴有骨骺高度丢失。但无论如何，Ⅰ期内骨骺都没有碎裂，骨骺也仍然是完整的。而在Ⅱa 期，骨骺开始碎裂伴吸收。在 X 线片上，无论是髋关节前后位片还是蛙式位片，都可以显示骨骺的纵行裂隙。在Ⅱb 期可见进一步的碎裂与坍缩，影像上出现多个纵行裂隙，这表示出现了更为严重的骨骺碎裂。

Ⅲa 期为修复期，骨骺外侧可见新骨形成，而骨化则发生在坏死碎裂的周围，可见密度不同的新生骨，范围在骨骺宽度的 1/3 之内。在Ⅲb 期，密度正常的新骨将覆盖 1/3 以上的骨骺。最终，发展至Ⅳ期则为愈合完成，且影像上没有坏死骨。对最初分型

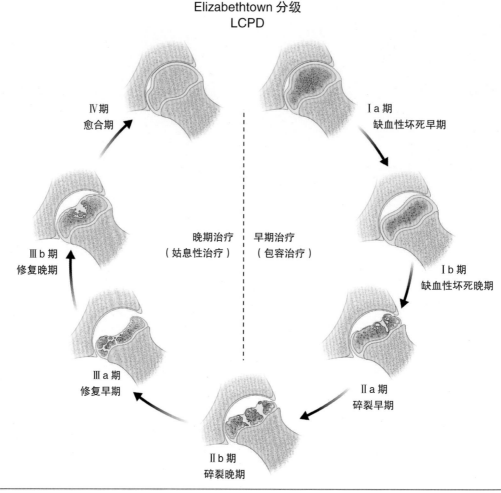

Elizabethtown 分级
LCPD

Ⅳ期
愈合期

Ⅰa 期
缺血性坏死早期

晚期治疗
（姑息性治疗）

早期治疗
（包容治疗）

Ⅰb 期
缺血性坏死晚期

Ⅲb 期
修复晚期

Ⅲa 期
修复早期

Ⅱa 期
碎裂早期

Ⅱb 期
碎裂晚期

图 8.1　Elizabethtown 分级（由 Joseph 团队完成修订）

的修订在观察者间与观察者内有很高可信度。Joseph 团队也统计出了最初 4 个阶段（即Ⅰa~Ⅱb），都会大约持续 4 个月，而Ⅲa 和Ⅲb 阶段的持续时间分别是前一阶段的 2 倍和 3 倍。对骨骺的挤压和坍塌也都发生在骨质碎裂的后期，这提示我们应当在Ⅱb 期之前尽力尝试用"髋关节覆盖"或维持髋关节包容，以防止畸形进一步加重。

▶包容治疗相关原则

　　Harison 和 Menon 在 1966 年首次提出了包容治疗的概念：如果股骨头一直包容在髋臼内，在发生重塑后，股骨头就可以像模具里的果冻一样，契合髋臼（"模具"）的尺寸与形状。"包容"是指将股骨头骨骺前外侧置于髋臼内，从而减少骨骺所承受的变形应力的一种干预措施。随后 RobertSalter 进一步

完善了包容治疗的相关工作，他利用仔猪模型，并通过结扎股骨头供应动脉的方式，人为地创造了 LCPD 的条件。他的研究证明了无论负重状况如何，在髋关节外展下进行治疗，所得临床效果都是最佳的。

　　为了有效利用早期 LCPD 患者中股骨头仍存在的可塑性和相对脆性，手术和非手术的治疗方式均被广泛接受。最主要的治疗原则是早期干预(Ⅰa~Ⅱb 期)，并在外侧骨骺出现挤压前（晚期碎裂和早期骨化的典型标志）对股骨头进行包容治疗。

　　8 岁以上儿童发病时，会迅速出现股骨头外侧挤压的症状，因此一旦确诊应立即行股骨头的包容治疗。对于 8 岁以下的儿童，发生类似情况可能性降低，每 3 个月进行一次严密的临床和影像学检查，密切随访可以成为保守治疗的首选方法。包容治疗有两种：一种是用石膏、支具或者手术将髋关节维持在外展内旋或者外展屈髋位；另一种是通过骨盆截骨术将髋臼

重定向，增加股骨头骨骺的前外侧覆盖（如 Salter 骨盆截骨术或骨盆三联截骨术）或在骨骺的挤压部位上方造盖，从而实现对股骨头的包容。对于 8 岁以下的儿童，支具治疗和手术包容治疗的临床效果大致相同。

非手术包容治疗

在实施包容治疗时，必须要保证髋关节有足够的活动度，僵硬的髋关节不能使用包容治疗。在 LCPD 早期，髋关节易激惹并常伴有滑膜炎，而导致炎性反应和髋关节活动受限。幼儿患者常表现为典型的隐匿性跛行，即在一天剧烈运动后才出现。而年龄较大的儿童往往会表现出更明显的疼痛、功能障碍和行走困难。早期的保守治疗包括休息、物理治疗、应用非甾体类抗炎药（NSAIDs）和限制负重。根据患者的年龄，限制负重可以选择轮椅、助行器或拐杖。除了短期应用 NSAIDs，关节内类固醇注射也有助于减轻炎症和早期疼痛症状。在大多数情况下，限制负重可减轻髋部的疼痛感，且患儿可以借助轮椅或拐杖上学。

因确诊时间不同，LCPD 的早期阶段可持续 1~2 年。除了需要避免对抗性运动和进行限制负重外，也可使用支具行非手术性包容治疗。减少髋关节囊内压力最有效的体位是轻度屈髋、外展和外旋位。而完全伸髋位则会增加髋关节囊内压力，从而导致更多 LCPD 相关症状。维持外展体位的支具和石膏，已被证实可以有效地对髋关节进行非手术性包容治疗。Petrie 和 Bitenc 也报道了使用外展位免负重石膏可以让孩子在家中更加自如、主动地活动。双侧髋关节置于外展 45°、内旋 5°~10° 和屈膝 10°~15° 体位，使用双下肢长腿石膏并以横棒固定，这就是所谓的 Petrie 石膏技术。

随后，许多模仿 Petrie 石膏技术且更便捷的免负重方式被相继提出。在疾病初期使用外展支架，疗效往往十分显著，然而长期的随访则显示了不同的结果。最近的一篇文章描述了使用 A 型外展支具年随访的结果是有效的。作者描述了一种较为成功的治疗方案，即在该病早期，平均每天佩戴支架 20h，佩戴 13 个月（图 8.2）。在该组病例中，大部分的股骨头到骨骼发育成熟时是球形的，且没有出现骨性关节炎或明显的股骨头畸形。对希望找到"捷径"的家

长来说，因外展支具使用烦琐而没有足够的吸引力。在某些病例中，限制活动、物理治疗和支具都不足以达到满意的效果，此时就需要通过手术将髋关节"包容"在髋臼中。现将这些手术方式介绍如下。

手术包容治疗

早期 LCPD 非手术治疗局限性主要在于髋关节外展不足（可因内收肌痉挛、挛缩或髋关节炎性期）。麻醉下检查有助于区分肌肉痉挛还是挛缩。此外，关节造影可以动态地显示股骨头在髋臼内的运动，并确定髋臼是否可包容股骨头（图 8.3）。

对于 8 岁以下的儿童，通过单纯的内收肌腱性松解来获得足够的活动度有利于"包容"和支具固定。Moya-Angeler 团队研究了单纯内收肌腱性松解的疗效，发现接受内收肌腱性松解、对症治疗和支具固定的儿童与单纯支具固定和对症治疗的儿童差异极小，但两组患者的人数是不对等的。

自 Axer 于 1965 年报道股骨近端内翻截骨术以来，已有大量类似的手术报道。但股骨近端内翻截骨术如何改变 LCPD 病程进展的机制尚不清楚。在 LCPD 的初期完成内翻截骨术的潜在好处是可以绕过碎裂期，从而缩短疾病病程。与 Salter 骨盆截骨术和骨盆三联截骨术相比结果相似。所有手术治疗应在疾病的早期（Ⅰa~Ⅱb 期）进行，若想获得较为理想的疗效，术前髋关节必须有良好的活动度。对于大龄（＞9 岁）儿童，因为重塑能力下降，使用股骨近端内翻截骨术可能不太合适。

股骨近端截骨术是大多数小儿外科医生熟悉的术式。然而，在 LCPD 患者手术中，还要考虑以下技术要点：①在股骨截骨之前，必须确保至少有 30° 的伸髋外展角度。若外展角度不足，可以使用石膏固定或内收肌延长，甚至合理使用肉毒杆菌或苯酚注射等方式来增加外展活动度；②通常内翻＜15° 就可以达到股骨头包容，如果内翻过多会造成股骨近端重塑不佳导致外展困难；③注意股骨远端不要外旋，因为髋关节在术前已经丧失部分内旋功能；④截骨时应伸展 15° 减少斜行截骨后屈曲力；⑤中心化防止膝外翻；⑥如果需要内翻 20° 以上才能实现包容，则需要同时行骨盆截骨术以增加额外的包容；⑦至少免负重 6 周，如有关节活动范围减少，可延长固定

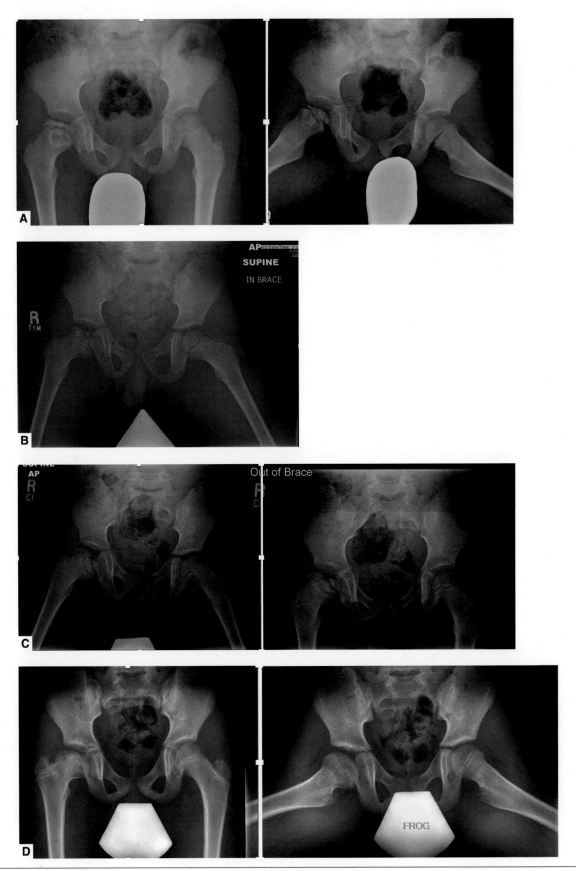

图 8.2　一例非手术包容治疗病例。一名 5 岁儿童因右股骨头碎裂早期就诊（A）。限制活动，外展支具治疗（B、C）与相关治疗。末次随访时，该患儿患处为 Stulberg Ⅱ型（D），已治愈

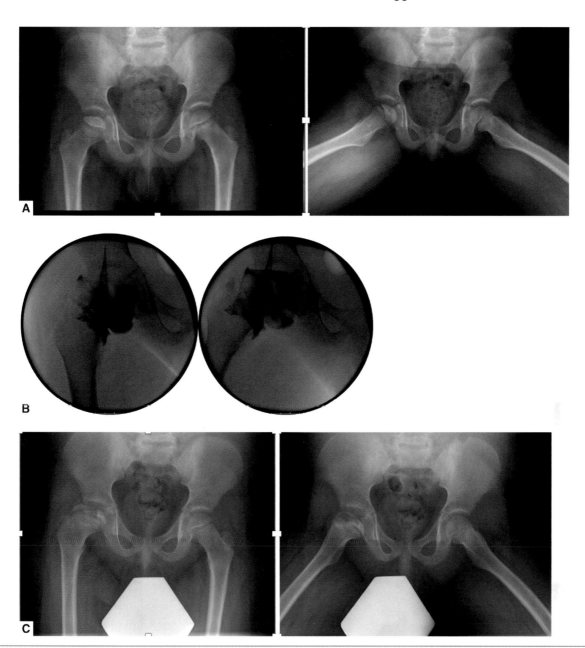

图8.3　一例采取髋关节造影与闭孔神经苯酚注射的手术包容治疗案例。A. 8 岁男性诊断为 Ib 期 LCPD 伴有硬化扁平的股骨头。B. 关节造影显示了股骨头在盂唇下的包容情况。C. Petrie 支具使用后 1 年显示已为 Stulberg Ⅱ型髋关节，且坏死的中心区域已经愈合

时间；⑧对小年龄患者应考虑行大转子骨骺阻滞术，以防止大转子过度生长（图 8.4）。综上所述，对典型的 LCPD 患者推荐使用股骨内翻截骨术治疗。

Salter 骨盆截骨术最初用于治疗发育性髋关节发育不良，随着时间的推移，该术式逐渐被应用到 LCPD 患者治疗，以达到股骨头前外侧覆盖。Salter 骨盆截骨术是自坐骨切迹到髂前下棘上方的截骨，以耻骨联合为铰链，使髋臼向前和向外翻转。Salter 骨盆截骨术在 LCPD 中的适应证为股骨头保持正常的球状并无活动受限。Salter 骨盆截骨术需要在前侧撑开 1~1.5cm，通常需要松解腰大肌腱性部分，这有助于髂骨块的翻转。使用带螺纹 Steinmann 针固定，以提高稳定性，但一般不需要髋人字石膏固定。对严重的 LCPD，首选 Salter 骨盆截骨联合股骨截骨术。联合手术的优点是可以用尽可能小的股骨内翻，以避免肢体短缩和外展肌无力。此外，由于股骨内翻更少，Salter 骨盆截骨术后发生股髋撞击风险更低。

骨盆三联截骨术是 Salter 髂骨截骨联合耻骨上支

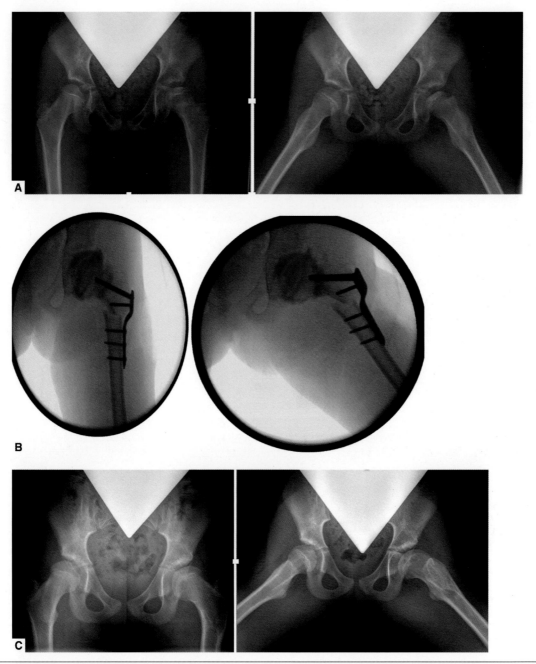

图 8.4 股骨截骨术包容治疗病例。A. 一名 10 岁女孩入院时诊断为 LCPD 早期伴股骨头硬化和轻度扁平。B. 基于发病时年龄，采取股骨截骨术包容治疗。C. 最终为 Stulberg I 型髋关节

和坐骨支完全截骨。该截骨在不影响 Y 形软骨生长的前提下允许髋臼有更大的翻转。目前骨盆三联截骨术已作为一种新方法治疗严重的大龄 LCPD 患者。骨盆三联截骨术的适应证与 Salter 骨盆截骨术相似，即需要髋关节活动无受限，且无外展铰链（马鞍状畸形）。而对于年龄较大、病情较重的患者，在股骨截骨术后股骨重塑能力有限的情况下，采用骨盆三联截骨术可能比单纯使用 Salter 骨盆截骨术拥有更

大覆盖。但是我们治疗中心很少使用 Salter 骨盆截骨术和骨盆三联截骨术治疗 LCPD。

髋臼造盖术也是可考虑的替代术式。Huang 等比较了髋臼造盖术和骨盆三联截骨术的临床结果，发现两组均有较好的疗效。而骨盆三联截骨术在技术上要求更高，与髋臼造盖术相比有更多的并发症，但在末次随访时发现髋臼造盖术后股骨头的球形度略低。对于大龄（＞9 岁）儿童，股骨重塑能力减弱，

髋臼造盖术是有效的替代方法。

术者术前必须明确关节造影中是否存在外展铰链。外展铰链是由于股骨头畸形或髋关节缺乏活动，使得股骨头不能被包裹在髋臼内。本质上是外展时股骨头不能被盂唇包绕。外展铰链的诊断和可靠性是难以把握的。但如果存在外展铰链，则禁忌使用包容手术，如股骨截骨术或骨盆重定向截骨术。

髋臼造盖术的作用是为股骨头外侧未覆盖部分提供额外的覆盖。该术式是对存在外展铰链患者的挽救方案之一，并且也被认为是对股骨截骨术或Salter骨盆截骨术包容治疗的替代方案。髋臼造盖术的优点是保护了盂唇结构，并在防止股骨头发生畸形的同时有效地刺激髋臼外缘的生长。此外，髋臼造盖术保证了下肢的长度，避免转子过于突出畸形。从技术角度来看，目标是使用自体或异体骨紧贴髋关节囊形成真正的"支撑盖"。作者选择由Daly等提出的技术（槽式髋臼延伸术），即将股直肌反折头从直头分离，并游离至关节囊附着点。髂骨外板骨瓣直接插到髋臼外缘预置骨槽内。然后将同种异体骨或自体骨堆放在插入骨槽外板外上方，缝合固定股直肌反折头覆盖（图8.5）。术后用石膏固定，避免负重直到植骨融合。

▶ 治疗的最佳指征

尽管LCPD的研究已经超过百年，但在最佳治疗方案仍未达成共识。LCPD治疗具有挑战性，且患者年龄范围广，疾病表现阶段各不同，具体治疗策略应根据患者年龄、疾病分期和股骨头受累程度而定。

6岁以下儿童受累的股骨头有很强的重塑能力。多项研究表明，在这个年龄组，手术治疗与非手术治疗的结果相似。在该年龄组中，可予非手术包容治疗并进行密切的临床和影像学随访（每隔3~4个月）。如果患者活动受限或疼痛不能通过物理治疗控制，则考虑使用石膏固定或Petrie矫形器治疗。

治疗6~8岁年龄组LCPD患者非常具有挑战性，我们会同时考虑非手术与手术包容治疗。通过连续的多中心（国际LCPD研究小组）前瞻性研究，有望找到该年龄组更好的治疗策略。在该年龄组，包容治疗原则和改善活动是最重要的。患者需要坐轮椅以限制活动，并避免跳跃或奔跑。如果担心髋关节活动范围丢失或存在早期髋关节外侧挤压，可在麻醉下行髋关节造影和检查。如果麻醉下检查有外展受限，可采用内收肌腱松解或注射苯酚并进行石膏固定。

然而，上述治疗策略都是建立在髋关节可以被包容的前提下。石膏固定6~12周时，医生和患者家属之间需要讨论决定是否采用手术（股骨截骨术）或非手术包容治疗（使用外展矫形器）。根据患者发病年龄不同，我们中心采用平均2年为一阶段的持续性治疗。

包容治疗仍然是8~11岁患者的首选治疗方案，然而，在这个年龄组，已证实手术包容治疗比非手术包容治疗获得更好的临床结果。如果髋关节处于急性期，可以通过延长内收肌或注射苯酚来增加髋关节活动度，以完成股骨截骨术。需要注意的是，如果患者髋关节外展受限，应该适当推迟股骨内翻截骨术。在这个年龄组，早期手术可以改善股骨头球形度；因此，在LCPD诊治中MRI灌注成像的应用正在不断发展，并有可能在未来用于该年龄组患者的危险度分级。

在11岁以上的患者中，目前报道的临床结果都很不理想。该年龄段的孩子重塑能力有限，且病理生理学上更接近于成人的缺血性坏死而不是典型LCPD。尽管提供了诸多不同的治疗方案（包括多重骨骺钻孔、核心减压、带血管蒂腓骨移植、关节减压或股骨截骨术），临床结果却一致相似且不乐观。在我们中心，我们推荐患者进行一段时间的免负重物理治疗和核心减压辅以自体髂骨干细胞治疗或造盖成形术作为增加包容的方法，因为这种方法不需要患者有极强的重塑能力。

LCPD较为罕见而覆盖年龄广，是一种具有挑战性的临床疾病。在发生缺血性坏死和血运重建过程中，采取包容治疗的目的是保护髋臼内脆弱的股骨头。根据发病年龄和疾病分期进行分类有助于指导治疗方案。通过国际LCPD研究小组正在进行的多中心前瞻性研究有助于明确最有效治疗方法，尤其对于6~8岁年龄组。

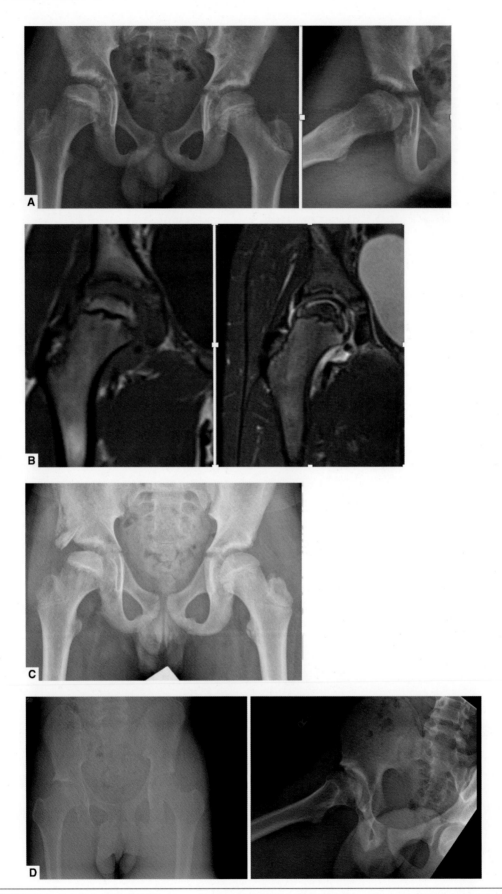

图 8.5　一例使用髋臼加盖术的包容治疗案例。A. 一名 10 岁男性患儿入院时确诊为 Ⅰ a 期 LCPD 伴硬化与轻度骨质塌陷。B. MRI 提示全股骨头已受累及。C. 我们决定采用髋臼加盖术来进行包容治疗。D. 5 年随访后该患者患处为 Stulberg Ⅱ型

参考文献

[1] Skaggs DL, Tolo VT. Legg-Calve-Perthes disease. J Am Acad Orthop Surg. 1996;4(1):9-16.

[2] Sundt H. Malum coxae: Calvé-Legg-Perthes. Zentralk Chir. 1920;22:538.

[3] Molloy MK, MacMahon B. Incidence of Legg-Perthes disease (osteochondritis deformans). N Engl J Med. 1966;275(18):988-990.

[4] Catterall A. Legg-Calve-Perthes syndrome. Clin Orthop Relat Res.1981(158):41-52.

[5] Larson AN, Sucato DJ, Herring JA, et al. A prospective multicenter study of Legg-Calve-Perthes disease: functional and radiographic outcomes of nonoperative treatment at a mean follow-up of twenty years. J Bone Joint Surg Am. 2012;999(2):584-592.

[6] Stulberg SD, Cooperman DR, Wallensten R. The natural history of Legg-Calve-Perthes disease. J Bone Joint Surg Am. 1981;63(7): 1095-1108.

[7] Catterall A. Treatment in Legg-Calve-Perthes' disease. Acta Orthop Belg. 1980;46(4):431-434.

[8] Waldenstrom H. On coxa plana: osteochondritis deformans coxae juveniles: Legg's disease, maladie de Calve, Perthes Krankreit. Acta Chir Scand. 1922(55):577-590.

[9] Herring JA, Kim HT, Browne R. Legg-Calve-Perthes disease. Part I: Classification of radiographs with use of the modified lat- eral pillar and Stulberg classifications. J Bone Joint Surg Am. 2004;86-A(10):2103-2120.

[10] Joseph B, Varghese G, Mulpuri K, Narasimha Rao K, Nair NS. Natural evolution of Perthes disease: a study of 610 children under 12 years of age at disease onset. J Pediatr Orthop. 2003;23(5):590-600.

[11] Canale ST, D'Anca AF, Cotler JM, Snedden HE. Innominate osteotomy in Legg-Calve-Perthes disease. J Bone Joint Surg Am. 1972;54(1):25-40.

[12] Harrison MH, Menon MP. Legg-Calve-Perthes disease. the value of roentgenographic measurement in clinical practice with special reference to the broomstick plaster method. J Bone Joint Surg Am. 1966;48(7):1301-1318.

[13] Salter RB. Experimental and clinical aspects of Perthes' disease. J Bone Joint Surg Br. 1966;48(2):393-394.

[14] Salter RB, Bell M. The pathogenesis of deformity in Legg-Perthes' disease—an experimental investigation. J Bone Joint Surg Br. 1968; 50(2):436.

[15] Joseph B, Price CT. Consensus statements on the management of Perthes disease. Orthop Clin North Am. 2011;42(3):437-440.

[16] Muirhead-Allwood W, Catterall A. The treatment of Perthes' disease. The results of a trial of management. J Bone Joint Surg Br. 1982;64(3):282-285.

[17] Herring JA, Kim HT, Browne R. Legg-Calve-Perthes disease. Part II: Prospective multicenter study of the effect of treatment on outcome. J Bone Joint Surg Am. 2004;86-A(10):2121-2134.

[18] Canavese F, Dimeglio A. Perthes' disease: prognosis in children under six years of age. J Bone Joint Surg Br. 2008;90(7):940-945.

[19] Serlo W, Heikkinen E, Puranen J. Preoperative Russell traction in Legg-Calve-Perthes disease. J Pediatr Orthop. 1987;7(3):288-290.

[20] Kallio P, Ryoppy S, Kunnamo I. Transient synovitis and Perthes' disease. Is there an aetiological connection? J Bone Joint Surg Br. 1986;68(5):808-811.

[21] Vegter J. The influence of joint posture on intra-articular pressure. A study of transient synovitis and Perthes' disease. J Bone Joint Surg Br. 1987;69(1):71-74.

[22] Petrie JG, Bitenc I. The abduction weight-bearing treatment in Legg-Perthes' disease. J Bone Joint Surg Br. 1971;53(1):54-62.

[23] Purvis JM, Dimon JH 3rd, Meehan PL, Lovell WW. Preliminary experience with the Scottish Rite Hospital abduction orthosis for Legg-Perthes disease. Clin Orthop Relat Res. 1980;150:49-53.

[24] Rich MM, Schoenecker PL. Management of Legg-Calve-Perthes disease using an A-frame orthosis and hip range of motion: a 25-year experience. J Pediatr Orthop. 2013;33(2):112-119.

[25] Curtis BH, Gunther SF, Gossling HR, Paul SW. Treatment for Legg-Perthes disease with the Newington ambulation-abduction brace. J Bone Joint Surg Am. 1974;56(6):1135-1146.

[26] Kamegaya M. Comparative study of Perthes' disease treated by various ambulatory orthoses. Nihon Seikeigeka Gakkai Zasshi. 1987;61(7):917-932.

[27] Aksoy MC, Caglar O, Yazici M, Alpaslan AM. Comparison between braced and non-braced Legg-Calve-Perthes-disease patients: a radiological outcome study. J Pediatr Orthop B. 2004;13(3):153-157.

[28] Moya-Angeler J, Abril JC, Rodriguez IV. Legg-Calve-Perthes disease: role of isolated adductor tenotomy? Eur J Orthop Surg Traumatol. 2013;23(8):921-925.

[29] Axer A. Subtrochanteric osteotomy in the treatment of Perthes' disease: a preliminary report. J Bone Joint Surg Br. 1965;47:489-499.

[30] Joseph B, Rao N, Mulpuri K, Varghese G, Nair S. How does a femoral varus osteotomy alter the natural evolution of Perthes' disease? J Pedi- atr Orthop B. 2005;14(1):10-15.

[31] Leitch JM, Paterson DC, Foster BK. Growth disturbance in Legg-Calve-Perthes disease and the consequences of surgical treat- ment. Clin Orthop Relat Res. 1991(262):178-184.

[32] Noonan KJ, Price CT, Kupiszewski SJ, Pyevich M. Results of femoral varus osteotomy in children older than 9 years of age with Perthes disease. J Pediatr Orthop. 2001;21(2):198-204.

[33] Menelaus MB. Lessons learned in the management of Legg- Calve-Perthes disease. Clin Orthop Relat Res. 1986(209):41-48.

[34] Kim HK, da Cunha AM, Browne R, Kim HT, Herring JA. How much varus is optimal with proximal femoral osteotomy to preserve the femoral head in Legg-Calve-Perthes disease? J Bone Joint Surg Am. 2011,93(4).341-347.

[35] Hansson G, Wallin J. External rotational positioning of the leg after intertrochanteric combined varus-derotational osteotomy in Perthes' disease. Arch Orthop Trauma Surg. 1997;116(1-2):108-111.

[36] Kitakoji T, Hattori T, Iwata H. Femoral varus osteotomy in Legg-Calve-Perthes disease: points at operation to prevent residual problems. J Pediatr Orthop. 1999;19(1):76-81.

[37] Crutcher JP, Staheli LT. Combined osteotomy as a salvage procedure for severe Legg-Calve-Perthes disease. J Pediatr Orthop. 1992;12(2):151-156.

[38] Salter RB. Legg-Perthes disease: the scientific basis for the meth- ods of treatment and their indications. Clin Orthop Relat Res. 1980; 150:8-11.

[39] Vukasinovic Z, Slavkovic S, Milickovic S, Siqeca A. Combined salter innominate osteotomy with femoral shortening versus other methods of treatment for Legg-Calve-Perthes disease. J Pediatr Orthop B. 2000;9(1):28-33.

[40] Olney BW, Asher MA. Combined innominate and femoral osteotomy for the treatment of severe Legg-Calve-Perthes disease. J Pediatr Orthop. 1985;5(6):645-651.

[41] Wenger DR, Pring ME, Hosalkar HS, Caltoum CB, Lalonde FD, Bastrom TP. Advanced containment methods for Legg-Calve-Perthes disease: results of triple pelvic osteotomy. J Pediatr Orthop. 2010;30(8):749-757.

[42] Vukasinovic Z, Spasovski D, Vucetic C, Cobeljic G, Zivkovic Z, Matanovic D. Triple pelvic osteotomy in the treatment of Legg-Calve-Perthes disease. Int Orthop. 2009;33(5):1377-1383.

[43] Huang MJ, Huang SC. Surgical treatment of severe Perthes disease: comparison of triple osteotomy and shelf augmentation. J Formos Med

Assoc. 1999;98(3):183-189.

[44] Shore BJ, Miller PE, Zaltz I, Schoenecker PL, Sankar WN. Determining Hinge abduction in Legg-Calve-Perthes disease: can we reliably make the diagnosis? J Pediatr Orthop. 2019;39(2):e95-e101.

[45] Daly K, Bruce C, Catterall A. Lateral shelf acetabuloplasty in Perthes' disease. A review of the end of growth. J Bone Joint Surg Br. 1999;81(3):380-384.

[46] Wiig O, Terjesen T, Svenningsen S. Prognostic factors and outcome of treatment in Perthes' disease: a prospective study of 368 patients with five-year follow-up. J Bone Joint Surg Br. 2008;90(10):1364-1371.

[47] Saran N, Varghese R, Mulpuri K. Do femoral or salter innominate osteotomies improve femoral head sphericity in Legg-Calve-Perthes disease? a meta-analysis. Clin Orthop Relat Res. 2012;470(9):2383-2393.

[48] Kim HK, Burgess J, Thoveson A, Gudmundsson P, Dempsey M, Jo CH. Assessment of femoral head revascularization in Legg-Calve-Perthes disease using serial perfusion MRI. J Bone Joint Surg Am. 2016;98(22):1897-1904.

[49] Joseph B, Mulpuri K, Varghese G. Perthes' disease in the adolescent. J Bone Joint Surg Br. 2001;83(5):715-720.

[50] Xu S, Zhang L, Jin H, et al. Autologous stem cells combined core decompression for treatment of avascular necrosis of the femoral head: a systematic meta-analysis. Biomed Res Int. 2017;2017:6136205.

第 9 章

Legg-Calve-Perthes 病：有症状残余畸形的治疗

▶背景

Legg-Calve-Perthes 病（LCPD）是一种以股骨头骨骺坏死为特征的儿科疾病。坏死逐渐发展为股骨头的碎裂，血运重建和再骨化。最终，LCPD 会留下股骨近端和髋臼的残留畸形，后期发生进行性髋关节疼痛和功能障碍。以前有报告指出，LCPD 患者有 30%~50% 存在持续到成年的残余髋关节症状。由此产生的髋关节畸形是导致股骨髋臼撞击（FAI）、髋关节不稳定或两种混合存在的病理机制。髋关节的长期预后与股骨头形状以及关节头臼一致性有关。股骨畸形包括股骨头骺球形度的丧失、颈膨大或短髋、股骨大转子高位和股骨头相对后倾。在髋臼，通常会发生髋臼后倾，但是由于股骨近端引起的髋臼重塑可能导致髋臼适应性发育不良。LCPD 畸形的成功治疗需要能够准确识别并纠正发生的各种病理形态。治疗的目标是稳定的、同心圆复位的并有最佳的关节活动范围。

LCPD 畸形愈合后形态学异常引起的症状反映在自发性 FAI 和发育异常。通常，FAI 的特征是股骨头颈前部与髋臼前部异常、反复地撞击。在愈合后的 LCPD 髋关节中，这种撞击可由近端股骨或髋臼的形态结构变化引起。异常的撞击会导致髋臼软骨、盂唇或两者俱有的逐渐损伤。FAI 患者会出现前腹股沟疼痛和髋关节 "C 形征" 区域疼痛，这种疼痛会因体力活动、久坐以及屈曲和内旋姿势而加重。

此外，僵硬或运动功能丧失也很常见，有时这些症状会出现在疼痛发作之前。而 FAI 关节之外的症状，包括转子和骨盆之间的撞击，也可见于愈合后的 LCPD 髋关节中。表现为撞击局限于股骨大转子伴有伸髋的后外侧髋关节疼痛，以及撞击局限于股骨小转子时伴有伸髋的腹股沟后侧疼痛。

关节不稳定通常在直立活动（如行走或跑步）期间表现出来。疼痛可能局限于髋关节的前外侧，并且可能与腰肌和外展肌的疼痛相关。外展肌疲劳和跛行可能与髋关节不稳定有关，但也可能是大转子高位和相关的外展肌肉无力导致的结果。髋关节活动绞锁或 "卡住" 的症状可能提示关节病变，如唇瓣撕裂、软骨瓣或游离体（图 9.1）。

全面分析 LCPD 残余畸形患者的初始影像学资料，包括股骨近端和髋臼的形态。常规 X 线片应包括骨盆站立前后位（AP）片，股骨近端（45° Dunn 位或 "蛙式" 位）侧位片以及髋臼的假斜位片。股骨近端畸形的测量包括股骨头颈球形度（α角，头颈偏移比）、大转子相对于股骨头的位置（关节转子间距）和股骨颈轴线的评估。而髋臼应进行髋臼覆盖率（外侧中心边缘角、Tönnis 角、前中心边缘角、前/后壁指数）的测量。髋臼后倾的标志包括交叉征、后壁征和突出的坐骨棘征的评估。

由于 LCPD 患者通常有明显的畸形，因此我们建议行常规横断面成像。应获得骨盆（包括股骨远端）的 CT 结果，以评估骨的形态（包括三维重建和股骨形态）。而磁共振成像（MRI）对于确定关节软骨和髋臼盂唇损伤的程度具有重要意义。

▶畸形分析和手术治疗方案的综合策略

对于 LCPD 愈合后出现症状的患者的管理需要对导致症状的病理形态和相关软组织异常进行识别。

将孤立性 FAI 的髋关节、继发性髋臼发育不良和不稳定的髋关节以及两者均有的髋关节区分开来

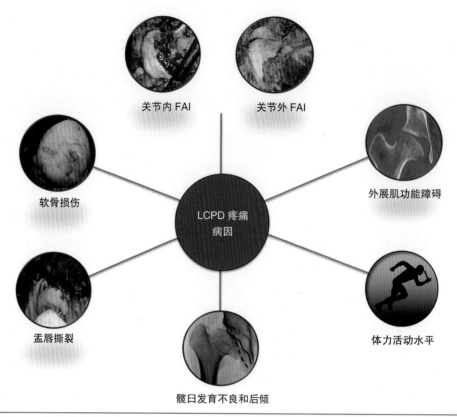

图 9.1 该图显示了 LCPD 髋关节疼痛的病因是多因素的。疼痛可能继发于股骨头颈球形度异常引起的关节内股骨髋臼撞击，也可能继发于高位大转子引起的关节外疼痛。关节内股骨头或髋臼软骨或盂唇的关节内生物损伤以及外展肌组织功能障碍也可导致疼痛，也会导致肌肉疲劳。髋臼发育不良和后倾引起的髋关节不稳定也可能是病因。最后，患者的活动水平可能会影响症状的持续时间和强度

是至关重要的。此外，必须了解股骨近端与髋臼缘（股骨与髋臼、关节内与关节外）之间撞击的根源，以设计手术方案。在髋关节股骨侧最常见的手术治疗方案包括股骨转子间截骨术、股骨颈相对延长术、股骨颈延长术、大转子下移术和头颈交界处骨软骨成形术。在严重畸形且关节不匹配的髋关节中，近来股骨头缩小术是一种式式选择。在髋臼侧，关节外手术包括髋臼造盖截骨术和髋臼旋转截骨术。在LCPD 愈合后的髋关节中，股骨和髋臼的复杂畸形导致髋关节的不稳定和 FAI，通常需要联合入路。通过对股骨和骨盆病理形态进行全面评估，根据解剖结构的改变确定不同的亚型以及治疗计划。

对于 LCPD 继发的髋关节畸形，我们的治疗策略包括采用髋关节外科脱位手术评估和治疗股骨畸形和关节内病变，以及采用 Bernese 髋臼周围截骨术（PAO）来治疗髋臼畸形（图 9.2）。

第 12 章提供了髋关节外科脱位手术的详细描述，第 7 章提供了支持带皮瓣的解剖描述。

简而言之，手术通常取侧卧位，外侧纵向直切口。将阔筋膜沿着股骨干切开，同时分离臀大肌与臀中肌的肌间隔。此时臀中肌回缩，使得臀小肌和梨状肌腱暴露出来。锐性分离梨状肌腱和臀小肌之间的间隙，并将臀小肌的下缘紧贴关节囊分离出来（图 9.3）。接着，用摆据行大转子截骨术，大转子保留 1~1.5cm 厚度，并在稳定大转子的基础上完整保留梨状肌腱和短外旋肌（图 9.4）。然后股骨大转子骨块与附着的股外侧肌和臀中肌一起向前翻转。

先前暴露的关节囊小肌肉进一步向髋关节囊前侧剥离。随后在股骨上松解股外侧肌的前外侧部分，外旋髋关节，直到与臀大肌附着点位于同一水平。再以 Z 形（右髋）或反向 Z 形（左髋）进行关节囊切开术，Z 的纵向臂与股骨颈前线对齐。关节囊打开后，可以动态观察导致 FAI 的关节内和关节外病因。屈曲、内收和外旋髋关节形成半脱位，将圆韧带剪断可使股骨头完全脱位。最后检查股骨头软骨和髋臼盂唇是否损伤。

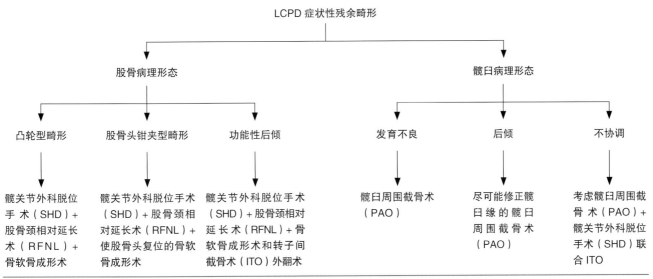

图 9.2　该图显示了 LCPD 髋关节中遇到的各种股骨和髋臼畸形亚型的综合分析和治疗干预计划的综合分析

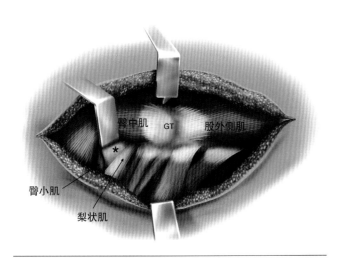

图 9.3　图示向前牵拉臀中肌，暴露臀小肌和梨状肌腱。在梨状肌上方切开臀小筋膜，并向前上方牵拉，露出髋关节囊（黑色星号）。GT，大转子

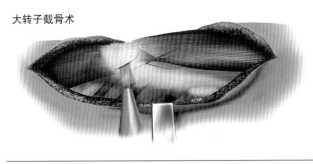

大转子截骨术

图 9.4　图示为大转子截骨术。在 X 线透视控制下，通过插入外侧大转子上的克氏针来引导进行转子截骨术。在近端，截骨通常在臀中肌附着点前 2~3mm 处进行；在远端，截骨通常在股外侧肌起点的后侧进行

大多数情况下，LCPD 畸形需要相对延长股骨颈，以改善外展肌功能和矫正限制髋关节外展和外旋的关节外 FAI。还应松解延长支持带软组织皮瓣，以保护股骨头的血供（图 9.5）。将股骨头复位回髋臼内以松解支持带皮瓣。第一步是将稳定的大转子的后上部分向下修整至股骨颈水平。

用骨凿推动大转子靠近生长板的部分，然后小心地从骨膜上移除松质骨。再从大转子生长板的前上角开始沿颈前部切开骨膜。随后逐渐松解股骨颈部骨膜（包括带血管的支持带和外旋肌）。支持带皮瓣沿股骨颈向后延伸，同时将其固定在骨骺上。在支持带皮瓣形成后，进一步修整稳定转子段的上部，使其与股骨颈保持一致。然后将髋关节脱位，用骨凿和高速磨钻去除股骨头的非球形部分。骨软骨成形术后髋关节屈曲和内旋应改善，外旋伸展和外展无撞击。如果只需要行骨软骨成形术和股骨颈相对延长术（RFNL），则松弛地关闭骨膜和关节囊。用 3 枚 4.5mm 皮质螺钉将大转子向远端固定，使其上缘与股骨头中心对齐，以校正关节转子间距离。当骨软骨成形术和股骨颈相对延长术不足以纠正 FAI 时（通常是当股骨近端出现功能性后倾时），可进行股骨转子间截骨术。

PAO 技术的完整描述见第 5 章。

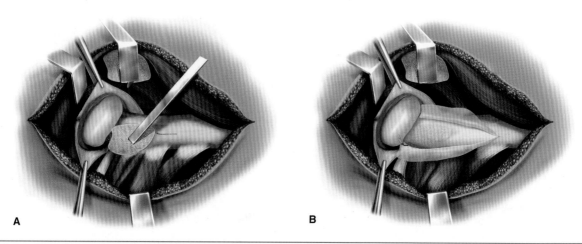

图9.5　含股骨头滋养血管的韧带皮瓣解剖示意图。A.用骨凿移动大转子靠近生长板的部分，并小心地从骨膜上移除松质骨。从稳定的大转子的前上角（虚线）开始，沿颈前部然后向远端切开骨膜至臀大肌腱水平。B.颈部骨膜以及包含血管的支持带和外旋肌被逐渐松解。支持带皮瓣沿股骨颈向后延伸，同时将其固定在骨骺上，并保留血管附着

关节内凸轮型畸形与关节外撞击

临床病例

　　患者女，15岁，因跑步和踢足球而出现右髋关节前外侧和后侧渐进性疼痛。患者8岁时被诊断出患有LCPD，并接受了非手术治疗。体格检查发现肢体长度稍不一致（1cm），前侧（屈曲＋内收＋内旋）和后侧（伸展＋外展＋外旋）撞击试验阳性。右髋部X线片显示股骨头略呈非球形、高位大转子伴短股骨颈和股骨头前凸。患者被诊断患有关节内凸轮型FAI并伴有关节外撞击，并采用RFNL、髋关节外科脱位手术和股骨头颈交界处骨软骨成形术进行治疗（图9.6）。

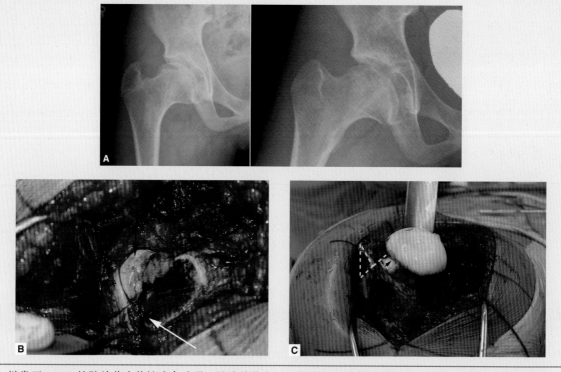

图9.6　继发于LCPD的髋关节症状性残余畸形，导致关节内（凸轮型）和关节外撞击。A.术前X线片显示非球形股骨头，高位大转子伴短股骨颈和股骨头前方凸起。B.术中照片显示凸轮型畸形的股骨头（黑色箭头）突出并撞击髋臼缘和臼唇（黑色星号），从而形成关节内FAI和大转子高位（白色箭头），并最终导致关节外撞击髂骨和髋臼后外侧缘。C.股骨冠状图的术中照片。股骨颈严重缩短（黑色箭头），并且股骨头上部有一小块软骨缺损（蓝色箭头）。黄色虚线表示股骨颈的上半部分，并作为切除稳定的大转子靠近转子骨突部分的参考（黄色虚线三角形）

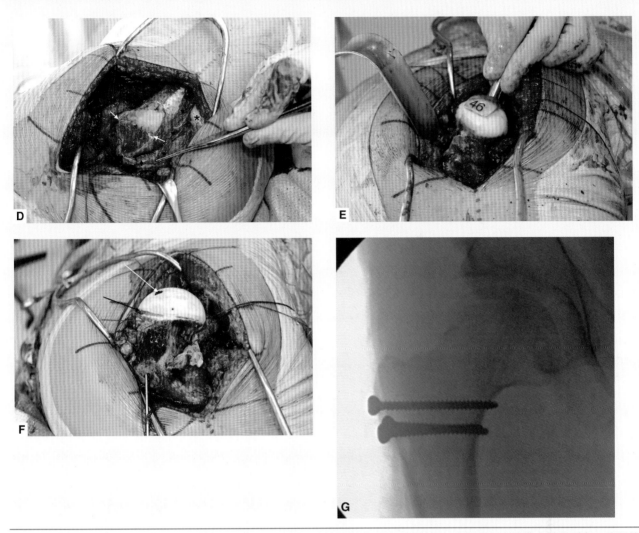

图 9.6（续）　D. 术中照片显示的是在进行大转子截骨术和骨膜剥离术后的股骨外侧，准备进行支持带皮瓣的剥离。从股骨颈和转子的前部开始，沿稳定转子周围向后并朝向远侧臀大肌腱止点方向（黑色星号）切开骨膜（黑色箭头）。大转子靠近大转子骨突的部分（白色箭头）也应当被切除。E. 术中照片显示应用球形模板确定股骨头切除范围以获得球形形态。F. 术中照片显示股骨头骨软骨成形术区域（黑色箭头）超出了滋养血管的进入点。股骨骨骺可向后修剪，但应保留干骺端，以避免损伤滋养血管（蓝色箭头）。鉴于股骨头软骨损伤的面积非常小，采用了同种异体早期软骨细胞移植进行微骨折手术修复（白色箭头）。G. 术后髋关节正位 X 线片显示关节转子距离恢复和股骨近端形态改善

关节内股骨头诱发的钳夹型撞击

与凸轮型畸形不同，股骨头诱发的钳夹型畸形常伴有股骨头严重增大和畸形，其变形程度足以阻止股骨头进入髋臼。这种畸形的另一种特殊表现形式是铰链外展，即髋关节外展受限和外展过程中内侧关节间隙的扩大，这是由于畸形的股骨头不断撞击髋臼外侧缘所造成的。

髋关节 X 线片（有或无髋关节造影协助下）有助于术前辨认出是否存在该种铰链外展，但术中探查发现患者肢体运动受限仍是目前最可靠的诊断手段。这类畸形通常采用股骨粗隆间外翻截骨术进行治疗，该手术也可与股骨头骨软骨成形术和 RFNL 联合进行。

然而，在冠状面呈非球面且伴有铰接外展的髋关节中，股骨头缩小术可能是改善股骨形态的最佳手术。

该手术通过分离支持带皮瓣，再行股骨头颈截骨术，以去除股骨头的中心坏死区域并减少其总体积。

　　患者女，10岁，因左髋关节 LCPD 自 6 岁起一直在临床随访而未行手术治疗。在前几个月逐渐出现轻微的跛行和活动受限。体检发现其髋关节外展受限。术前影像学检查显示股骨头严重畸形和增大。在麻醉下接受关节造影，结果显示严重的铰链外展。随后她接受了股骨头缩小术（图 9.7）。

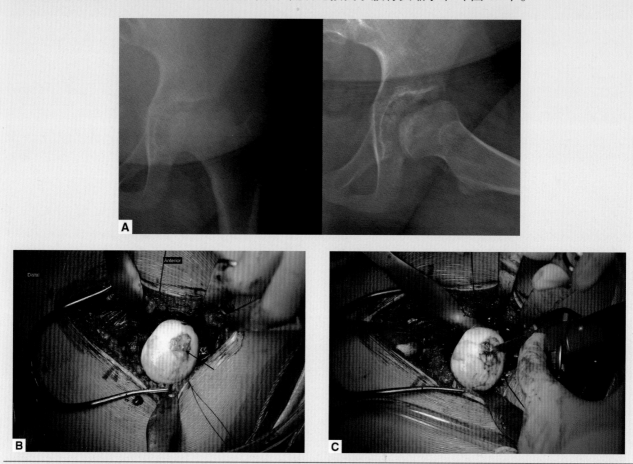

图 9.7　一名 10 岁女孩因继发于 LCPD 的髋关节症状性残余畸形，导致股骨头诱发的关节内钳夹型撞击，采用股骨头缩小术进行治疗（病例由 Travis Matheney 医生提供）。A. 术前正位片和蛙势侧位片显示患 LCPD 后左髋关节严重畸形，大部分股骨头未被髋臼很好地覆盖。B. 术中照片显示在分离支持带软组织皮瓣后通过髋关节外科脱位技术显露的畸形股骨头。黑色箭头指向软骨表面起泡的股骨头中心区域。C. 术中照片显示股骨头截骨界线：截骨术是在矢状面进行的，以保护股骨头的血液供应。如图所示，首先用摆锯进行内侧截骨术

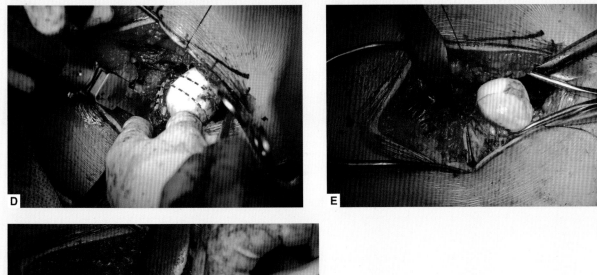

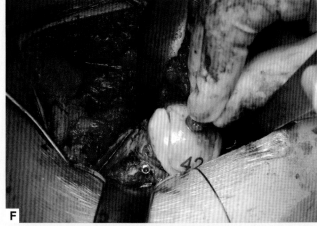

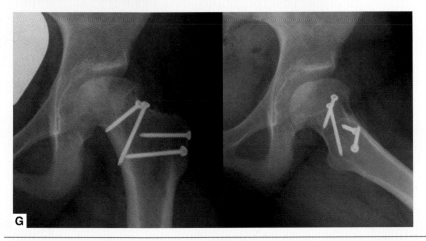

图 9.7（续）　D. 术中照片显示平行于内侧截骨线（蓝色虚线）进行外侧截骨（绿色虚线）至股骨颈基底部水平。在外侧节段基底部进行截骨术（黑色虚线）以使外侧节段分离。E. 术中照片显示的是将中央部分切除后、外侧段向内侧移动并用尖嘴钳固定在内侧的股骨头。F. 头部缩小并内固定后，使用球形模板确定股骨头大概的球形度。G. 术后随访 18 个月正侧位片显示股骨头包容良好，球形指数改善。患者髋关节活动范围改善，无其他症状

关节内撞击：股骨头相对后倾

在某些 LCPD 病例中，当前外侧"假"股骨头和后内侧"真"股骨头的位置存在显著差异时，会出现股骨头相对或功能性后倾。因为这种位置的差异使股骨头与股骨颈不成一直线，并形成一个相对后倾的位置。

患有这种畸形的患者在没有明显的代偿性外旋的情况下髋关节屈曲会存在着明显的困难。在髋关节活动期间，股骨头的前外侧非球形部分会从髋臼中旋转出来，这解释了为什么 LCPD 患者痊愈后经常出现外八字步态。大多数情况下，这种畸形可以通过股骨头前外侧部分切除的骨成形术来解决。但是，对于股骨成形术不能完全解决关节内撞击的髋关节，可以进行股骨粗隆间外翻和轻微屈曲截骨术，以改善关节内股骨头与其余股骨部分力线（图 9.8）。

髋臼发育不良和后倾

髋臼形态在 LCPD 疾病初期通常是正常的。髋臼发育不良和髋臼后倾是疾病过程中股骨头变化所导致的结果。股骨近端畸形的严重程度与髋臼畸形的严重程度是相关的。髋臼发育不良会导致关节不稳

临床病例

一名 13 岁男孩，8 岁时因 LCPD 接受非手术治疗后髋关节出现残余畸形入院。他的左侧髋关节疼痛严重，有着明显的跛行和外八字步态及 Trendelenburg 征。髋部屈伸活动正常，但旋转活动受限，特别是髋关节屈曲时内旋明显丧失。术前影像学检查显示股骨头严重畸形和增大，并伴有股骨头相对后倾常见的典型双头畸形。通过髋关节外科脱位手术，对股骨头颈交界处行骨软骨成形术并切除股骨头前外侧，但残余关节撞击仍持续存在。手术同时，采用轻微外翻的股骨转子间截骨术并相对延长股骨颈（图 9.8）。

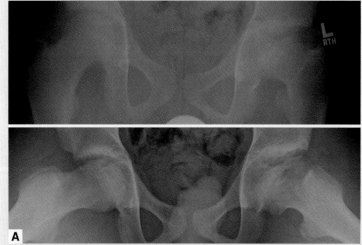
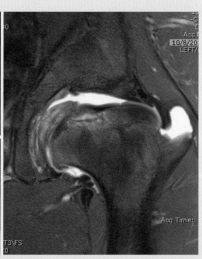
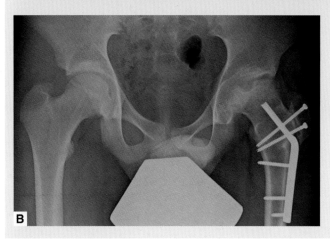

图 9.8　LCPD 继发的伴有股骨头相对后倾的髋关节症状性残余畸形，可导致疼痛、内旋活动受限、外八字步态和跛行。手术治疗包括髋关节外科脱位手术联合股骨头颈骨软骨成形术、股骨头颈前外侧部分切除术、RFNL 和外翻截骨术。A. 术前图像：前后位片（左上）、蛙式侧位片（左下）、冠状位 MRI（右下）显示 LCPD 后左髋关节严重畸形，股骨头增大。B. 术后 1 年随访前后位 X 线片显示股骨形态改善，同时患者症状和髋关节活动范围也相应改善

定，而髋臼后倾会导致 FAI 和潜在的后外侧不稳定。髋臼发育不良和髋关节不稳定的程度必须在手术前确定，且在髋关节外科脱位手术矫正股骨侧畸形后也必须重新评估。建议可采用髋臼周围截骨术（PAO）对髋臼进行旋转矫正，以改善髋关节的协调性和稳定性。对于髋臼后倾且股骨头前部相对过度包容的髋关节，可在髋关节外科脱位手术时进行髋臼边缘修整。

▶结果

使用髋关节外科脱位手术进行 LCPD 残余畸形的

手术治疗，以进行术中评估和矫正股骨畸形，无论是否联合使用 PAO 来治疗髋臼畸形，都可改善患者短期和中期的预后，并且总体发生重大并发症的风险较低。一项文献回顾发现，共有 138 例 LCPD 残余畸形患者采用髋关节外科脱位技术进行治疗，平均手术年龄 14~21 岁。其中大部分髋关节属于 Stulberg Ⅲ 型（46%）和 Stulberg Ⅳ 型（34%）。股骨头颈部骨软骨成形术和 RFNL 是最常用的手术方法（分别为 76.8% 和 60.9%）。22.5% 的患者进行了股骨粗隆间截骨术，9% 的患者同时行 PAO。75% 的患者疼痛和功能有所改善，据报道有 40% 的患者在最后一次随

临床病例

患者男，26 岁，因儿童期接受 LCPD 非手术治疗后出现右侧髋关节残留畸形而就诊。 患者右侧髋关节疼痛伴轻微跛行，Trendelenburg 征阳性。髋关节活动评估显示外展受限，屈曲尚可。 患者的前撞击试验和恐惧试验均呈阳性，髋关节外展无力并疼痛试验呈阳性。术前影像显示股骨近端严重畸形，伴股骨头非球形增大和高位大转子。 手术治疗包括髋关节外科脱位手术、股骨头颈交界处骨软骨成形术和 RFNL，随后行 PAO 矫正髋臼发育不良（图 9.9）。

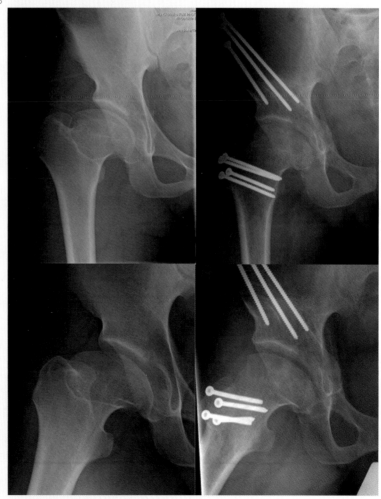

图 9.9 患者男性，26 岁，LCPD 继发髋关节残留症状畸形，大转子高位、短颈、非球形股骨头和髋臼发育不良，伴有疼痛、外展受限、撞击试验和恐惧试验阳性，轻微跛行。术前前后位片（右上）和蛙式侧位片（右下）显示严重畸形。患者接受了髋关节外科脱位手术联合股骨头颈交界处骨软骨成形术、RFNL 和髋臼周围截骨术治疗。术后 X 线片（左上和左下）显示髋关节形态改善

访时没有疼痛。6% 的患者出现严重并发症，而 10% 的患者疼痛加重并且接受了全髋关节置换术。失败率（定义为全髋关节置换或持续性疼痛）约为 16%。

总之，大多数 LCPD 残余畸形的患者会表现多种股骨近端和髋臼病变。股骨近端无处不在的病理改变使患者易受 FAI 及其导致的软骨盂唇损伤和功能障碍的影响。股骨近端畸形应首先通过髋关节外科脱位手术伴各种股骨骨软骨成形术治疗关节内撞击来解决，然后再行 RFNL 以矫正关节转子距离的缩短和关节外撞击。在股骨近端出现显著畸形且不能通过单纯骨软骨成形术治疗的病例中，可建议行股骨头缩小术或股骨粗隆间旋转截骨术，以将股骨头复位在髋臼内。在完全矫正股骨近端形态后，应处理髋臼病理形态。在因髋臼后倾出现残余前部撞击而导致钳夹型畸形情况下，可通过 PAO 或者是髋臼前边缘修整以矫正髋臼方向，且应根据整体髋臼形态做出决定。如果髋臼发育不良导致髋关节不稳，我们将进行 PAO 调整髋臼的位置，以达到最佳稳定性并避免关节撞击。

参考文献

[1] Engelhardt P. Late prognosis of Perthes' disease: which factors deter- mine arthritis risk? Z Orthop Ihre Grenzgeb. 1985;123(2):168-181.

[2] Lecuire F. The long-term outcome of primary osteochondritis of the hip (Legg-Calve-Perthes' disease). J Bone Joint Surg Br. 2002;84(5):636-640.

[3] McAndrew MP, Weinstein SL. A long-term follow-up of Legg-Calve-Perthes disease. J Bone Joint Surg Am. 1984;66(6):860-869.

[4] Novais EN, Clohisy J, Siebenrock K, Podeszwa D, Sucato D, Kim YJ. Treatment of the symptomatic healed Perthes hip. Orthop Clin North Am. 2011;42(3):401-417, viii.

[5] Mose K, Hjorth L, Ulfeldt M, Christensen ER, Jensen A. Legg Calve Perthes disease. The late of coxarthrosis. Acta Orthop Scand Suppl. 1977;169:1-39.

[6] Stulberg SD, Cooperman DR, Wallensten R. The natural his- tory of Legg-Calve-Perthes disease. J Bone Joint Surg Am. 1981;63(7):1095-1108.

[7] Weinstein SL. Legg-Calve-Perthes disease: results of long-term follow-up. Hip. 1985;28-37.

[8] Ezoe M, Naito M, Inoue T. The prevalence of acetabular retroversion among various disorders of the hip. J Bone Joint Surg Am. 2006;88(2):372-379.

[9] Ganz R, Parvizi J, Beck M, Leunig M, Notzli H, Siebenrock KA. Femoroacetabular impingement: a cause for osteoarthritis of the hip. Clin Orthop Relat Res. 2003;417:112-120.

[10] Ganz R, Gill TJ, Gautier E, Ganz K, Krugel N, Berlemann U. Surgical dislocation of the adult hip a technique with full access to the femoral head and acetabulum without the risk of avascular necrosis. J Bone Joint Surg Br. 2001;83(8):1119-1124.

[11] Ganz R, Klaue K, Vinh TS, Mast JW. A new periacetabular osteotomy for the treatment of hip dysplasias. Technique and preliminary results. Clin Orthop Relat Res. 1988(232):26-36.

[12] Novais EN. Application of the surgical dislocation approach to residual hip deformity secondary to Legg-Calve-Perthes disease. J Pediatr Orthop. 2013;33(1):S62-S69.

[13] Ganz R, Huff TW, Leunig M. Extended retinacular soft-tissue flap for intra-articular hip surgery: surgical technique, indications, and results of application. Instr Course Lect. 2009;58:241-255.

[14] Siebenrock KA, Anwander H, Zurmuhle CA, Tannast M, Slongo T, Steppacher SD. Head reduction osteotomy with additional containment surgery improves sphericity and containment and reduces pain in Legg-Calve-Perthes disease. Clin Orthop Relat Res. 2015;473(4):1274-1283.

[15] Katz JF. Femoral torsion in Legg-Calve-Perthes disease. J Bone Joint Surg Am. 1968;50(3):473-475.

[16] Kim HT, Wenger DR. "Functional retroversion" of the femoral head in Legg-Calve-Perthes disease and epiphyseal dysplasia: analysis of head-neck deformity and its effect on limb position using three-dimensional computed tomography. J Pediatr Orthop. 1997;17(2):240-246.

[17] Upadhyay SS, Burwell RG, Moulton A. Femoral anteversion in Perthes' disease with observations on irritable hips. Application of a new method using ultrasound. Clin Orthop Relat Res. 1986;209:70-76.

[18] Yoo WJ, Choi IH, Cho TJ, Chung CY, Park MS, Lee DY. Out-toeing and in-toeing in patients with Perthes disease: role of the femoral hump. J Pediatr Orthop. 2008;28(7):717-722.

[19] Sankar WN, Flynn JM. The development of acetabular retroversion in children with Legg-Calve-Perthes disease. J Pediatr Orthop. 2008;28(4):440-443.

[20] Madan S, Fernandes J, Taylor JF. Radiological remodelling of the acetabulum in Perthes' disease. Acta Orthop Belg. 2003;69(5):412-420.

髋内翻畸形是一种先天性进行性的发育异常疾病，或者因外伤、Legg–Calve–Perthes 病（LCPD）、股骨头骨骺滑脱（SCFE）、代谢异常或肿瘤引起的继发性疾病。前者由胚胎发育异常或其他宫内因素引起。它通常与其他肢体缺陷相关，如股骨近端局灶性缺陷或腓侧半肢畸形。先天性髋内翻的发病率约为 1/25 000。性别、侧别没有差异，30%~50% 是双侧。大多数患者在 2~6 岁出现无痛性的鸭步或臀中肌步态；如果是单侧发病，会出现髋关节外展受限和肢体不等长。

▶影像学

在髋内翻的好发年龄，通常用 X 线片进行初步评估。站立前后位 X 线检查：髋关节内旋 15°，有助于准确地评估颈干角和 HE 角（HEA）（图 10.1）。蛙式位有助于进一步评估股骨近端形态改变（图 10.1B）。由于与其他发育异常相关，应行额外的 X 线片评估。

▶适应证

在 X 线片上，可以看到股骨近端呈倒 Y 形，在股骨颈下方有一碎片，称为 Fairbanks 碎片。颈干角＜90° 是截骨矫正的指征。HEA 是双髋臼 Y 形软骨连线和穿过股骨近端骨骺线的夹角。跛行且 HEA（图 10.1）＞60° 或 HEA 为 45°~60° 伴有内翻畸形进展的，应手术治疗。

▶治疗

HEA＜60°（或＜45°，畸形无进展）的髋关节可以保守治疗，定期复查 X 线片。治疗的目标是恢复解剖位置，改善髋关节的活动度和恢复下肢力线。首选治疗方案是股骨粗隆间或股骨粗隆下外翻截骨，将 HEA 恢复至约 25°。颈干角过度矫正至 150°~160°，并将颈部的剪切力转化为截骨处的压力，该截骨方法已被报道过。其他治疗包括行内收肌腱性延长和股骨近端缩短截骨术，以减少股骨头的压力并减少外翻矫正时受到的应力。

骨骺早闭（近 90% 的患者出现）、大转子高位、畸形复发等并发症，可能是由于矫正不足、骨坏死、肢体不等长或退行性骨性关节炎引起。

在长期研究中，改善临床和影像学结果的预测

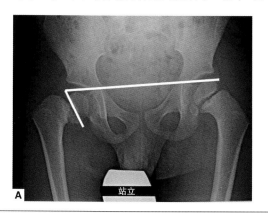
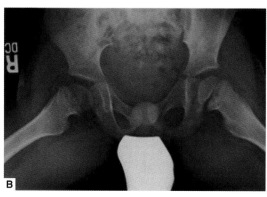

图 10.1　A、B.术前站立位骨盆平片，髋关节内旋，双侧髋关节蛙式位。HE 角如图 A 所示。右侧髋关节股骨颈下方可见 "Fairbanks 碎片"

因素包括：手术时年龄＜9岁，颈干角过度矫正减少畸形复发。我们比较了手术和非手术治疗后小宗病例，发现内翻畸形复发并需要手术翻修的病例近25%。对平均 HEA 为 36° 并伴有步态异常的髋内翻自发矫正较少见，通常需要手术矫正达到目标角度。

> **临床病例**
>
> 患者是一名 4 岁的健康男性，无其他基础疾病，表现为无痛性跛行。发育正常，无骨骼发育不良家族史，无外伤史。体检发现右侧有轻度的臀中肌步态，双髋关节内旋减少，右侧显著。

影像学初步评估显示双侧髋内翻：HEA 右侧 70°，左侧 30°。家长希望尝试保守治疗，但是随访的 X 线片显示病情进展，HEA 右侧 75° 和左侧 40°，以及股骨颈下部骨折碎片（Fairbanks 碎片）出现。基于此，家长担心继续恶化及不可避免地需要截骨，同意对双侧髋关节进行治疗，矫正畸形重的右侧和轻的左侧。

▶ 技术

股骨近端粗隆间截骨术采用外侧入路。如果是双侧，我们更倾向于在一次麻醉下行双侧手术。在双侧病例中，患者取仰卧位，垫高头部和躯干，准备好双下肢手术。基于术前髋关节外展受限，先行内收长肌松解。

计划矫正颈干角到 140°~150°，如果矫正不足，可能会复发，目标是 HEA ＜ 25°，以最大限度地使力线穿过骨骺。缩短 1cm，股骨去旋转矫正前倾角至 15°。为了消除手术中的张力，必须矫正后倾，在截骨前，在股骨内外髁间置入一枚细钢针，与术中透视定位下以同样的股骨颈方向置入钢针进行比较。根据患者的年龄和体型，可以选择置入不同角度的钢板和股骨近端锁定钢板，在小年龄的患者中，可以将多根预弯的光滑钢针置入股骨颈并用钢丝环扎法固定在股骨干上。应选择植入物使股骨远端外移，以恢复机械轴（图 10.2）。根据患者的年龄和骨质、固定的牢固程度来决定是否行髋人字石膏固定。

▶ 术后护理

6 周内免负重（或直到 X 线片显示截骨处已愈合）。物理治疗的主要目的是改善步态和恢复活动。植入物在 6 个月后去除，这取决于患者的年龄和生长潜力。鉴于高复发率和翻修手术的可能性，我们建议常规随访到 8~10 岁（图 10.2）。

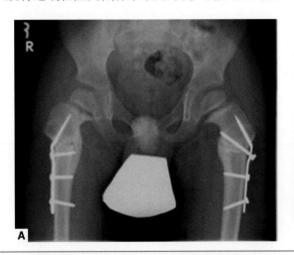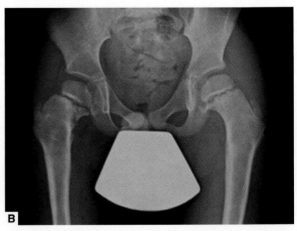

图 10.2　术后 1 年（A）和 2 年（B）的骨盆前后位片

参考文献

[1] Fairbank HA. Coxa vara due to congenital defect of the neck of the femur. J Anat. 1928;62:232-237.

[2] Weinstein JN, Kuo KN, Millar EA. Congenital coxa vara: a retrospective review. J Pediatr Orthop. 1984;4;70-77.

[3] Aarabi M, Rauch F, Hamdy RC, Fassier F. High prevalence of coxa vara in patients with severe osteogenesis imperfecta. J Pediatr Orthop. 2006;26:24-28.

[4] Sabharwal S, Mittal R, Cox G. Percutaneous triplanar femoral osteotomy correction for developmental coxa vara: a new technique. J Pediatr Orthop. 2005;25:28-33.

[5] Roberts DW, Saglam Y, De La Rocha A, Frasquillo BN, Tulchin-Francis K, Kim HKW. Long-term outcomes of operative and nonoperative treatment of congenital coxa vara. J Pediatr Orthop. 2018;38(4): 193-201.

第 11 章

髋关节撞击——凸轮型、混合型及钳夹型治疗决策

▶引言

股骨髋臼撞击（FAI）是一种髋关节非正常活动后诱发的疾病，可导致关节损伤和疼痛。FAI 的现代概念最初是由 Reinhold Ganz 教授所提出，这一概念是基于髋关节外科脱位技术发现关节内损伤与髋关节形态的关系而提出。随后有学者的研究表明，股骨后倾、髂前下棘（AIIS）突起、转子前方突起以及其他关节外的形态异常等，都可能是股骨髋臼撞击的原因。FAI 的外科治疗始于髋关节外科脱位技术，但随着关节镜技术的发展，微创技术逐渐流行起来。目前，有多种外科手术方法可用于治疗不同髋关节形态学异常（表 11.1），但是 FAI 导致髋关节疼痛的最佳治疗方案，则需要全方位的评估髋关节撞击的原因，以最大限度地提高保守治疗或手术治疗的效果。

诊断过程中必须要明确以下问题：

● FAI 是由哪部分形态异常引起的？

● FAI 引起的相关症状可以保守治疗解决吗？

● 如果引起疼痛的原因很多，通过外科手术可以解决多少问题？

● 解决 FAI 原因最合理最安全的方式是什么？

本章将深入研究并评估 FAI 综合征及其合理的治疗方案。

▶临床评估

病史

完整的病史对于准确诊断 FAI 相关的髋部疼痛至关重要。首先，需要掌握患者疼痛的位置和疼痛放射情况，减轻或加剧疼痛的活动方式以及有无"咔嗒"声或交锁症状。大多数情况下，关节内疼痛的患者最常见于腹股沟前方或会阴部区域发生疼痛，疼痛性质为深部刺痛。与腰椎发生的疾病不同，与 FAI 相关的疼痛很少放射到小腿区域。

表 11.1 外科脱位技术和关节镜技术在 FAI 中的应用比较

外科脱位技术	髋关节镜技术
盂唇的清理、修复及重建术	盂唇的清理、修复及重建术
关节软骨清理、修复（微骨折，自体基质诱导的软骨成形，骨关节移植）	关节软骨清理、修复（微骨折，自体基质诱导的软骨成形）
髋臼成形术	髋臼成形术
股骨头 / 颈成形术	股骨头 / 颈成形术
关节囊 修复 / 折叠术	关节囊 修复 / 折叠术
股骨颈延长术	
大转子成形 / 下移术	
转子间 / 转子下截骨术	

对于 FAI 患者，髋关节屈曲和过多的活动通常会引起患者的不适，而长期站立姿势或直立活动引起的疼痛或疲劳可能表明髋关节存在结构性不稳定。弹响或交锁可能来源于多种因素，包括不稳定的盂唇撕裂、髂腰肌嵌顿或关节囊的病变。其次，更广泛深入地了解髋关节疼痛对患者髋关节功能和生活方式的影响同样重要。通常，患者已经经过了其他医生的治疗，包括物理治疗师或社区保健医生，应该了解其先前的治疗情况。最后，要清楚地知道患者在治疗后的功能预期，因为这可能会影响整个治疗策略。

体格检查

体格检查首先是视诊和触诊。触诊大转子可以鉴别转子滑囊炎或肌腱病变引起的疼痛，患者常将其与髋关节疼痛混淆。所有患者均应行步态分析。Trendelenburg 站立或步态阳性表明臀中肌（外展肌）功能异常，这可能会加重 FAI 的程度。在接受 FAI 手术的年轻患者队列中，很少见到真正的外展肌肉的撕裂；但对于有髋关节疼痛和髋关节外展功能障碍的老年患者，应考虑臀中肌异常。

体格检查采取仰卧位，应全方位评估所有运动平面上髋关节有无撞击及髋关节的运动范围。在检查髋关节运动时，应该将关节的活动范围进行量化。腰椎的代偿运动或骨盆的旋转可能会影响髋关节活动测量的准确性。在评估髋关节活动时，应触摸或观察骨盆活动，在骨盆活动时记录髋关节的活动角度。当发生 FAI 时，常见髋关节屈曲和屈曲 / 内旋受限。

当髋关节内旋活动突然受到刚性阻挡时，应该考虑股骨的后倾。而当髋关节内旋突然受到柔性阻挡时，应该考虑股骨近端的畸形。髋关节外展受限时应该考虑撞击的来源为股骨近端或髋臼的外侧。俯卧位检查髋关节伸展运动范围可以良好地评估股骨的方向，但缺乏股骨内旋的检查易使医生误认为存在股骨后倾。

激惹试验如下：

● 前撞击试验：屈曲、内收、内旋（FADIR）髋关节使股骨头的前外侧部分和髋臼的前上缘接触。阳性测试结果是腹股沟区前方疼痛，这可能预示着存在髋关节的凸轮型和 / 或钳夹型病理形态（图 11.1）。

● 单纯屈髋试验：腹股沟前方疼痛表明髂前下棘和股骨颈的正前方存在撞击。

● 屈曲、外展、外旋（FABER）髋关节试验阳性可能表明骶髂关节病变，髋臼上 / 后缘撞击或腰大肌疼痛，具体病变取决于该体格检查所引起疼痛的部位（图 11.2）。

● 后撞击试验：髋关节伸展 / 外旋可能导致后方臀部疼痛（关节外撞击）或前方不适 / 疼痛（髋关节不稳定）。

第 16 章更详细地概述了髋关节体格检查以及相关的解剖和超声检查结果。

影像学检查

作者建议对股骨近端和髋臼进行全面的影像学

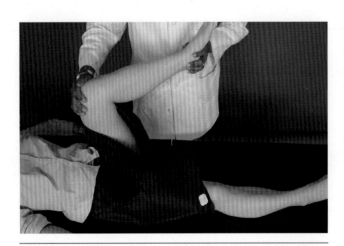

图 11.1 撞击试验（屈曲、内收、内旋）：髋关节行屈曲、内收、内旋动作，腹股沟前方发生疼痛，是一种非特异性试验，阳性可能提示前方盂唇撕裂、关节炎症或髋关节前方撞击

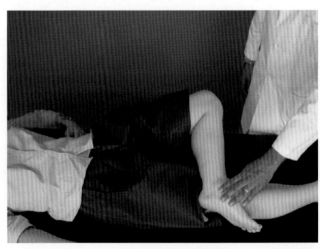

图 11.2 屈曲、外展、外旋髋关节试验，阳性可能提示骶髂关节病变，髋臼上 / 后缘撞击或腰大肌疼痛，具体病变取决于疼痛的部位

检查，以详细地评估髋关节形态。站立前后位骨盆 X 线片可评估髋臼外侧覆盖、前壁和后壁覆盖以及股骨 12 点钟方位的形态（图 11.3）。髋关节 65° 假斜位片可评估髋关节前方覆盖以及股骨 3 点钟方位的形态（图 11.4）。髋关节 45° Dunn 位片可评估髋关节的前上方以及股骨近端前外侧部分，这种检查极易发现髋关节凸轮型撞击（图 11.5）。这些 X 线片相互结合就可以对髋臼和股骨近端形态进行全面评估。髋臼覆盖率的重要测量指标包括外侧中心边缘角（前后位片）、Tönnis 臼顶角（前后位片）、髋臼前后壁指数（前后位片）和前方中心边缘角（假斜位片）。股骨侧撞击的所有测量指标在上述 3 种 X 线片上均包括 α 角和股骨头 – 颈比。根据平片上的交叉征、髋臼后壁征、坐骨棘征和髋臼前后壁指数评估髋臼后倾（图 11.6）。

评估髋关节形态的高级影像学检查包括磁共振成像（MRI）和计算机断层扫描（CT）。MRI 可以更精确地对包括盂唇和关节囊在内的软组织进行评估，而 CT 扫描可以更高效地评估髋关节骨性畸形。在行凸轮型畸形手术切除前，CT 的三维重建在定性评估髋关节上最为重要。

带有特定软骨序列的 MRI 有助于评估发育不良或接近于发育不良髋关节的软骨质量。软骨成像，我们选择的是延迟增强成像的 MRI（图 11.7）。它

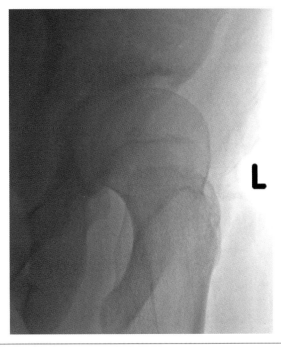

图 11.4　假斜位片应拍摄于站立位，投射角度与髋关节成 65°，用于观察髋臼的外侧。在正常髋关节中，上关节间隙比后关节间隙更宽，且这一参数也是检测早期骨性关节炎和髋关节前方不稳定的灵敏指标

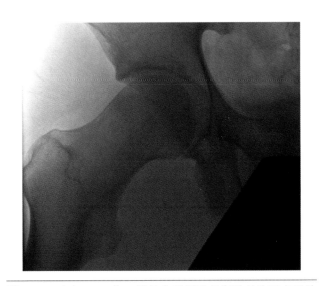

图 11.5　改良 Dunn 位 X 线片主要用于观察股骨头颈交界处的情况，当发生凸轮型撞击时此部位通常会有骨性突起

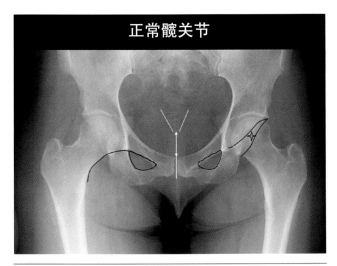

图 11.3　一个正常髋关节在标准骨盆前后位 X 线片上应具有以下特点：耻骨联合应该位于尾骨正下方，双侧闭孔应对称；Shenton 线连续，髋臼眉弓外侧部分大致呈水平走行并位于股骨头的上方；髋臼前缘和后缘应在关节外侧边缘相交，髋臼后缘应位于股骨头中心的外侧

可以早期显示髋关节发育不良行关节周围截骨手术后的改变，但这一检查在髋关节 FAI 上的应用并无优势。

T2 软骨成像和 T1-rho 成像是正在开发的其他软骨序列，用于评估软骨健康状况，以甄别骨性关节炎的早期软骨退变。

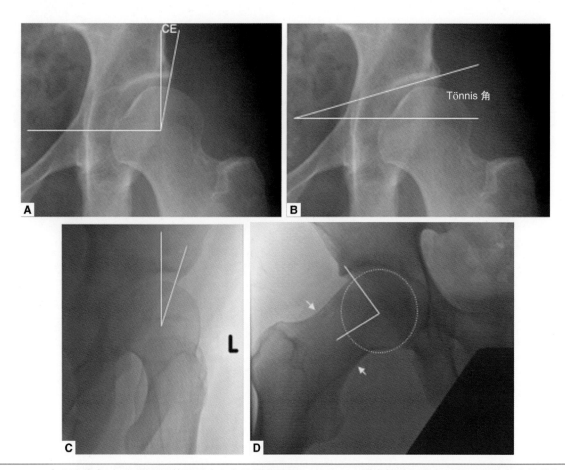

图 11.6　Wiberg 中心边缘角（A）测量评估股骨头上方的覆盖范围，小于 16° 则表示髋臼发育不良。测量方法是首先连接两侧股骨头的中心水平线，并且从股骨头的中心开始，连接髋臼外上缘的眉弓边缘，两者夹角即为中心边缘角。Tönnis 角（B）的测量方法是通过连接两侧髋关节眉弓内侧缘，然后做眉弓内侧缘和最外侧缘的切线，此夹角即为 Tönnis 角，正常值为 0°~10°。假斜位片上的中心边缘角：通过股骨头的中心画一条垂直线，然后沿中心再画一条线到眉弓最前缘，此夹角即为假斜位片上的中心边缘角（C）。正常髋关节的中心边缘角应大于 25°。α 角用于评估髋关节凸轮型畸形，在改良 Dunn 位片中取股骨头的中心和股骨颈最狭窄部分的中点连线，然后取股骨头圆中心至股骨颈非圆部位切点连线，两线夹角即为 α 角。CE，中心边缘角

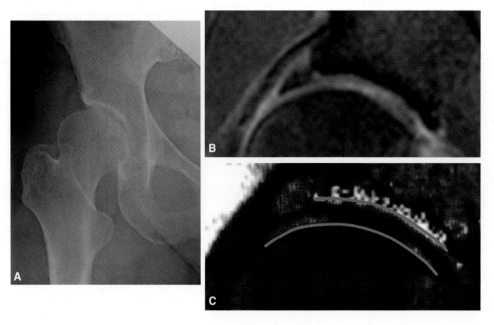

图 11.7　磁共振延迟增强成像（dGEMRIC）是磁共振成像的特殊技术，用于观察关节软骨的电荷密度。在发育不良的髋关节上，X 线片（A）上并不能观察出存在骨性关节炎，普通 MRI（B）显示了在关节软骨存在一些信号的改变，但难以量化。延迟增强成像的 MRI（C）可以清晰显示关节振软骨在 T1 成像上信号降低（深红 - 黑色区域），表明组织完整性明显丧失

诊断和非手术治疗策略

非手术治疗是 FAI 患者首先考虑的治疗方式。完善的物理治疗方案包括加强核心锻炼，加强髋外展肌力量，整个下肢的康复锻炼，肢体的平衡训练是一个很好的治疗起点。对于患有炎症性疼痛的患者，建议改变运动的形式。有或没有可的松的局部麻醉剂的封闭注射均可用于辅助诊断和治疗。FAI 患者通常表现出多种的不适感，且可能缘自多种病因。关节腔内注射不仅可确定关节内病理形态对患者总体症状的影响程度，还可以评估术后症状改善情况，是一种可靠的方法。进行局部麻醉时，应在注射后数小时内仔细观察患者的反应，这是十分必要的。并且建议在此期间反复检查患者，并记录患者出现的症状。对关节内注射可的松的长期效应虽然很重要，但手术后患者病情的改善预后较差。诊断性注射还可以观察引起撞击相关性疼痛的其他部位，包括大转子、坐骨股骨间隙、腰肌腱鞘和股直肌等。

第 15 章详细概述了在超声引导下诊断性注射在 FAI 患者的诊断和治疗策略中的作用。

▶ FAI 综合征——亚型分类

FAI 可能缘自股骨近端畸形、髋臼畸形或两者同时畸形的髋关节病理形态。下文中，我们将要讨论年轻患者群体中常见的病理形态学亚型。我们介绍了 FAI 综合征的每种畸形亚型，并讨论了各种分型是选择关节镜手术还是开放（外科脱位）手术的方法。临床中非常常见的是这些形态学畸形通常同时出现，在决定手术方法时应全面地考虑髋关节整体的畸形。通常，除非患者具有下文中提及的无法通过关节镜手术解决的病理形态学特征，否则建议使用关节镜手术治疗髋关节。

股骨近端畸形

FAI 综合征股骨侧的畸形通常包括股骨头颈交界处凸轮型畸形和病理性的股骨后倾。下文我们主要讨论这两种股骨侧畸形。

股骨头颈凸轮型畸形

自从髋关节 FAI 被认为是引起骨性关节炎的原因以来，股骨近端的凸轮型畸形已得到越来越多的认识，并且这一病变主要是股骨头颈交界处和髋关节匹配的程度丧失。机械学上，股骨头在进入髋关节时会产生异常剪切力，从而导致髋臼关节软骨从软骨下骨剥离，并在软骨盂唇交界处撕裂。凸轮型畸形的病因学仍不确定，但已提出了几种机制，包括轻度股骨头骨骺滑脱（SCFE）畸形、骨骺过度生长以及股骨头骨化核与大转子骨化核分离失败等。

尽管凸轮型畸形最大的位置有很大差异，但通常发生在股骨颈前上方。正位片、改良的 Dunn 位片，以及假斜位片是诊断凸轮样 FAI 的关键，CT 横截面成像也十分重要。α 角最初是在 MRI 序列上测量的，但也可以很容易地在 X 线片和 CT 成像上测量得出。CT 三维重建可以使临床医生更好地了解股骨近端解剖结构，有助于计划手术切除畸形部位（图 11.8）。

手术治疗策略

凸轮型股骨近端畸形可通过开放手术或关节镜手术解决。通过外科脱位技术进行的开放手术，完全可以解决髋关节内股骨侧和髋臼侧的撞击部位，还可以解决关节外股骨颈近端的撞击部位。这种方法还可以在术终进行全面的动态检查，以直接评估畸形矫正的质量。外科脱位手术的不利因素包括手

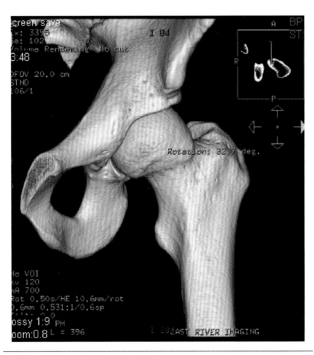

图 11.8　CT 的三维重建可以清晰地显示 FAI 综合征的凸轮型畸形的位置和大小

术脱位的暴露损伤、较大的转子截骨术以及相对缓慢的恢复过程。关节镜手术治疗通常可解决髋臼上缘的 2/3，股骨头和颈部的前外侧的一半以及关节囊周围的结构（例如髂前下棘）。髋关节镜手术的学习曲线较长，并且有经验的关节镜医生才可以观察到关节内大部分的组织结构，包括整个髋臼和股骨头颈交界处的后外侧。关节镜手术的优点包括手术损伤范围小和快速康复，而其局限性在于无法对髋关节进行全面的观察和彻底的动态评估。

在选择的手术方法时，最重要的是需要能够充分矫正股骨近端畸形。为了确保术式选择的准确性，每个患者术前都需要仔细地体检和阅读影像学资料。术前准确地检查并记录髋关节屈曲内旋的角度也十分重要。有关节镜手术研究结果表明，凸轮型畸形手术切除术后髋关节活动范围提高约 15°。对大多数患者来说，矫正至这种水平是足够的，但是对术前外旋功能受限的髋关节活动患者而言，矫正效果往往不足。对于这些患者，采用外科脱位方法可进行更大的凸轮型畸形矫正，方便术中分析关节活动，并在需要时进行股骨近端截骨。

明确凸轮型畸形的位置非常重要，因为通过关节镜手术难以解决股骨外侧较远部位和后外侧的畸形。通过关节镜手术解决该区域的手术难点包括骨突的完整切除和股骨头骨骺穿支动脉的损伤。Bedi 等指出，外科脱位技术是一种解决股骨头和颈部区域的凸轮型畸形的可靠方法。在 X 线片正位上，有着明显的凸轮型畸形通常伴随着股骨外侧和后外侧的骨性突起。三维重建的 CT 扫描可以证实这一畸形形态，因此对于此类患者建议进行外科脱位手术。

股骨后倾

在行 FAI 手术前进行股骨方向的评估十分重要。正常股骨的方向通常是前倾 15°，可接受的正常范围是 5°~25°。

股骨的过度前倾（＞25°）常常导致髋关节的活动范围增加和不稳定，而股骨后倾增加（＜5°）会导致运动减少和 FAI。临床上当发生髋关节后倾时，俯卧位进行髋关节检查时内旋常常受限。髋关节屈曲时内旋也受限，并能感觉到"硬"性阻挡。股骨后倾也被认为是增加凸轮型畸形严重性的假说之一，因为这一形态促使股骨髋臼撞击提前发生。在对 FAI 进行

手术干预之前，应该对所有髋关节和股骨远端的断层显像（CT 或 MRI）进行评估，判断患者的股骨旋转轮廓。

手术治疗策略

对于病理性股骨后倾，术者应该精确地评估需要手术干预解决的后倾角度。同样，关节镜凸轮畸形切除手术可将髋关节内旋角度提升约 15°；然而，具有明显股骨后倾的患者可能需要进一步矫正才可以进行正常的髋关节活动。在上述情况下，建议行髋关节外科脱位手术进行处理，这样不仅可以解决关节内撞击产生的因素，而且还可以同时进行股骨近端的转子下去旋转截骨。

钳夹型髋臼畸形

钳夹型髋臼畸形通常被描述为一个单一实体，其主要特征是髋臼对股骨头"过度覆盖"。在髋关节行 FIR 活动时，髋臼的这种过度覆盖会撞击股骨颈，并可能导致髋臼盂唇和软骨边缘受到挤压损伤。最近的研究表明，钳夹型髋臼畸形可能是由多种病理形态引起的，在计划手术时应将各种不同的病理因素考虑在内。临床常见的钳夹型髋臼病例形态为深宽臼缘型、深窄臼缘型和髋臼后倾型。这些亚型将在以下各段落中分别讨论（图 11.9）。

深宽臼缘型

突出的髋臼边缘和正常的髋臼窝形成了大而深的髋臼形态，即为深宽臼缘型髋臼。突出的髋臼边缘和正常的髋臼窝相结合，表明这种深宽臼缘型的

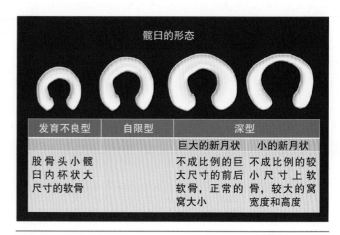

图 11.9　髋臼表面的形态因髋臼发育不良发育缺陷程度而异。在深宽臼缘类型中，即便髋关节过低覆盖，髋臼边缘可能也没有变大

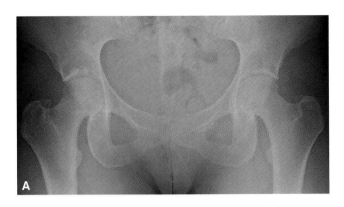

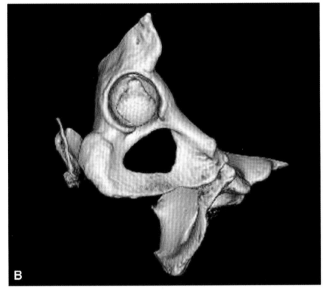

图 11.10　在该患者中，双侧髋关节都存在过度覆盖（A）。右边的髋臼窝较高，Tönnis 角阴性。CT 三维重建（B）验证了增大的髋臼窝，表明髋臼边缘切除术会使髋臼缘异常减小，也提示了反向的髋臼周围截骨术可能是更好的解决方案

髋关节撞击是由于髋臼软骨边缘过大引起。这一类患者常见影像学特征包括臼壁指数和中心边缘角的增加。在骨盆正位片上，应仔细检查髋臼窝的大小。在术前及术后各种情况下，均应测量髋臼顶 Tönnis 角，精确评估髋臼边缘切除手术前后的位置和形态，以确保外侧正常的股骨头覆盖。

通常，深宽臼缘型髋臼畸形在髋臼边缘切除后 Tönnis 角大约为 0°，这表明扁平的眉弓形态有利于髋关节受力分配。在这类患者中，采用 CT 扫描及三维重建非常必要，还有助于评估髋臼窝的大小（正常或增大）（图 11.10）。

手术治疗策略

对于具有深宽臼缘型钳夹型 FAI 综合征的髋关

节患者，骨关节成形术是合理的手术选择。对于同时包含凸轮型和钳夹型的复合型 FAI 综合征的患者，在大多数情况下，完全矫正凸轮型畸形可以解决 FAI 症状，而无须矫正髋臼过度覆盖。对于单一的钳夹型撞击综合征而言，无论是行关节镜手术还是切开手术，要根据术者熟练程度和解决撞击部位来行髋臼成形术。在计划切除病变后恢复髋关节深度时，切除 1mm 的深度恢复 1°~2° 的外侧和前侧的多余覆盖范围。在尸体标本研究中，切除仅 4mm 后就会增加关节的接触压力，因此手术切除过程中不要过度切除。当髋臼边缘骨关节成形术完成后，应将髋臼盂唇进行修复至髋臼边缘。后续章节我们将讨论关节镜和开放手术两种方法进行髋臼成形术的手术技术。

深窄臼缘型

深窄臼缘型的特点是由突出的髋臼边缘和深大的髋臼窝组成。突出的髋臼边缘和深大的髋臼窝相结合，表明这种类型的 FAI 综合征是由髋臼方向的畸形造成，而髋臼软骨是正常或者是发育不全的。与深宽臼缘型类似的是，这些髋关节同样具有增大的后壁指数和中心边缘角。与深宽臼缘型不同的是，深窄臼缘型髋臼具有更大的髋臼窝。无论是在术前评估时还是在进行髋臼边缘切除的手术后，Tönnis 臼顶角通常都向下倾斜。在这类患者中，进行三维重建的 CT 扫描同样重要，因为通过重建可以评估增大的髋臼窝（图 11.10）。

手术治疗策略

对于深窄臼缘型钳夹型 FAI 综合征患者，建议行反向的髋臼周围截骨术。在这类髋关节中，髋臼的异常方向会导致指向内侧的反作用力。髋臼边缘的修整不能改变这些病理机理。此外，由于这类髋关节的髋臼软骨是正常的，甚至是减少的，行髋臼软骨边缘成形手术可能会增加关节中心的受力负荷。

髋臼后倾型

髋臼后倾型的髋臼边缘形态正常而髋臼方向不正常。这类髋关节在影像学上有如下特征：髋臼前缘的过度覆盖（交叉征阳性）和后缘的覆盖不足（髋臼后壁征阳性），但其髋臼缘的总体形态是正常的，与局灶性的髋臼前缘或后缘病理特征并不一致。相

反，其髋形态正常但朝向后倾方向，这可能发生在髋臼水平或整个半骨盆的旋转。这类髋关节在骨盆正位片上通常可见坐骨棘征阳性及后倾指数和 PA 指数高。横截面成像和三维 CT 重建可帮助更好地判断髋臼异常旋转的部位，而髋臼扇形角可更好地评估髋臼方向。

手术治疗策略

对于单纯髋臼后倾导致的 FAI 综合征，建议采用反向的髋臼周围截骨术，对于这类患者，无论是通过关节镜或开放手术行髋关节边缘修整，都是不

可取的，因为这样做会减少正常的髋臼表面，并可导致髋关节接触压力增加。

混合型 FAI 综合征

前文中，我们介绍了 FAI 综合征中最常见的几种病理形态。需要注意的是，在一个髋关节中可以同时并发几种病理形态，在制定手术计划时应全部考虑在内。图 11.11 给出了混合型 FAI 综合征治疗的流程图。为了确定最佳的治疗策略，应该对每个病例造成 FAI 的各种因素进行彻底的评估。

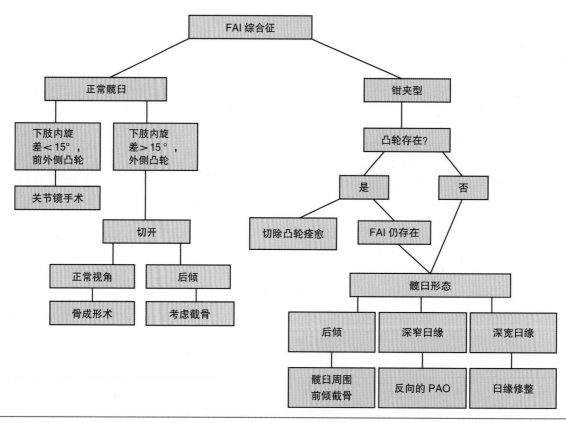

图 11.11　在设计股骨髋臼撞击治疗方案时应遵循的决策树形图

参考文献

[1] Kelly BT, Bedi A, Robertson CM, Dela Torre K, Giveans MR, Larson CM. Alterations in internal rotation and alpha angles are associated with arthroscopic cam decompression in the hip. Am J Sports Med. 2012;40(5):1107-1112.

[2] Bedi A, Zaltz I, De La Torre K, Kelly BT. Radiographic comparison of surgical hip dislocation and hip arthroscopy for treatment of cam deformity in femoroacetabular impingement. Am J Sports Med. 2011;39:20S-28S.

[3] Fabricant PD, Fields KG, Taylor SA, Magennis E, Bedi A, Kelly BT. The effect of femoral and acetabular version on clinical outcomes after arthroscopic femoroacetabular impingement surgery. J Bone Joint Surg Am. 2015;97(7):537-543.

[4] Murphy SB, Simon SR, Kijewski PK, Wilkinson RH, Griscom NT. Femoral anteversion. J Bone Joint Surg Am. 1987;69(8):1169-1176.

[5] Tomczak RJ, Guenther KP, Rieber A, Mergo P, Ros PR, Brambs HJ. MR imaging measurement of the femoral antetorsional angle as a new technique: comparison with CT in children and adults. AJR Am J Roentgenol. 1997;168(3):791-794.

[6] Ganz R, Parvizi J, Beck M, Leunig M, Notzli H, Siebenrock KA. Femoroacetabular impingement: a cause for osteoarthritis of the hip. Clin Orthop Relat Res. 2003(417):112-120.

[7] Pun SY, Hingsammer A, Millis MB, Kim YJ. Is increased acetabular cartilage or fossa size associated with pincer femoroacetabular impingement? Clin Orthop Relat Res. 2017;475(4):1013-1023.

[8] Steppacher SD, Lerch TD, Gharanizadeh K, et al. Size and shape of the lunate surface in different types of pincer impingement: theoretical impli- cations for surgical therapy. Osteoarthritis Cartilage. 2014;22(7):951-958.

[9] Kling S, Karns MR, Gebhart J, et al. The effect of acetabular rim recession on anterior acetabular coverage: a cadaveric study using the false-profile radiograph. Am J Sports Med. 2015;43(4):957-964.

[10] Philippon MJ, Wolff AB, Briggs KK, Zehms CT, Kuppersmith DA. Acetabular rim reduction for the treatment of femoroacetabular impingement correlates with preoperative and postoperative center-edge angle. Arthroscopy. 2010;26(6):757-761.

[11] Bhatia S, Lee S, Shewman E, et al. Effects of acetabular rim trimming on hip joint contact pressures: how much is too much? Am J Sports Med. 2015;43(9):2138-2145.

[12] Tannast M, Pfannebecker P, Schwab JM, Albers CE, Siebenrock KA, Buchler L. Pelvic morphology differs in rotation and obliquity between developmental dysplasia of the hip and retroversion. Clin Orthop Relat Res. 2012;470(12):3297-3305.

[13] Anda S, Svenningsen S, Dale LG, Benum P. The acetabular sector angle of the adult hip determined by computed tomography. Acta Radiol Diagn (Stockh). 1986;27(4):443-447.

Ganz 教授及其同事在研究了旋股内侧动脉的解剖和股骨头的血液供应后，发明了髋关节外科脱位手术（Surgical Hip Dislocation，SHD）方法。这种手术方式可以完全暴露股骨头和髋臼，并保护股骨头的血液供应和灌注，减小了股骨头缺血性坏死的发生。随着髋关节镜手术技术的发展，对股骨髋臼撞击（Femoral Acetabular Impingement，FAI）畸形进行外科脱位手术治疗的适应证变得越来越局限。然而，由于 SHD 方法用处较多，且可以完美地显露髋关节，一些与 FAI 相关的畸形仍然可以通过此术式进行解决。对于位于 1—3 点钟方位的股骨头前上方凸轮型畸形，可以采用关节镜进行手术治疗（图 12.1）。我们目前使用 SHD 方法切开治疗 FAI 畸形的适应证包括以下内容：

● 患者内旋明显受限或者屈髋 90° 时内旋受限。

● 凸轮型畸形位于股骨头颈交界处的后上方。

● 股骨方向异常的患者，通常为股骨的后倾畸形。此外，股骨过度前倾的患者可能具有特定的髋臼软骨和盂唇损伤的模式，这类患者更适于行髋关节切开去旋转截骨手术。

● 继发于中重度股骨头骨骺滑脱和 LCPD 的凸轮型畸形的患者。

● 具有关节外撞击综合征的患者，比如股骨和坐骨的撞击以及髋关节和大转子的撞击。

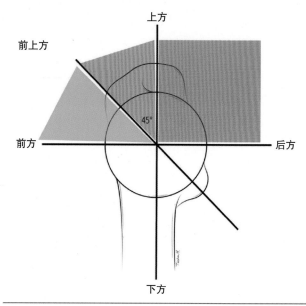

图 12.1　图示为股骨头颈交界处。位于股骨头颈部交界处前上方区域的凸轮型畸形可以通过髋关节镜手术（绿色区域）治疗。靠近股骨头颈交界处的上方区域的凸轮型畸形给治疗带来了较大的挑战，需要经验丰富的高年资医生进行手术（蓝色区域）。当凸轮型畸形向后扩展至头颈交界处的后上方时，关节镜切除变得非常困难（黑色区域）。对于患有股骨头颈交界处后上方的凸轮型畸形的患者以及运动严重受限的患者（髋关节屈曲 90° 时内旋明显受限的患者），我们建议采用髋关节外科脱位手术进行治疗

　　患者，男，17 岁，长期久坐或参加体育运动时表现出双侧髋关节疼痛，包括参加竞技激烈的划船运动。体格检查显示，髋关节屈曲至 85°~90° 时，继续屈髋受限。在屈曲 90° 时，双髋均表现为强制性的外旋体态，内旋仅为 5°~10°。术前 X 线片显示左髋严重凸轮型畸形。磁共振成像（MRI）显示软骨盂唇受损，并且存在潜在的软骨分层。股骨头颈交界处的 MRI 显示，凸轮型畸形从前方延伸到股骨头颈交界处的后上方（图 12.2）。鉴于患者髋关节活动范围明显受限和广泛的凸轮型畸形，我们建设使用 SHD 进行治疗。

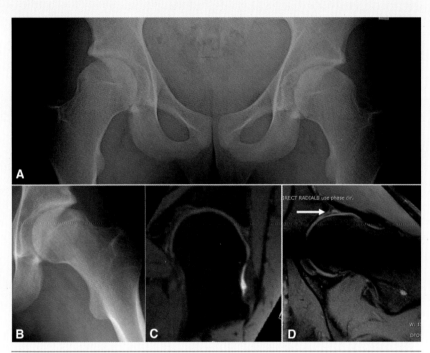

图 12.2　患者，男，17 岁，长期久坐或参加体育运动时表现出双侧髋关节疼痛，包括参加竞技激烈的划船运动。A. 术前骨盆 X 线片显示股骨近端双侧凸轮型畸形。B. Dunn 位 X 线片显示了凸轮型畸形，股骨髋臼撞击（FAI）畸形，股骨头颈交界处异常。C. 左髋关节的 MRI 确诊了股骨近端凸轮型畸形，该畸形向后延伸至股骨头颈交界处。D. 脂肪抑制序列的 MRI 显示髋臼软骨损伤并伴有软骨和盂唇之间分离，以及髋臼缘前上方盂唇和软骨下骨的撕裂（白色箭头）

▶ 手术技巧

　　手术在全身麻醉下进行，患者处于侧卧位，拟手术侧大腿放在 U 形枕上（图 12.3）。手术入路选择在大转子上前方，做一个长约 20cm 的外侧纵向切口（图 12.4）。切开皮肤皮下组织，暴露阔筋膜张肌和臀肌筋膜。确认臀大肌的前方边缘界线，并沿着臀大肌筋膜向远端进行分离（图 12.5）。根据 Gibson 描述的手术入路方法，从臀大肌和臀中肌之间的间隔进行分离，并将臀大肌拉向后方（图 12.6）。

　　Gibson 方法优于经典的 Kocher-Langenbeck 方法，

因为前者不会破坏臀肌的整体结构，这样术后臀部更加的美观。沿着切口的方向逐渐向远端打开筋膜，股骨大转子滑囊从后向前切开，暴露出股骨大转子以及臀中肌的止点和股外侧肌的起点部位（图 12.7）。

　　尽管 Ganz 及其同事在外科脱位手术的最初的描述中，并不建议移动臀中肌或暴露梨状肌腱，但我们认为这一步骤很重要，因为它有助于准确地进行大转子截骨并减少暴露关节囊时的出血。术中注意识别大转子上后方的臀中肌腱止点，并将其拉向前方，这样方便暴露臀小肌和梨状肌腱（图 12.8）。梨状肌腱非常容易触及，可见其表面的筋膜，直接切开

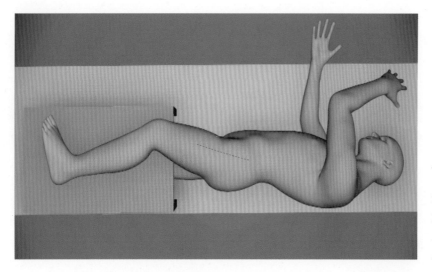

图 12.3　患者处于侧卧位，术侧下肢放在 U 形枕上方。整个下肢做好术前消毒铺巾并摆放好，可以清晰地看到髂前上棘和髂后上棘。正常铺无菌巾，在对侧放置无菌袋，以便在脱位时放置患侧大腿

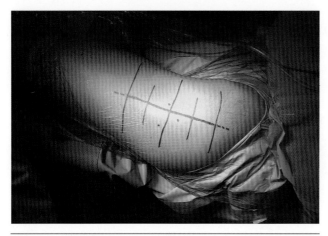

图 12.4　术中照片显示股骨外侧一长约 20cm 的长直切口，切口位于大转子的前上方

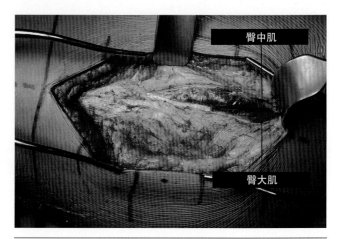

图 12.6　术中照片显示 Gibson 入路，手术入路位于臀中肌和臀大肌之间

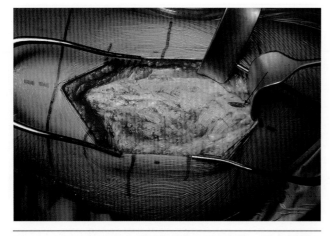

图 12.5　术中照片显示了臀肌筋膜之间的间隙。沿此筋膜在臀大肌的近端向远端切开（黑色箭头）

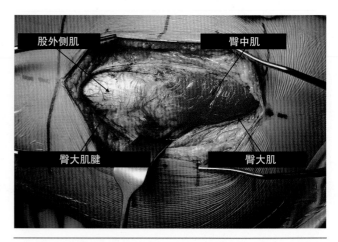

图 12.7　术中照片清晰地显示了股外侧肌、大转子、臀中肌和臀大肌以及臀大肌腱

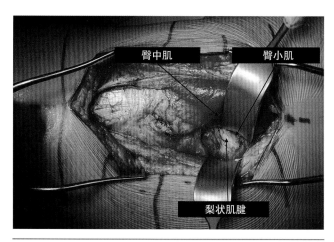

图 12.8　术中照片显示将臀中肌拉向前方，显露下方的臀小肌和梨状肌腱

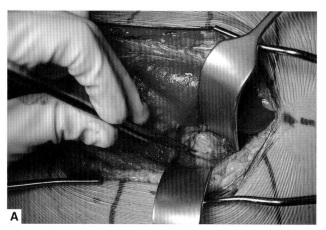

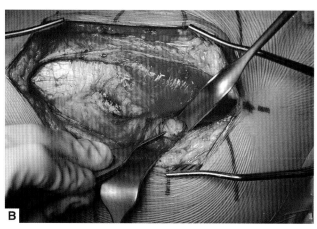

图 12.9　术中照片显示了臀小肌和梨状肌腱之间的解剖间隙。A. 用钳子提起梨状肌腱并向后拉，露出臀小肌在髋关节囊处的止点。B. 将臀小肌筋膜打开，将臀小肌从关节囊和髂骨的后方分离直至坐骨切迹水平

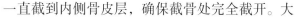

并暴露肌腱。术中内旋髋关节有助于梨状肌的暴露。建议仔细解剖梨状肌的近端，以免损伤臀下动脉系统和通常延伸到该肌腱远端的旋股内侧动脉深穿支之间的吻合。向后牵拉梨状肌腱后切开臀小肌腱表面的筋膜。然后将臀小肌拉向前上方暴露出髋关节囊（图 12.9）。在入路远端，找出股外侧肌后方的筋膜并纵向向远端切开，留下约 3mm 的筋膜以备之后重建。将股外侧肌拉向股骨前方，并在股外侧肌下方放置 Hohmann 拉钩，以免损伤骨膜（图 12.10）。

在准备进行大转子截骨时，切口从大转子的后上方边缘一直向远端延伸至股外侧肌后方的边缘（图 12.11）。下面将介绍两种股骨大转子截骨术的方式：

● 经典大转子截骨术：经典的大转子截骨术是直接的单平面截骨。在近端，截骨处通常选择在臀小肌止点前方的 2~3mm 处进行；在截骨远端，通常选择在股外侧肌起点的后方进行。使用摆锯截骨，一直截到内侧骨皮层，确保截骨处完全截开。大

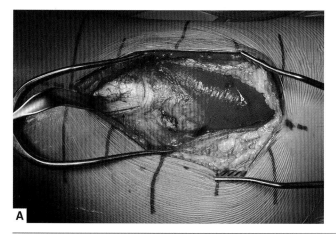

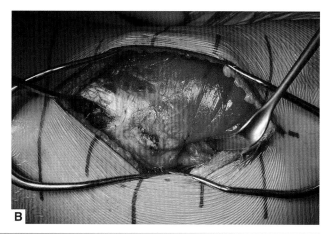

图 12.10　A. 术中照片显示在股外侧肌筋膜的后侧切开一个切口（黑色箭头）。B. 向股骨前方解剖分离股外侧肌，并在其下方插入 Hohmann 拉钩

转子截骨术最开始的截骨段长度大约 1.5cm。 在进行截骨术之前，应该充分暴露梨状肌腱，这样可以安全地进行足够长度的截骨，而不会使梨状肌残留在转子截骨的骨块上。 手术中需要解剖关节囊软组织瓣和下移大转子时（如对于股骨头骨骺滑脱和 LCPD），应首选该技术。

- 阶梯式大转子截骨： 在这类截骨术中，大转子近端的截骨处在外侧，大转子远端的截骨更加靠近股骨内侧。这两处截骨，然后由中间第三处横行截骨连接起来，创造出一约 6mm 的阶梯式截骨平面。阶梯式截骨增加了截骨处的接触面积，避免了旋转畸形和向股骨近端的移位（图 12.12）。截下的股骨大转子与附着的股外侧肌和臀中肌向前平移。

在截骨处后方，有先前暴露的臀小肌。从关节囊处完全剥离。臀小肌应向后松解直至坐骨切迹的水平，这样可降低暴露髋臼的困难程度。在截骨远端，沿着股中间肌的边缘从股骨上松解股外侧肌止点的前外侧部分，这一步骤可以通过髋关节的屈曲、外展和外旋等方式更容易操作。这样之后就可以完全暴露髋关节囊的前方和后上方（图 12.13）。关节囊完全暴露后，Z 形切开关节囊（右髋）或反 Z 形（左髋）切开关节囊。从大转子截骨部位的前上方开始，在股骨颈前方平行股骨颈纵向切开关节囊。注意关节囊软组织瓣不要全部打开。

切口远端向前方延伸至髋臼的前下方，完成远端前下方软组织瓣可以安全地将纵向软组织瓣切至

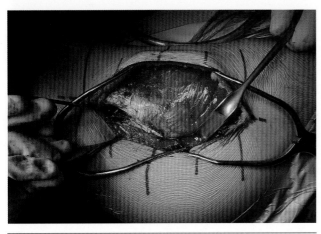

图 12.11　术中照片显示了连接大转子的后上缘向远端延伸至股外侧肌后缘的切口。经典的转子间截骨术一般选择这种切口进行截骨。但是，我们更喜欢使用阶梯式截骨技术进行截骨

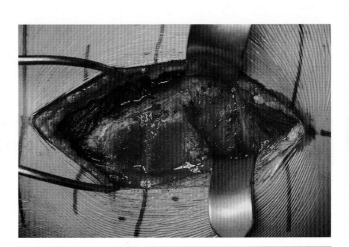

图 12.13　术中照片显示广泛暴露关节囊，并标记了关节囊切开术（反 Z 形切开术，左髋）

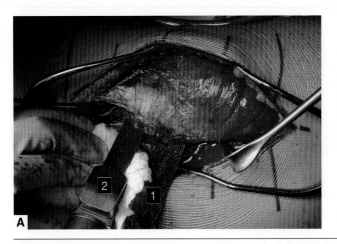
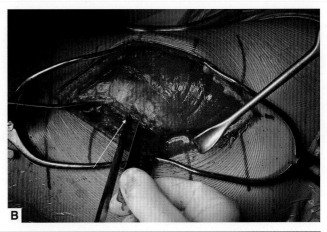

图 12.12　A. 阶梯式大转子截骨术。近端截骨处（1）位于臀中肌止点的稍外侧，将锯片留在此处。远端截骨处（2）第二把摆锯置入约在第一把摆锯偏内 5mm 处。B. 然后在两个摆锯之间垂直置入一个小截骨刀并完成截骨，形成约 5mm 的阶梯

髋臼盂唇水平。在髋臼盂唇的水平，在髋关节后方沿着髋臼边缘朝着梨状肌腱弧形切开关节囊，打开关节囊后，检查关节是否有滑膜炎迹象，并动态评估髋关节的运动范围，尤其是要注意屈曲和内旋髋关节。通过髋关节的运动可以确定关节内或关节外FAI的原因（图12.14）。屈曲、内收和外旋髋关节使其半脱位，进一步切除圆韧带，使股骨头完全脱位。一旦将股骨头从髋臼内脱出后，将手术侧下肢屈曲并放在手术台患者腹侧无菌袋中（图12.15）。

为了更好地评估髋臼的容积，一名助手抬起下肢，抬高下肢并施加轴向髋关节负荷，使股骨头向后脱出于髋臼。在髋臼周围放置2个或3个Hohmann拉钩（图12.16）。

将一个Hohmann拉钩置于髋臼的上方，位于髋臼边缘的近端12点钟和1点钟的方位。在本图中，由一名助手使用Langenbeck拉钩拉开髋臼3点钟方位，如果需要则更换Hohmann拉钩拉开髋臼的前缘。

术中评估髋臼关节软骨和盂唇是否存在盂唇和软骨损伤，这类损伤可借助70°关节镜对其进行手术治疗（图12.17）。可以通过完全暴露盂唇的下缘和近端骨表面来治疗单一的盂唇撕裂或骨软骨损伤，而无须进一步损伤软骨盂唇结合部，使用缝合锚钉使盂唇和软骨交界处重新附着。

放下膝关节，使股骨头脱出髋臼，以方便评估股骨头颈交界处的畸形（图12.18）。用丙烯酸球形模板评估股骨头颈交界处的球形度（图12.19）。

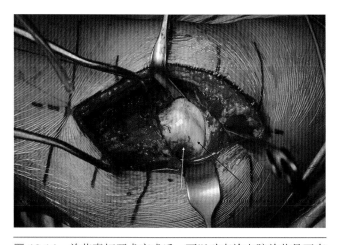

图12.14　关节囊切开术完成后，可以动态检查髋关节是否有股骨髋臼撞击。术中图片显示了如何放置Hohmann拉钩：放在髋臼边缘近端，有助于关节的暴露。术中可以清晰地看到头颈交界处的凸轮型畸形（黑色箭头），并向后延伸到软组织瓣血管网的水平（白色箭头）

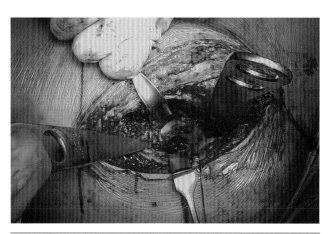

图12.16　术中照片显示了髋臼的暴露，一个Hohmann拉钩置于髋臼前方髋臼横韧带的远端

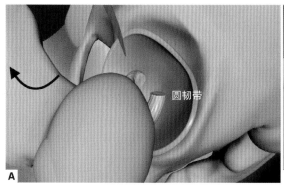
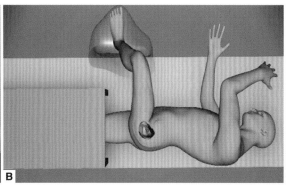

图12.15　A. 图中显示的是股骨处于屈曲和外旋位置（黑色箭头），使髋关节半脱位。使用弧形弯刀切断圆韧带。完全切断圆韧带后，将股骨头完全从髋臼中脱出。B. 将手术侧下肢屈曲并放在手术台患者腹侧无菌袋内

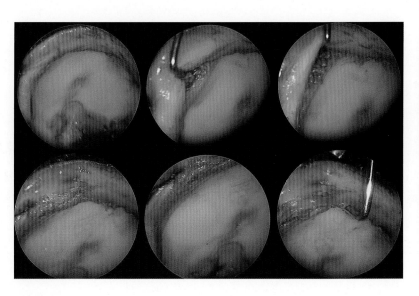

图 12.17　使用 70° 关节镜可有效且方便地治疗髋臼软骨和盂唇的损伤。最重要的是，术中关节镜检查髋臼腔可以发现髋臼软骨磨损和分层的病变。髋臼盂唇通常与髋臼软骨分离，并表现出不稳定的状态。图片的下半部分是使用两枚缝合锚钉修复后的关节镜检查影像，髋臼盂唇的稳定性得到了改善

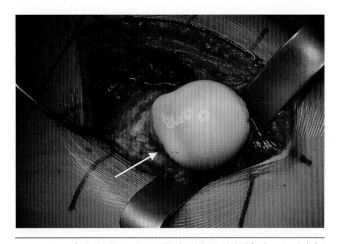

图 12.18　术中照片显示了股骨头颈交界处的暴露，此时术侧大腿放置于手术台腹侧的无菌巾上，膝关节轻度屈曲，使股骨头从髋关节中脱出，暴露股骨头颈交界处。注意股骨头颈交界处的严重畸形，凸轮型畸形从骨骺处向远端延伸至股骨近端干骺端，向后延伸直至反折的软组织血管网（白色箭头）

计划用手术刀和截骨刀逐步切除凸轮型畸形（图12.20）。对于仍有骨性突起的部位，使用高速球磨钻来完成骨软骨成形术，恢复股骨头颈交界处形态（图12.21）。冲洗切口，还纳股骨头至髋臼窝处。进行髋关节复位时，一名助手施加牵引力和内旋股骨，术者轻轻地推挤脱位的股骨头，使股骨头缓慢进入髋臼窝。

然后使用 0 号线或 2 号线缝合关节囊（图12.22）。缝合关节囊后，使用 2、3 枚 3.5mm 或4.5mm 螺钉重新将大转子进行复位并固定。如果术中采用的是阶梯式大转子截骨术，则在阶梯截骨的上方和下方各使用 1 枚 3.5mm 的螺钉进行双皮质固定。

术后，前 4~6 周应指导患者将髋关节屈曲限制在 90°，并尽量避免髋关节的主动外展活动。使用萘普生预防髋关节异位骨化，使用时间为 3 周。术后

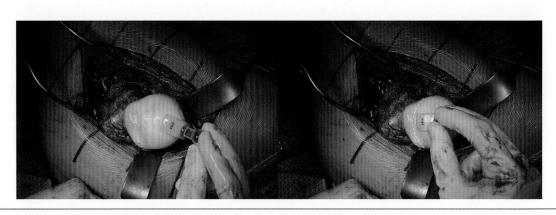

图 12.19　术中照片显示了使用丙烯酸球形模板评估股骨头颈交界处的球形度。白色虚线表示凸轮型畸形样变

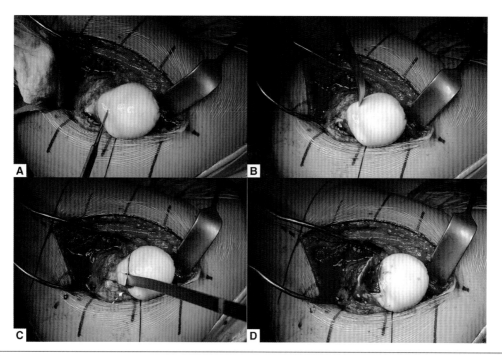

图 12.20 术中照片展示股骨头颈交界处行骨软骨成形术的步骤。A. 首先使用手术刀标识出先前用丙烯酸球形模板确定出的非球面性区域。请注意，手术刀标记应至股骨头颈交界处的支持度血管部位。B. 接下来，使用弯曲尖锐的弧形骨刀，置于手术刀先前标记出来的畸形部位，注意使用弧形截骨刀的倾斜角度，以避免过度切除。C. 截骨刀逐渐向后方移动，在股骨头颈交界处停止，以免损伤支持带血管网（白色箭头）。D. 用截骨刀完成骨软骨成形术后，去除凸轮型畸形至转子间线水平（黑色虚线箭头）。术中应该强调的是，从骨骺干骺端交界处直到股骨头颈交界处的上方截骨，彻底去除凸轮型的软骨和骨

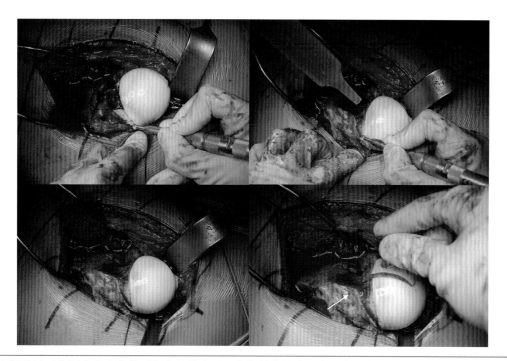

图 12.21 术中照片显示使用高速球磨钻逐渐向股骨头后上方行骨软骨成形术，直至支持带血管水平。术中请注意，骨软骨成形术局限于骨骺，骨膜仍附着在至股骨头的第一支持带营养血管水平的骺–骨骺连接处（白色箭头）。用高速球磨钻将股骨头–颈重塑至股骨粗隆线水平，球型模板确认球形后完成骨软骨成形术

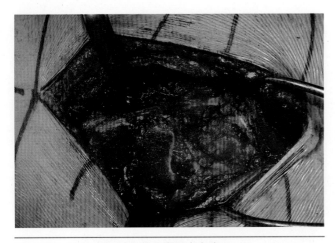

图 12.22 术中照片显示关节囊缝合完毕

4~6 周复查时，当影像学确认股骨大转子截骨术愈合后，应该允许患者拄拐进行部分负重。自从我们采用了阶梯式转子间截骨术后，我们还没有遇到骨不愈合等相关的并发症。术后 4~6 周后应该进行物理治疗，在术后 12 周后应该逐渐增加康复训练的强度和时间。术后 6 个月以后，允许患者恢复完全的体育运动状态（图 12.23）。

复杂性髋臼股骨撞击畸形和 SHD 手术入路应用

SHD 方法是髋关节手术常用的一种方法，它不局限于经典的凸轮型和钳夹型畸形的治疗，还可以评估和治疗髋臼和股骨的其他病变。SHD 是我们治疗股骨髋臼撞击复杂病例的首选方法，包括 SCFE 和 LCPD 等残余畸形的治疗，本书中的其他章节中也都有介绍。SHD 方法的其他适应证还包括：股骨头的局灶性软骨和骨软骨缺损，由于大转子高位或股骨粗隆颈交界处的非球形畸形或股骨后倾，导致的大转子和髋臼外上的关节外撞击，关节内髋关节畸形与股骨过渡前倾或后倾，以及复杂情况下股骨 – 坐骨撞击。该方法也可以应用于关节内股骨头骨折的治疗，以及髋关节后脱位导致的髋臼后壁的骨折。

SHD 方法治疗股骨头局灶性骨软骨缺损

与髋关节镜相比，通过 SHD 方法治疗股骨头骨软骨损伤相对容易。如前所述，手术方法是标准的术式。股骨头从髋臼脱位后，评估股骨头颈交界处

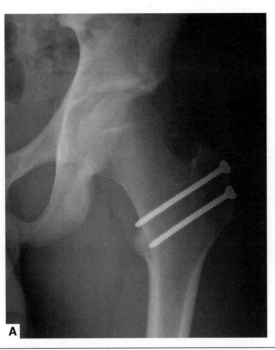
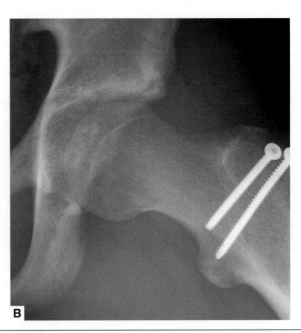

图 12.23 术后 6 个月的正蛙式位 X 线片显示股骨头颈交界处的形态，凸轮型畸形消失，术后 6 月患者恢复正常的体育活动。A. 前后位片。B. Dunn 侧位片

和关节软骨损伤，尽管关于股骨髁、距骨和髌股关节软骨修复的骨科文献很多，但目前报告股骨头和髋臼软骨修复的研究数量有限。此外，目前已发表的系列病例研究等级较低，缺乏高水平的对照研究。解决和纠正髋关节局灶性软骨或骨软骨病变的技术包括：微骨折术；用缝合线或纤维蛋白胶修复软骨脱层的微骨折术；带骨膜补片的第一代自体软骨细胞植入术（ACI）；基质诱导自体软骨细胞植入（MACI），与胶原膜培养软骨细胞植入；使用同种异体微粒幼年软骨移植物（DeNovo NT）、自体骨软骨移植（OAT）和同种骨软骨移植（OCA）。

虽然股骨头局灶性软骨缺损的病因尚未完全阐

临床病例

一名 20 岁的篮球运动员，因运动后左髋关节疼痛加重就诊。在篮球练习和比赛时，患者在变线过程中髋关节的旋转和移动能力下降。体格检查显示髋关节前部撞击试验阳性，明显受限，屈曲 90° 时髋关节无法内旋。术前影像显示左侧髋关节凸轮型畸形和股骨头骨软骨缺损（图 12.24）。手术计划通过 SHD 方法进行手术治疗。

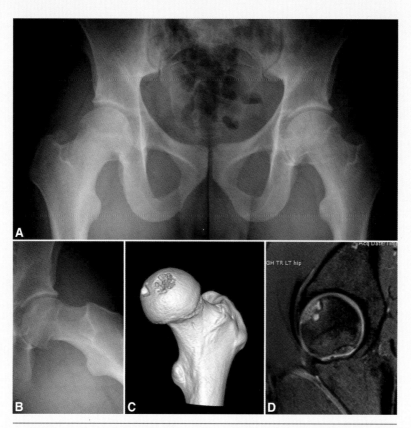

图 12.24　一名 20 岁男性篮球运动员因左侧髋关节疼痛就诊。在过去的几周里，他在比赛进行旋转运动时，髋关节出现疼痛和轻度僵硬。手术是通过 SHD 方法进行的，股骨头颈交界处的骨软骨成形术和软骨修复使用同种异体微粒幼年软骨移植物（DeNovo NT）。A. 术前骨盆前后位 X 线片显示左侧股骨头内侧的囊性变化。B. Dunn 侧位片显示凸轮型股骨髋臼撞击畸形，股骨头颈偏移异常。C. 三维 CT 扫描证实凸轮型畸形，并显示股骨头前内侧的中心凹旁骨软骨缺损，软骨下骨水肿。D. 脂肪抑制序列密度矢状位 MRI 显示股骨头前部的骨软骨缺损

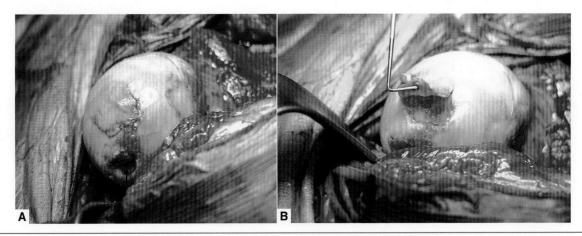

图 12.25　评估软骨缺损。A. 术中照片显示与中央凹相邻的股骨头软骨的明显病变（黑色箭头）。B. 软骨从骨表面完全掀起［Ⅳ级损伤，国际软骨修复协会（ICRS）］

明，但已经报道了与凸轮型撞击的关联。SHD 入路的优点是可以广泛暴露股骨头，进行全面评估、准备缺损和有计划的放置移植物（图 12.25）。在这种情况下，第一步是治疗任何髋臼盂唇病变并通过骨软骨成形术重建股骨头颈交界处（图 12.26）。然后

仔细辨识缺损以去除所有退化的软骨并保留具有垂直稳定性的软骨边缘。最初，用手术刀将软骨缺损去除到软骨下板的水平（图 12.27）。根据选择的不同的移植技术，缺损制造的平面会有所不同。例如，如果选择了 ACI、MACI 或同种异体微粒幼年软骨移

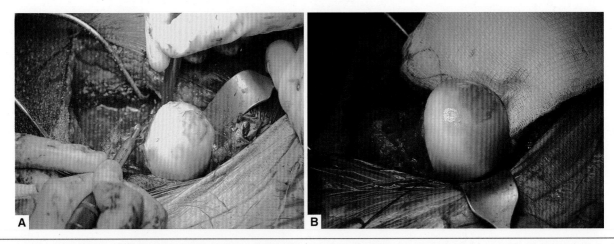

图 12.26　A. 术中照片显示了使用高速球磨钻治疗凸轮型畸形时股骨头颈交界处的骨软骨成形术。B. 骨软骨成形术已经完成到转子间线的水平。软骨病变在股骨头的前内象限上很明显

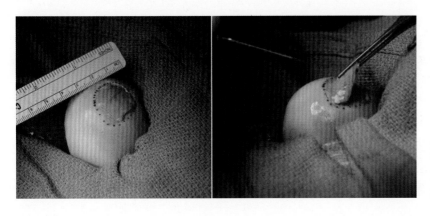

图 12.27　A. 术中照片显示了软骨缺损的测量和界线标识。B. 去除缺损的第一步是用手术刀将其剥离到软骨下骨的水平

植物（DeNovo NT），则有缺陷的退变软骨将被移除到软骨下骨的水平。此外，对于这些方法，应使用纤维蛋白胶控制缺损深度处的不确定性的出血。同种异体微粒幼年软骨移植物（DeNovo NT）由来自13岁以下捐赠者的小的（1mm）软骨立方体制成。因为它只需要一种外科方法，所以它一直是我们选择的技术材料（图12.28）。同种异体软骨移植物装在一个小器皿里，通常足以覆盖2.5cm²的区域。应用后，移植物应用纤维蛋白胶密封并保持稳定（图12.29）。同种异体微粒幼年软骨移植物（DeNovo NT）的缺点

是与手术相关的费用较高。如果软骨下骨广泛受累，那么同种骨软骨移植（OCA）使用新鲜冷冻股骨头骨柱或OCA衍生物是更好的治疗选择。

▶SHD方法治疗关节外股骨髋臼撞击

关节外撞击综合征可能是年轻运动员人群髋关节疼痛的另一个孤立原因，尽管它们通常与导致关节内FAI的髋关节同时发生。关节外FAI包括髂前

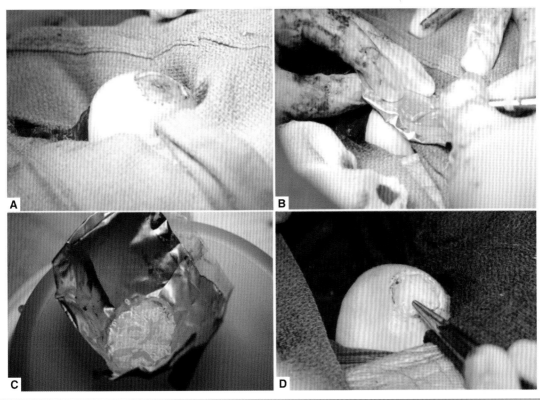

图12.28　A.显示软骨缺损的术中照片，去除不稳定和受损的软骨，直到暴露稳定的软骨部位，没有出血。B.一块无菌铝箔用于塑造软骨缺损模型。C.使用铝箔作为移植物的模具，在器械台上用纤维蛋白胶制备同种异体微粒幼年软骨移植物（DeNovo NT）。D.移植物置于缺损处，应比正常周围软骨的边缘低1mm左右

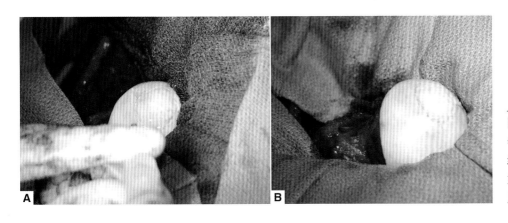

图12.29　A.同种异体微粒幼年软骨移植物（DeNovo NT）用纤维蛋白胶密封。B.移植物很好地位于股骨头软骨缺损处并用纤维蛋白胶密封

下棘（AIIS）棘下撞击、坐骨股骨撞击和转子骨盆撞击。这些情况是由股骨近端与骨盆以及它们之间软组织的机械冲击引起的。棘下撞击与突出的 AIIS 相关，可能是髋部疼痛的原因，通常因单纯髋关节屈曲而加重。棘下撞击可以在 SHD 方法中解决。然而，它不是开放式手术的指征，因为很多研究报告了关节镜治疗的成功结果。另外，使用 SHD 方法可以安全有效地矫正坐骨股骨撞击和转子骨盆撞击，这是我们首选的治疗方法。

当小转子和坐骨之间的空间减小时，即会引发坐骨股骨撞击。检查时，疼痛是由伸髋、内收和外旋联合引起的。骨盆前后位 X 线片可能显示一个突出的小转子，通常与髋外翻相关。尽管主要的影像学诊断是 MRI，但髋关节假斜位片有助于确认坐骨和股骨之间的空间减小。在 MRI 上，坐骨股骨间隙缩小，股方肌中可能存在信号增强（图 12.30）。在进行手术治疗之前，我们倾向于有针对性地浸润坐骨股骨间隙和股方肌，这可以起到治疗作用，也有助于确认疼痛源位于坐骨股骨间隙。对类固醇注射和康

复治疗效果不佳的患者可能适合外科脱位手术治疗。当存在股骨前倾时，手术策略还包括近端股骨转子间内翻截骨术。骨成形术和小转子切除术可以通过关节镜进行，但这需要丰富的经验并且非常费力。我们更喜欢解剖并保护包含支持带血管瓣的软组织后，通过 SHD 方法切除小转子（图 12.31）。

转子骨盆撞击通常表现为髋关节后方或后外侧疼痛，在体格检查时通过髋关节过伸、外展和外旋（所谓的后部撞击试验）加重。转子骨盆撞击的典型例子是儿童期 LCPD 后的残余畸形，大转子明显高位。然而，我们观察到一些凸轮型 FAI 患者在股骨颈和大转子之间存在与凸轮型畸形相关的异常形态。

这些患者的大转子前部相对较大，转子体部异常，与股骨颈的移行处骨骼增长过多。在用 SHD 方法时，可以注意到大转子前面与髂骨和髋臼边缘的外侧之间的撞击，可以通过切除大转子前面多余骨质治疗（图 12.32）。

最后，股骨方向的异常可能是关节内和关节外撞击的来源。股骨过度前倾，尤其是与外翻畸形同

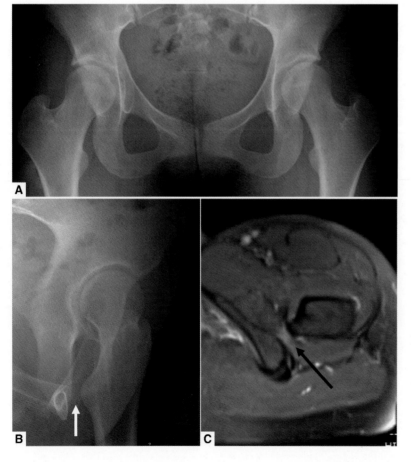

图 12.30 一名 19 岁女孩，因久坐和行走而加重左侧臀痛就诊。A. 骨盆前后位 X 线片显示双侧轻度髋外翻，但骨结构正常。B. 假斜位 X 线片显示小转子和坐骨之间变窄（白色箭头）。C. 髋关节 T2 脂肪抑制轴位 MRI 显示非常狭窄的坐骨股骨间隙，股方肌中存在水肿（黑色箭头）

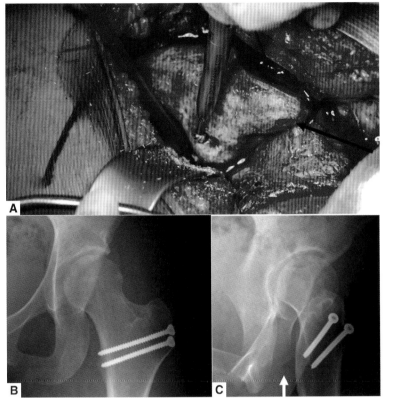

图 12.31　A. 髋关节脱位手术时的照片，显示大转子的后部和上部被切除，以便解剖包含小转子周围的支持带血管软组织。使用高速球磨钻磨除小转子。如果需要，腰大肌腱可以通过锚钉重新固定。B. 术后 18 个月的前后位 X 线片显示截骨愈合和小转子形态改善。C. 术后 18 个月时的假斜位 X 线片显示坐骨股骨间隙得到矫正（白色箭头）

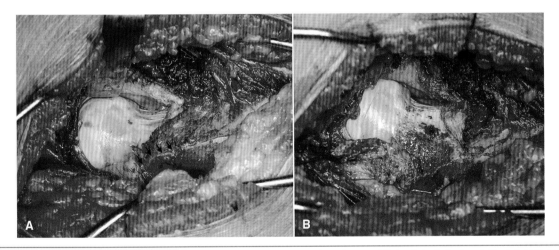

图 12.32　一名 24 岁的女性在接受髋关节镜手术治疗后，通过凸轮切除和髋臼盂唇修复手术治疗后，坐位时残留髋关节疼痛加剧。A. 髋关节外科脱位期间的术中照片，显示股骨颈相对较短和大转子的前方膨大（黑色箭头），导致屈曲和内旋撞击髋臼缘。B. 大转子前部切除后的术中照片，骨软骨成形术扩展到转子间线水平，改善股骨头颈交界处转子形态和髋关节运动

时存在时，可能导致后部撞击，并与髋臼侧的髋臼前方软骨和盂唇病变的模式有关。股骨的过度后倾可能导致股骨颈的远端和髋臼边缘侧面的撞击，加剧了钳夹型 FAI 的形成机制。通过 SHD 方法对此类复杂畸形进行手术治疗，可以正确识别和治疗撞击根源，同时方便进行转子下去旋转截骨术，恢复股

骨的旋转。

我们使用 SHD 方法的治疗结果总体上非常令人满意。我们的结果表明，使用这种方法对 FAI 进行开放手术治疗后，无论是患者主诉还是体格检查身体活动水平，都有所改善，并且恢复体育活动的患者比例很高。

▶小结

总之，SHD 方法是一种通用的髋关节手术方法，可以完全暴露股骨和髋臼。可使用该方法治疗导致髋关节疼痛和功能障碍的关节内和关节外病变。尽管目前绝大多数 FAI 患者都通过关节镜方法进行治疗，但我们继续使用 SHD 来治疗儿童疾病（如 SCFE 和 LCPD）后的髋关节残留畸形以及导致 FAI 的复杂畸形。这些包括涉及头颈交界处后上方的凸轮形态，关节外撞击，坐骨股骨和骨盆转子撞击，与股骨方向异常相关的 FAI，以及需要大量髋臼边缘修整的复杂钳夹型撞击。

参考文献

[1] Ganz R, Gill TJ, Gautier E, Ganz K, Krugel N, Berlemann U. Surgical dislocation of the adult hip a technique with full access to the femoral head and acetabulum without the risk of avascular necrosis. J Bone Joint Surg Br. 2001;83(8):1119-1124.

[2] Gautier E, Ganz K, Krugel N, Gill T, Ganz R. Anatomy of the medial femoral circumflex artery and its surgical implications. J Bone Joint Surg Br. 2000;82(5):679-683.

[3] Notzli HP, Siebenrock KA, Hempfing A, Ramseier LE, Ganz R. Perfusion of the femoral head during surgical dislocation of the hip. Monitoring by laser Doppler flowmetry. J Bone Joint Surg Br. 2002;84(2):300-304.

[4] Gibson A. Posterior exposure of the hip joint. J Bone Joint Surg Br. 1950;32-B(2):183-186.

[5] Zaltz I, Leunig M. Parafoveal chondral defects associated with femoroacetabular impingement. Clin Orthop Relat Res. 2012;470(12): 3383-3389.

[6] Novais EN, Mayo M, Kestel LA, Carry PM, Mayer SW. Return to play following open treatment of femoroacetabular impingement in ado- lescent athletes. J Am Acad Orthop Surg. 2016;24(12):872-879.

[7] Novais EN, Heyworth BE, Stamoulis C, Sullivan K, Millis MB, Kim YJ. Open surgical treatment of femoroacetabular impingement in adoles- cent athletes: preliminary report on improvement of physical activity level. J Pediatr Orthop. 2014;34(3):287-294.

[8] Rebello G, Spencer S, Millis MB, Kim YJ. Surgical dislocation in the management of pediatric and adolescent hip deformity. Clin Orthop Relat Res. 2009;467(3):724-731.

[9] Spencer S, Millis MB, Kim YJ. Early results of treatment of hip im- pingement syndrome in slipped capital femoral epiphysis and pistol grip deformity of the femoral head-neck junction using the surgical dislocation technique. J Pediatr Orthop. 2006;26(3):281-285.

第 13 章

股骨髋臼撞击综合征的髋关节镜 手术治疗

▶ 背景

髋关节镜技术正越来越多地被用于治疗股骨髋臼撞击综合征。通过关节镜，术者不仅可以良好的进入髋关节中央间室，还可以对外周间室进行骨切除。如前所述，相较于传统切开手术，髋关节镜的优势是手术切口小，从而减轻了患者围手术期的不适，患者能够更快地恢复。髋关节镜的优势同时也是其局限性所在，由于关节镜手术入路的限制，能否安全、可靠地进入与股骨髋臼撞击相关的畸形处，这取决于术者的技术和经验。在本章中，我们将讨论关节镜手术的适应证和局限性、手术方法、术后管理、并发症及疗效。

下面这个病例展示了关节镜下凸轮型畸形磨除

临床病例

SL 是一位 22 岁的男性患者，左髋持续性疼痛 6 月余。他接受了一疗程的物理治疗来改变他的姿势和人体力学以缓解髋部疼痛，但没有确切效果。体格检查发现：左髋屈曲 0°～90°，屈髋内旋 15°、屈髋外旋 45° 时撞击征阳性。完全伸直位时，外展达 35°，内收达 15°。在骨盆正位 X 线片（图 13.1A）

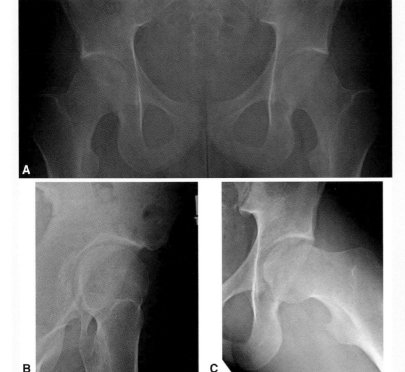

图 13.1　22 岁男性患者伴左髋撞击症状。骨盆前后位片（A）显示正常的髋臼覆盖和正常的髋臼型。可观察到头颈偏心距（Head-Neck Offset）减小。假斜位片（B）显示髋臼前方覆盖正常，但髂前下棘凸出，可能会导致棘下撞击。改良 Dunn 侧位片（C）是显示凸轮型畸形的最佳视图

上表现出凸轮型畸形，髋臼覆盖和髋臼型均正常。在骨盆假斜位片上（图 13.1B）髋臼覆盖正常，但髂前下棘凸出。在改良 Dunn 侧位片上（图 13.1C），可以明显地观察到凸轮型畸形。磁共振成像（MRI）（未展示）显示无明显软骨损伤，股骨前倾角 19°，患者接受了关节镜下凸轮型畸形磨除减压术（图 13.2），疼痛得到很好的缓解，并在 4 个月后恢复了所有的活动。

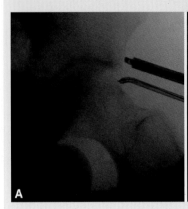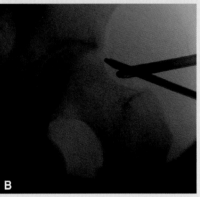

图 13.2　一名 22 岁男性，在关节镜下凸轮型畸形磨除减压术前（A）和减压后（B）近端头颈交界处的术中 Dunn 侧位片

减压术的良好适应证，即患者髋臼正常，关节损伤小，无股骨近端后倾（前倾角减小），并且疼痛和活动受限由凸轮型畸形引起。

适应证

- 关节镜手术适用于什么样的畸形？
  - 髋臼覆盖正常的前上方凸轮型畸形。
  - 外周缘骨赘影响屈髋位内外旋活动。
- 什么样的畸形过重而不适用？
  - 屈髋内旋＜ 0°。
  - 髋臼发育不良（LCE ＜ 15°）。
  - 过度的股骨后倾。

- 股骨环周样骨赘。

手术方法

患者体位和术前准备（图 13.3，表 13.1）

牵引

控制手术牵引持续时间很重要，这一环节在手术开始前会被许多因素所影响。推荐在牵引实施前完成以下步骤（表 13.2）。

牵引过程

轻柔牵引对侧髋关节以稳定骨盆。

表 13.1 患者摆放体位所需器械	
部位	所需器械
足	ABD × 4（每侧 2 个） 纤维网衬垫 × 2（每侧 1 个）
髋	髋柱和软垫 塑料 U 形铺巾 × 1 塑料胶条 × 2
上肢	对侧：90° 搁手板 患侧：泡沫 / 凝胶软垫 × 2 绑带 / 胶带

表 13.2 牵引前手术核对清单
麻醉团队完成气道管理 / 镇静
患者转运至髋柱上，并铺好塑料铺巾
上肢固定于搁手板 / 胸前
足部以软垫充分保护，并固定在牵引装置内
C 臂机在手术室内，并开机（已做好透视准备）
牵引系统精确调零（即完全收起）
皮肤已做好术前准备

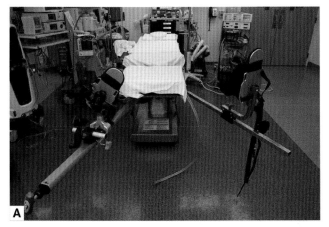
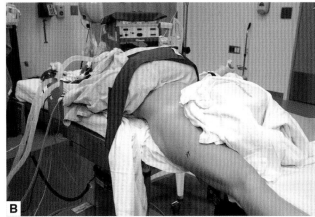
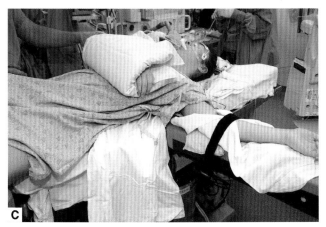

图 13.3　A. 右髋关节镜时牵引床装置。B. 右上肢置于胸前胸枕上。C. 左上肢置于上肢外展搁手板上

手术侧髋处于屈曲（20°）、外展（20°）并最大程度内旋的体位（大转子应最大限度地突出）。这个体位使髂股韧带放松，便于牵引。在这一体位下以 30~50lb（1lb ≈ 0.45kg）力量牵引并维持。然后将腿置于屈 / 伸和外展 / 内收的中立位。X 线透视可确认牵引的程度（图 13.4）。

铺巾

用 4 块可粘贴小单铺方形铺盖（图 13.5）。铺髋关节镜单时需保证所有相关入路部位有足够空间。在头侧铺无菌 Mayo 单，以放置常用器械（表 13.3）。

髋入路

皮肤标记

手术操作开始前，标记髂前上棘和大转子以协助确定入路位置。在我们的手术方法中，倾向于选择前外侧（AL）入路和前方（MA）入路作为通道。较少使用后外侧（PL）入路和远端前外侧附加（DALA）入路（图 13.6）。

前外侧入路

髋关节前外侧入路的步骤：

1. 在预计的前外侧入路切口位置放置交换棒以确定

表 13.3　Mayo 单上的器械
关节镜（70°），光源，镜头，鞘管连接器
关节镜刨刀
射频消融棒
2 根髋关节穿刺针
1 根镍钛导丝
11 号刀片
带钝头内芯的 4.5mm 鞘管
带钝头内芯的 5mm 鞘管
5.5mm 鞘管
交换棒
交换槽

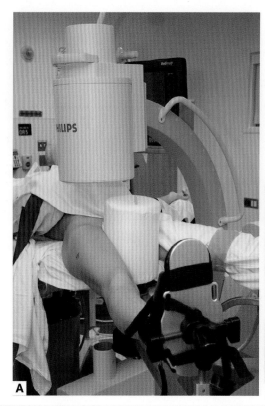

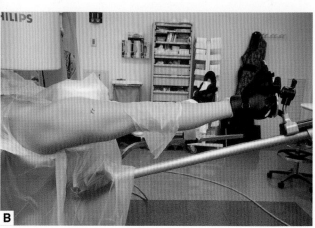

图 13.4　A.下肢初始时位于稍外展和旋转中立位以放置塑料铺巾。B.下肢最大限度地内旋以将股骨头置于髋臼深部，并将使大转子位于外侧以便牵引

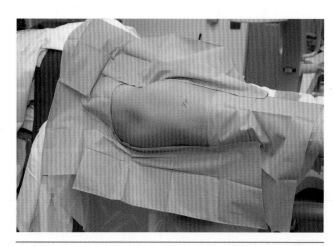

图 13.5　在用手术贴膜之前，将无菌蓝色无纺布小单铺在髋关节周围

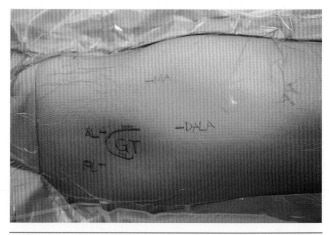

图 13.6　牵引之后标记出大转子和入路切口位置。前外侧入路和中前方入路是两个常用的入路。后外侧入路用于处理髋臼后缘。远端前外侧附加入路用于髋臼缘锚钉的放置和头颈交界处的切除

理想的切口位置（图 13.7）。需要考虑到以下情况：

 a. 透视下，头端 / 尾端位置应开始于大转子水平或大转子稍近端水平。

 b. 前 / 后位置取决于股骨的形态。正常股骨的起始点应位于大转子尖端和皮肤标记 / 触诊大转

子前缘连线的中间。在股骨前倾时，起始点应更靠前一些；而在股骨后倾时，它会向后移动。

2. 在透视下，用 18 号穿刺针插入关节囊水平。通常进针方向从起始点向头侧并向后侧倾斜10°～15°，以便于刺入 12 点钟方位的关节囊。进

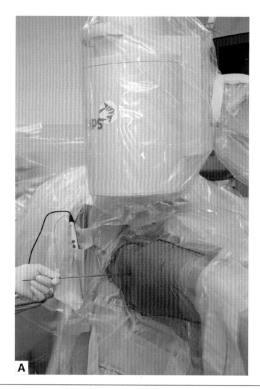 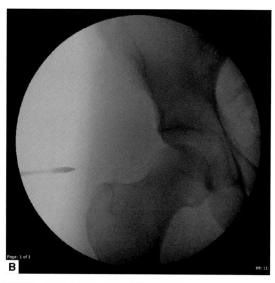

图 13.7　A. 前外侧入路切口位置的确定依靠插入的针来确定，在前后位透视上针位于股骨头的上方。B. 进针的方向向头侧倾斜 10°~15° 并稍向后成角

针的目标空间位于股骨头和髋臼盂唇之间。在穿刺关节囊时，针尖应该避开盂唇；如果再继续进针，则应反向，以避开股骨头（图 13.8A、B）。

3. 取出穿刺针芯，向关节内注射空气（约 5~15mL）。空气造影将打破髋关节内的液封，并允许在这一阶段微调牵引。空气造影的透视图像应显示盂唇下缘 "飘" 离穿刺针。如果没有观察到这一情况，应考虑重新定位穿刺。图 13.8C 显示髋关节注入空气后，盂唇和股骨头分离。

4. 插入镍钛导丝。判断入路位置时，导丝应达到髋臼窝。如果导丝未达髋臼窝，入路很可能在前后平面上选择有误（通常太靠后）。应重新进行穿刺。图 13.8D 显示正确的镍钛导丝位置。

5. 一旦导丝位置放置良好，抽出穿刺针，并做皮肤切口。然后将带钝头内芯的 4.5mm 鞘管插入关节囊水平。以镍钛导丝为轴旋转鞘管进入关节囊，直至出现落空感。通过透视可以确定鞘管在关节囊的位置（图 13.8E）。

6. 撤出内芯并在这一位置置入关节镜。在第二个通道建立之前，先不要充水。镜头应直接朝前，使髋臼盂唇和股骨头之间的前囊窗口进入视野。这为前

方入路鞘管的安全置入提供了关节内的视野（图 13.9A）。

前方入路

髋关节前方入路步骤：

1. 在手术开始之前标记前方入路切入点；但是最终的前外侧入路位置可能与其起始标记点不同，前方入路应根据这些变化进行调整。

2. 从前方入路位置穿入 18 号穿刺针，并与已建立的前外侧入路进行三角测量。这一步一开始最好从髋关节外观测来建立准确的轨迹。穿刺针指向点通常比预期更靠内且更靠向远端。可使用透视来引导这一进针轨迹，观察针尖和前壁之间的关系。一旦获得良好的穿刺轨迹，需要通过关节镜来监视穿入关节囊的过程。穿刺针应该尽可能地靠近股骨头，以易于进入外周间室，并便于关节囊缝合关闭。

3. 从穿刺针置入镍钛导丝，并做皮肤切口。

4. 将带钝头内芯的 5mm 鞘管插入关节囊水平。直接观察下，再一次靠旋转鞘管和内芯将其插入（图 13.9B）。

● 关节囊切开术。

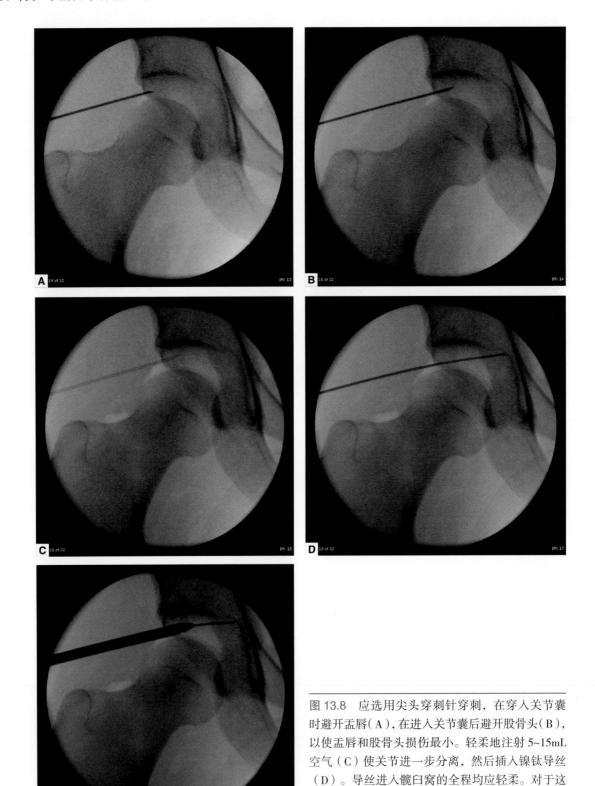

图 13.8　应选用尖头穿刺针穿刺，在穿入关节囊时避开盂唇（A），在进入关节囊后避开股骨头（B），以使盂唇和股骨头损伤最小。轻柔地注射 5~15mL 空气（C）使关节进一步分离，然后插入镍钛导丝（D）。导丝进入髋臼窝的全程均应轻柔。对于这第一个通道，因为穿刺损伤盂唇的概率最高，所以使用 4.5mm 的鞘管（最小直径）（E）

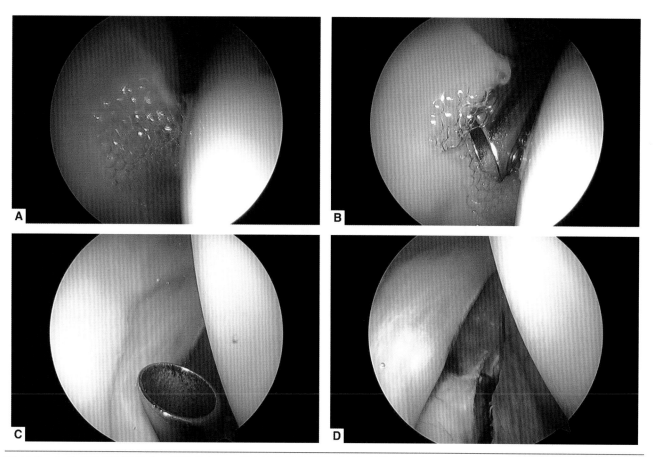

图 13.9　A. 从前外侧通道进入，因没有出口，而在无液体的情况下观察到前方盂唇。B. 股骨头和盂唇之间的三角形区域是前方入路的瞄准的方向。C. 然后将镜头交换到前方入路，打开液体并在前外侧入路检查以确定没有穿透关节。D. 从前外侧入路开始进行相互连接的关节囊切开术

1. 在建立了前方通道后，将关节镜移到此通道。前外侧通道的鞘管应予保留。镜头直接向后以获得前外侧通道位置的视野（图 13.9C）。在交换后，此时可以注入液体以冲洗关节。如果需要，可对前外侧入路进行调节。

2. 然后从前外侧通道鞘管内插入关节囊刀（弧形刀），并撤出鞘管。在盂唇的后方切开关节囊并与盂唇平行，直到刀–囊关系(Blade-Capsule Relationship) 不再可见（图 13.9D）。向后延伸关节囊切口，切忌伤及梨状肌腱。将刀直接向前朝向前方通道，再一次尽可能和盂唇平行。

3. 刀回到前外侧通道的入口位置，在其上置入交换槽。然后可以将刀从关节内撤出。沿交换槽插入交换棒，交换棒进入关节内后，即可抽出交换槽，然后沿交换棒插入 5.5mm 鞘管。现在可将关节镜移到前外侧通道，镜头向前方以定

位前方通道鞘管。

4. 从前方通道鞘管插入关节囊刀，然后抽出鞘管。关节囊刀首先沿着盂唇向前，切开关节囊直到到达腰大肌腱。然后将刀直接朝后，沿盂唇向前外侧通道的鞘管方向切，并完成关节囊切开。沿刀插入交换槽后，拔出刀。

中央间室操作

在获得了足够的中央间室入路和空间之后，就可以对髋臼缘、髂前下棘、髋臼软骨和盂唇进行操作。所有中央间室的操作都将在牵引下进行，所以效率是很重要的。总牵引时间应小于 2h，以尽可能地减少牵引相关并发症发生。

● 拍照记录损伤。

应遵循标准的髋关节镜检查顺序。我们的顺序如下：①前壁（图 13.10A）；②负重穹（Weight-Bearing Dome）；③后壁（图 13.10B）；④髋臼窝和韧带（图

13.10C）；⑤股骨头（图 13.10D）；⑥髋臼前上缘和盂唇。在有明显病变的情况下，可置入探钩探查髋臼盂唇和 / 或软骨的受累区域。

● 髋臼缘骨成形术。

髋臼缘骨成形术的适应证已在第 11 章中进行了讨论。简言之，有症状且过度覆盖的大新月形深髋臼可通过切开手术或关节镜手术实施髋臼边缘骨成形术。我们的方法如下：

1. 从前外侧入路进行观察，从前方入路置入器械操作。插入射频消融棒，确定髋臼盂唇和髋关节囊之间的间隙。在髋臼骨成形术中，清晰地界定并能直视髋臼缘是很重要的。

2. 髋臼盂唇必须在其关节囊止点处被掀起，以显露真正的髋臼缘。使用射频消融棒进行这一操作，在掀起过程中应避免损伤盂唇。尽可能保留软骨盂唇交界区，以增强软骨盂唇稳定性，并维持髋臼骨成形术后盂唇的吸力密封作用。一旦盂唇被掀起到在髋臼缘看不到髋臼软骨底面的程度，就做好切除髋臼缘的准备。

3. 撤出射频消融棒，从前方通道经由开槽鞘管插入关节镜磨头（5.5mm）。前后位透视可帮助定位髋臼骨成形术的前方最大范围。我们通常从前内方开始，并向后外方操作。磨头大小（5.5mm）被用作切除范围的模板。

4. 在充分切除骨后，再次前后位透视髋关节以评估骨成形术的完全性。然后应将髋臼盂唇修补于新的髋臼缘。具体技术将在本章后面讨论。

● 髋臼盂唇。

通常应尽可能地保护盂唇，其意义在于盂唇能通过吸力密封来提高机械负荷的传递和稳定性。

● 髋臼盂唇修补技术：

1. 盂唇修补通常从前内方开始，向后外方进行。关节镜通常置于前外侧通道，前方通道用于器械操作。从前方通道插入鞘管有助于修补盂唇时的缝合操作。

2. 使用带线锚钉做盂唇缝合，打结、免打结锚钉

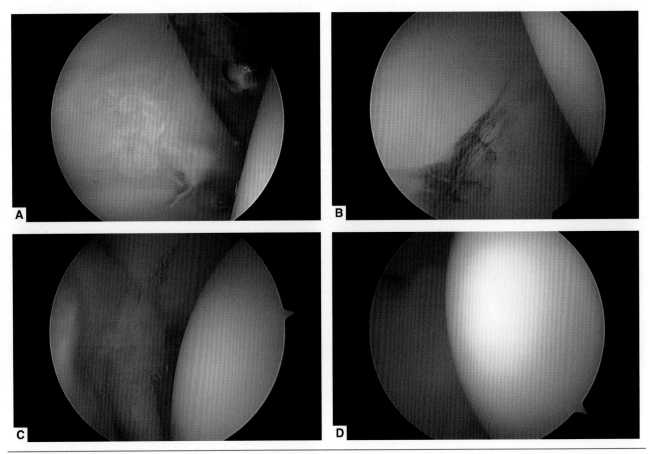

图 13.10　应行标准的髋关节镜探查术。首先观察到的是髋臼的前壁（A），并转动镜头观察其上方的负重穹，然后是后壁（B）。髋臼窝和圆韧带被观察到（C），并检查股骨头（D）

均可。我们使用免打结锚钉做盂唇缝合，以避免激惹关节囊盂唇褶皱处。第一枚锚钉在盂唇不稳定部分的前缘置入，从前方鞘管插入钻孔导向器，位置距髋臼缘 1~2mm。关节镜置于髋臼缘的上方，以监视定位的过程。

3. 一旦位置确定，钻孔导向器必须位于远离髋臼的轨迹上，以避免穿入关节。这需要在维持预定起始点的情况下，将导向器尾端靠向患者的腿部。如果无法做到上述要求，可以建立远端前外侧辅助入路来获得这一入钉轨迹。

4. 一旦导向器就位，移动关节镜使视野能够观察到髋臼软骨。然后全速以电钻建立锚钉通道。如果有即将穿透入关节的迹象，应马上停钻。可以用上面的方法重新定位导向器，并重新操作。如果使用打结锚钉，在每一次钻孔后应立即置入锚钉。如果使用免打结锚钉，可以在锚钉孔中插入镍钛导丝作为占位器，以便随后置入锚钉。

5. 修补缝合时，应使用鸟嘴缝线器或类似的穿线器以套圈式或盂唇基底褥式穿过盂唇（图

13.11）。推荐的缝合结构见技术说明。

6. 可以关节镜滑结固定锚钉（我们推荐打 Weston 结，此后再打 3 个单结锁定），也可钉入免打结锚钉。当收紧盂唇修补缝线时，缝线应贴紧以确保稳定，但必须注意避免将盂唇过度压向髋臼缘。如果过度收紧盂唇，其吸力密封作用可能减弱（图 13.11C）。

● 髋臼软骨。

● 磨损——对于髋臼软骨磨损我们选择磨损处关节成形术，以求在最小切除的情况下获得稳定的软骨基底。

● 分层——以凸轮型 FAI 综合征为特征性的分层损伤，分层损伤常不予处理，或在修补盂唇操作中予以固定。除显著不稳和有形成游离体风险的病例，我们主张不要切除分层的软骨片。

● 缺损——对于髋臼和/或股骨头全层（Outerbridge Ⅳ 级）的软骨缺损，采取髋臼微骨折术是明智的选择。微骨折术后使用拐杖和部分负重这一限制会被延长至术后 6 周。

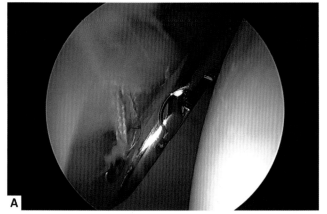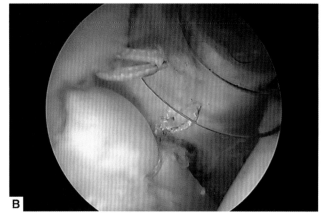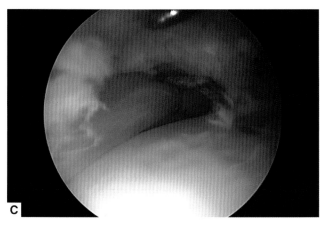

图 13.11　可使用免打结或打结带线锚钉修补盂唇。可选用不同的穿线器（A），并且缝线可套圈缝合也可褥式缝合（B）。应注意避免过度收紧盂唇（C），否则会使其吸力密封作用减弱

周围间室操作

完成中央间室的操作后，可以松开牵引。股骨头复位回髋臼内时，应观察股骨头。将视野调整至周围间室，在这里可以对囊内的股骨头、股骨颈以及髋关节囊进行处理。

● 股骨骨软骨成形术。

股骨骨软骨成形术是大多数股骨髋臼撞击综合征关节镜治疗最重要的部分。股骨近端的凸轮型损伤通常是对髋关节最大的机械应力，并是将来发生骨性关节炎的危险因素。

● 股骨骨软骨成形术技术：

1. 在松开牵引后，将髋关节置于屈髋20°和外展/内收的中立位。关节镜置于前外侧通道，从前方入路置入射频消融棒。此时应标记出凸轮型损伤的区域，这一区域表现为硬化、红斑、或在凸轮型畸形区可辨认的其他磨损征象。应清楚地标记切除区域，尤其是在近端；平行于髋臼盂唇轮廓，距盂唇2~3mm的股骨头软骨应完全予以保留。

2. 在确定了凸轮切除区域后，将关节镜换到前方通道，从前外侧通道置入关节镜刨刀。关节镜应沿股骨颈轴方向放置，使镜头朝向外侧，视野中能显示股骨头颈交界处更外侧的部分。此时可刨除关节囊周围软组织以获得更好的视野，操作中避免切除关节囊。

3. 获得良好视野后，将关节镜刨刀更换为关节镜磨头。磨头放置于股骨头上可以到达的最外部分，应位于支持带血管的前方。操作中应监视支持带血管，避免医源性损伤。

4. 一旦确认好位置，就可以使用关节镜磨头磨削股骨近端上外侧，建立骨软骨成形术深度和范围的模板，以在股骨近端创造足够的偏心距和圆形面。根据经验，行骨切除时应从在硬化骨区域切除皮质骨开始。可用C臂与股骨近端10°倾斜透视来确定骨成形术的位置，并判断切除的深度和范围。注意远端切除的深度是修复获得足够头颈偏心距的关键。

5. 一旦在直视和透视下确认了模板深度和范围，就将此模板用作骨软骨成形术切除剩余部分的参照。随着磨头向更前方移动，需逐渐调整镜头鸟瞰股骨颈。当磨头移到股骨颈前方时应避免过度切除。同样地，切除骨皮质是第一轮骨切除的合理目标（图13.12）。

6. 在初始骨切除后可用透视来确认切除术是否足够。前后位片和10°~15°的外侧斜位片可用以评估股骨骨软骨成形术。透视下辨别的残余畸形通常在股骨颈的远端。为到达这一区域，可外展髋关节（对于外侧损伤区）和进一步屈曲髋关节（对于前方损伤区）来增加关节囊的灵活度。关节镜磨头的鞘可被用作关节囊的牵开器，以进入更远端的区域。如果可能的话，骨成形术应向远端实施到达转子间线水平。

7. 最后应在各个方向上透视确认修复后的股骨头颈偏心距。

■ 关节囊的准备和关闭。

前面对关节囊的切开处理是为了增加关节镜视野。一些研究记录了切开关节囊而不缝合关闭的情况，这是髋关节镜术后出现医源性髋关节不稳或与不稳相关疼痛的风险。我们做关节囊切开的适应证包括：

■ 所有女性患者。

■ 男性患者伴有以下情况：

　◆ 软组织松弛（如Beighton评分≥5），结结缔组织疾病（如Ehlers-Danlos综合征、马方综合征等）。

　◆ 髋臼发育不良——有症状的凸轮型畸形患者通常伴有轻度髋臼覆盖减少。

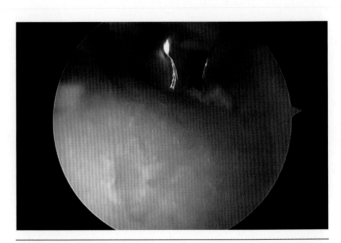

图13.12　使用磨头处理股骨头颈交界处，我们通常切除直到骨皮质被去掉，然后透视以核查切除的深度

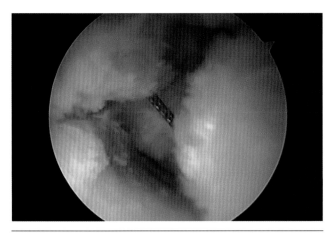

图 13.13　关节囊处理的重要性越来越明显，各种穿线器的应用使关节囊缝合关闭成为常规操作

关节囊修补 / 折叠术方法

1. 关节囊修补从准备之前切开的股骨侧和髋臼侧的关节囊叶（Capsular Leaflets）开始。用射频消融棒清理每片关节囊叶的表面，清除软组织，这些软组织会影响视野并妨碍缝合。

2. 为实施关节囊修补，关节镜放置于前方通道，一次性鞘管通过交换棒放置于前外侧通道。

3. 以简单的缝合方式，使用弹弓装置穿梭缝合关节囊缺损处。首先在髋臼侧（移动性小）穿线，然后在将关节囊穿透器（Capsular Penetrator）穿过股骨侧，穿过的宽度决定最终关节囊的张力（图13.13）。

4. 在缝线从两侧关节囊叶均穿过后，在视线下使用推结器打方结收紧关节囊。

5. 缝合间距为 7~10mm，对于一般大小的关节囊切开通常需要缝合 3、4 针。随着缝合向前内方进行，可使用交换棒来重置鞘管以达最佳的缝合通道。

关闭切口

- 关闭关节囊后，从髋关节撤出所有的器械，然后将一枚 16G 的腰穿针重新从前方入路插入至关节囊修补处 / 股骨颈处。

- 前外侧入路和前方入路均用 2-0 薇乔线临时关闭。接下来，向关节周围空间注射 20mL 0.2% 的罗哌卡因，然后拔出腰穿针，最后用 3-0 单根薇乔线关闭关节镜切口。

▶术后处理 / 并发症

- 术后使用拐杖部分负重（约身体重量的 25%）。
  - 仅关节镜检查的患者：2 周。
  - 关节镜检查并实施微骨折术的患者：6 周。
- 接受关节内骨切除术（凸轮型和 / 或钳夹型）的患者均应在术后 4 周内预防异位骨化（Heterotopic Ossification，HO）的发生。我们通常服用 500mg 萘普生一日两次来常规预防异位骨化，伴有胃肠疾病或萘普生过敏的患者服用 100mg 塞来昔布一日两次。
- 所有患者均应在术后 4 周内预防深静脉血栓的形成。通常，患者每日服用 81mg 阿司匹林进行预防；但对于已明确凝血疾病［莱登第五因子（Factor V Leiden）、狼疮抗凝物（Lupus Anticoagulant）等］或有深静脉血栓 / 肺栓塞病史的患者，通常给予皮下注射依诺肝素钠。
- 物理治疗和恢复体育活动：
  - 通常在第一次术后随访时（术后 2 周）进行物理治疗。早期的物理治疗着眼于维持活动度和激活肌肉（股四头肌、臀肌、核心肌肉）。注意避免髋关节后伸和外旋，以尽可能减少在关节囊切开处的前方发生髋关节脱位的风险。
  - 在 4~12 周，髋关节活动度（Range Of Motion，ROM）限制通常可以解除，患者开始进行被动增强锻炼步骤，开链运动和闭链运动均从双下肢锻炼转向单侧下肢锻炼。这一阶段常用健身脚踏车（4 周）和椭圆机（8 周）进行活动度锻炼和轻度耐力训练。
  - 通常在术后 3 个月恢复跑步，并应循序渐进地增加跑步的距离和强度。患者在 4 个月后进行跳跃 / 肌肉增强训练，随后可恢复专项体育活动。总体来说，可以期盼在术后 4.5~6 个月回到竞技活动中。

预后

- 很多系列的病例研究表明髋关节镜治疗股骨髋臼撞击综合征是安全和高效的。使用盂唇修补术和关节囊缝合术等现代手术技术后，近 80% 的患者髋关节功能得到明显的改善。87.5% 的患者在术后恢复体育运动，效果与其他运动相关手术近似。

● 髋关节镜手术失败与手术技术和患者的选择错误均有关系。在手术技术上，骨切除不充分被发现是术后仍出现撞击症状的常见原因。在适应证的选择上，伴有髋臼发育不良或骨性关节炎应被视为相对禁忌证，单纯使用髋关节镜治疗会有早期失败的风险。

并发症

股骨髋臼撞击综合征的髋关节镜术后并发症较少，大样本综述显示发生率通常为1%~8%。牵引相关神经损伤是最常见的术中并发症，常累及坐骨神经、股神经或阴部神经。这些损伤常可通过限制牵引时间（＜2h）和牵引力量（＜50lb）来避免。术后的深静脉血栓（3%~5%）和异位骨化（2%~4%）是最常见的并发症，我们分别使用低剂量阿司匹林和萘普生用以预防。诸如医源性髋关节不稳（过度切除髋臼缘）和医源性股骨颈骨折（过度切除股骨近端）这些少发的并发症，需要通过适当的术前和术中预防措施来避免。虽然理论上存在股骨头缺血坏死的可能，但是在股骨髋臼撞击综合征的病例中还没有缺血坏死的报道。

参考文献

[1] Colvin AC, Harrast J, Harner C. Trends in hip arthroscopy. JBJS. 2012;94(4):e23. doi:10.2106/JBJS.J.01886.

[2] Hoppe DJ, de SA D, Simunovic N, et al. The learning curve for hip arthroscopy: a systematic review. Arthroscopy. 2014;30(3):389-397. doi:10.1016/j.arthro.2013.11.012.

[3] Bedi A, Zaltz I, De La Torre K, Kelly BT. Radiographic comparison of surgical hip dislocation and hip arthroscopy for treatment of cam deformity in femoroacetabular impingement. Am J Sports Med. 2011;39:20S-28S. doi:10.1177/0363546511412734.

[4] Yeung M, Kowalczuk M, Simunovic N, Ayeni OR. Hip arthroscopy in the setting of hip dysplasia: a systematic review. Bone Joint Res. 2016;5(6):225-231. doi:10.1302/2046-3758.56.2000533.

[5] Fabricant PD, Fields KG, Taylor SA, Magennis E, Bedi A, Kelly BT. The effect of femoral and acetabular version on clinical outcomes after arthroscopic femoroacetabular impingement surgery. J Bone Joint Surg Am. 2015;97(7):537-543. doi:10.2106/JBJS.N.00266.

[6] Hewitt JD, Glisson RR, Guilak F, Vail TP. The mechanical properties of the human hip capsule ligaments. J Arthroplasty. 2002;17(1):82-89. doi:10.1054/arth.2002.27674.

[7] Frandsen L, Lund B, GrØnbech Nielsen T, Lind M. Traction-related problems after hip arthroscopy. J Hip Preserv Surg. 2017;4(1):54-59. doi:10.1093/jhps/hnw044.

[8] Cadet ER, Chan AK, Vorys GC, Gardner T, Yin B. Investigation of the preservation of the fluid seal effect in the repaired, partially resected, and reconstructed acetabular labrum in a cadaveric hip model. Am J Sports Med. 2012;40(10):2218-2223. doi:10.1177/0363546512457645.

[9] Fry R, Domb B. Labral base refixation in the hip: rationale and technique for an anatomic approach to labral repair. Arthroscopy. 2010;26(9):S81-S89. doi:10.1016/j.arthro.2010.01.021.

[10] Atkins PR, Aoki SK, Whitaker RT, Weiss JA, Peters CL, Anderson AE. Does removal of subchondral cortical bone provide sufficient resection depth for treatment of cam femoroacetabular impingement? Clin Orthop Relat Res. 2017;475(8):1977-1986. do

[11] Domb BG, Stake CE, Finley ZJ, Chen T, Giordano BD. Influence of capsular repair versus unrepaired capsulotomy on 2-year clinical outcomes after arthroscopic hip preservation surgery. Arthroscopy. 2015;31(4):643-650. doi:10.1016/j.arthro.2014.10.014.

[12] Cvetanovich GL, Weber AE, Kuhns BD, et al. Clinically meaningful improvements after hip arthroscopy for femoroacetabular impingement in adolescent and young adult patients regardless of gender. J Pediatr Orthop. 2016;38(9):465-470. doi:10.1097/BPO.0000000000000852.

[13] Minkara AA, Westermann RW, Rosneck J, Lynch TS. Systematic review and meta-analysis of outcomes after hip arthroscopy in femoroacetabular impingement. Am J Sports Med. 2019;47(2):488-500. doi:10.1177/0363546517749475.

[14] Bogunovic L, Gottlieb M, Pashos G, Baca G, Clohisy JC. Why do hip arthroscopy procedures fail? Clin Orthop. 2013;471(8):2523-2529. doi:10.1007/s11999-013-3015-6.

[15] Burrus MT, Cowan JB, Bedi A. Avoiding failure in hip arthroscopy: complications, pearls, and pitfalls. Clin Sports Med. 2016;35(3):487-501. doi:10.1016/j.csm.2016.02.011.

[16] Menge TJ, Briggs KK, Dornan GJ, McNamara SC, Philippon MJ. Survivorship and outcomes 10 years following hip arthroscopy for femoroacetabular impingement: labral debridement compared with labral repair. J Bone Joint Surg Am. 2017;99(12):997-1004. doi:10.2106/JBJS.16.01060.

[17] Nakano N, Khanduja V. Complications in hip arthroscopy. Muscles Ligaments Tendons J. 2016;6(3):402-409. doi:10.11138/mltj/2016.6.3.402.

▶摘要

导致股骨髋臼撞击最常见的来源是股骨近端，但髋臼形态学改变也可以作为撞击病理形态学的来源。股骨髋臼撞击的髋臼来源通常由髋臼后倾或髋臼整体过度包容（即髋臼前突）状态引起。如果出现病理性后倾或过度包容（髋臼后倾或者髋臼月状软骨小而深），髋臼月状软骨不适合复位，建议采用髋臼周围截骨术（PAO）来优化髋臼的空间定向。

▶手术适应证

以下是具有股骨髋臼撞击症状的患者的相关检查和影像学发现，无论是前倾还是后倾，这些患者可以被考虑进行 PAO，以解决其髋关节力学异常。

前倾髋臼周围截骨术

后倾是通过临床检查和影像学分析做出的诊断。患者通常主诉与髋臼撞击相关的症状，包括坐姿和撞击活动的疼痛。体格检查中经常发现髋臼前侧撞击，并伴有髋关节屈曲和内旋时的疼痛。症状严重时，患者可能表现出明显的内旋受限，并可能在屈曲时出现自发性外旋。患者偶尔在撞击试验期间也可能会感到髋关节不稳定，这是股骨头以髋臼前壁为支点撬起的结果，导致髋臼后壁覆盖不足，股骨头从而处于半脱位状态。

这些患者的影像学表现包括骨盆前后位（AP）片上的交叉征、后壁征和坐骨棘征。通常，髋臼后倾时整个骨盆都会向外旋转，这解释了为什么很少出现局部髋臼突出或功能不全。必须在尾骨覆盖耻骨联合的情况下拍摄骨盆前后位 X 线片，因为骨盆在此投影上的任何旋转都会改变髋臼的外观。还应检查骨盆前后位片的前后壁指数、髋臼外侧覆盖［外侧中心边缘角（LCEA）、Tönnis 角］和股骨近端是否畸形。还应获得 Dunn 侧位和假侧位图，分别检查股骨凸轮型畸形和髋臼前部覆盖情况。横断面成像，包括计算机断层扫描（CT）和磁共振成像（MRI），对于准确量化髋臼和股骨的倾角以及分别评估关节软骨和髋臼盂唇至关重要。

后倾髋臼周围截骨术

髋臼过度包容是通过体格检查和影像学分析做出的诊断。患者经常抱怨与撞击相关的症状，包括坐姿和撞击活动的疼痛。体格检查中经常发现前路撞击，并伴有髋关节屈曲和内旋时的疼痛。在严重的情况下，患者可能会表现出髋关节活动显著受限，包括屈曲、外展和内旋活动受限。

这些患者的放射学检查结果显示髋臼过度包容。骨盆前后位 X 线片将显示髋臼外侧覆盖率升高（LCEA > 35°，Tönnis 角 < 0°）、前壁和后壁指数升高，以及髋臼过深或突出。假侧位片也同样会显示前侧过度覆盖。应注意骨盆前后位和 Dunn 侧位片上的股骨近端形态，但在儿童和青少年髋臼中进行真正过度覆盖的髋保存手术时，很少遇到凸轮型畸形。横断面检查，特别是 CT 扫描，有助于识别这些患者准确的骨病理形态。CT 的三维重建帮助确定髋臼软骨的大小。大的月状软骨可以通过髋臼边缘修整来处理，但小的月状软骨更适合于髋臼定向截骨术。

▶手术方法

前后位 PAO 手术的定位、入路和截骨技术与髋臼发育不良的标准 PAO 手术相似。第 5 章对该手术技术进行了深入描述，在此将简要介绍该手术。所有截骨术完成后，前后位 PAO 髋臼的重新定位不同于传统的 PAO，本章将对其进行更深入的讨论。

体位和术前准备

接受 PAO 的患者应仰卧在透光（即 Jackson）手术床上。通常使用无运动神经麻痹的全身麻醉和腰丛阻滞导管麻醉。准备和铺巾前放置导尿管。我们通常使用一个采血装置，允许我们在手术结束时进行自体输血。

入路

改良 Smith-Peterson 入路通过 Bikini 切口进入髋臼周围截骨术的髋部和骨盆。简单地说，腹部肌肉组织的腱膜从髂翼升高，髂骨骨膜钝性分离并向内侧掀起，从而进入髂腹股沟入路的外侧窗。接下来，小心地确定阔筋膜张肌和缝匠肌之间的间隔，为了保护股外侧皮神经而进入缝匠肌室。该间隙在骨盆附近形成，骨刀由缝匠肌间隙进入，自髂前上棘截骨，截骨端向内侧抬高。该间隔的远端范围通常为旋股外侧动脉的升支，应予以保留。股直肌腱和髂腰肌膜位于阔筋膜张肌/缝匠肌间隔的底部。髂腰肌筋膜由外到内侧从股直肌腱和下方的关节囊处隆起，将其近端纤维从髂前下棘离断。由于髂腰肌筋膜内侧位置较高，屈曲髋关节将有利于放松髂腰肌筋膜和腰大肌腱。总之，这些操作必须显露清晰的各层面。髂骨和耻骨的骨膜被分开，并向内侧提升至坐骨棘的水平。在远端，髋关节囊和腰大肌之间的间隙是通过钝性解剖形成的，该操作可以从同一个切口进入坐骨支。

截骨术

为了完全移动髋臼骨块，总共进行了 4 次髋臼周围截骨。典型的截骨术顺序是坐骨、耻骨、髂骨和后柱。坐骨截骨术在透视指导下进行，使用 30°角凿（Ganz 骨凿）。这一步的目标是在髋关节囊插入处的正远端对坐骨进行不完全截骨术（保留一段完整的后柱骨）。这种截骨术最终将与后柱截骨术结合。

耻骨截骨术仅在耻骨隆起内侧进行，可以使用各种工具［Gigli 锯（线锯）、骨刀、磨刀］进行，

但我们更倾向于 Gigli 锯。耻骨支的骨膜在上支周围前后抬高，并放置牵开器以避免损伤附近的闭孔神经和血管。Gigli 锯通过丝线从前到后绕过升支。与传统的 PAO 技术不同，耻骨截骨术应该有轻微的反向倾斜，允许骨折块旋转而不会撞击耻骨段。

髂骨截骨术用摆锯进行。首先，通过透视确定后柱切口的理想起点。接下来，沿着外展肌插入点在髂骨外侧沿后柱起始点做一个小切口（1cm），沿着髂骨外侧插入一个狭窄的 Hohmann 拉钩以保护臀肌。截骨术从髂骨外侧开始，以垂直于身体纵轴的直线指向骨盆边缘，瞄准后柱起点。对于前倾的 PAO，标准的髂骨切口就足够了。对于真正的反向 PAO，髂骨和后柱截骨连接处的圆形有利于以后的骨块重新定向，并且可以通过弯曲的骨刀来促进。

最后，使用各种骨刀连接髂骨和坐骨截骨术创建后柱截骨术。首先，使用窄直骨刀开始后柱的内侧切口，使用手动触诊和透视引导切口。内侧切口用 30° Ganz 骨凿完成，达到坐骨截骨术的水平。接下来，用 Ganz 骨凿将髂骨/后柱角完全截骨。释放这个角后，插入一个撑开器，对髂骨截骨术施加张力。然后用 30° Ganz 骨凿切开后柱的侧面，从远端连接到坐骨截骨处。

此时，髋臼骨块应完全脱离骨盆的其余部分，保留完整的后柱部分。

重新定向和定位
前倾髋臼周围截骨术

前倾 PAO 截骨术的目标是仅改变髋臼部分，对股骨头的前部和侧面覆盖影响最小。为了有效地使髋臼前倾，髋臼骨块完全脱离骨盆是必要的。插入 Schanz 螺钉有助于调动骨块并确保其自由旋转。图 14.2 显示了前倾移位前后髋臼骨块的位置。为了实现这一点，第一步涉及将髋臼骨块的上内侧角（在髂骨和后柱切口的交界处）移到稳定骨盆上髂骨截骨术切口的内板后方（图 14.3）。

术中透视在评估骨块位置时至关重要。C 臂应置于髋关节的前后位视图中，并处于完全伸展的位置。然后，将 C 臂前后推拉臂向后拉向中线，以便进行骨盆前后位视图，同时 C 臂的底座保持在固定位置。必须注意确保尾骨尖端与耻骨联合直线对齐，以免出现人工旋转导致的透视影像偏差，并且可以对成

临床病例

对一名 24 岁女性双侧髋部进行疼痛评估，左侧比右侧症状更严重，在近 2 年的时间里明显加重。她进行了多次物理治疗来改善臀肌力量和骨盆位置，但都失败了。有撞击症状，屈曲疼痛（90°）和内旋转疼痛（10°）。通过 X 线片（图 14.1）和 MRI 对她进行评估。X 线片显示髋臼后倾，交叉征、后壁征和坐骨棘征。所有这些在表现在仰卧位骨盆前后位 X 线片上最为显著，但也出现在站立位 X 线片中。髋臼有边缘外侧（LCEA 23°，Tönnis 角 8°）和前部覆盖（ACEA 20°）。在骨盆前后位中，可显示球形股骨头和一个侧面图像（未显示）。MRI 显示髋臼后倾，髋臼唇有轻度退行性改变，但股骨和髋臼软骨正常。综合评估，形态学表现与髋臼后倾导致股骨髋臼撞击相一致。我们决定选择髋臼前移术。

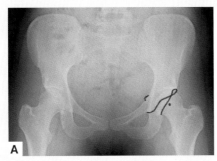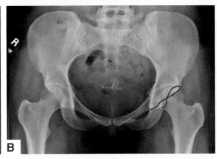

图 14.1　仰卧位（A）和站立位（B）骨盆前后位 X 线片显示，在两个视图上均存在交叉征、后壁征和坐骨棘征

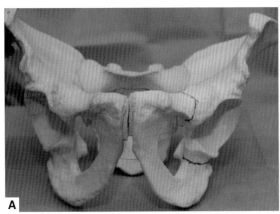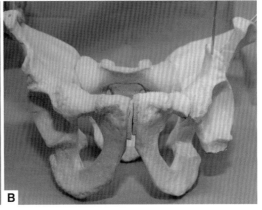

图 14.2　前倾 PAO 时髋臼复位前（A）和复位后（B）的位置

像臂进行细微的旋转调整以实现这一点。一旦获得了完美的旋转影像，C 臂底座再次保持在原位，同时"C 臂架"再次完全伸展至术髋的中心。

有了术中透视，可以评估髋臼前倾的位置复位目标如下：

- 无交叉征。
- 无后壁征。
- AWI 30%~40%, PWI 90%。
- LCEA 28°～33°, Tönnis 角 3°~10°。
- 坐骨棘征不会改变。

一旦达到适当的髋臼矫正，就置入第 3 根 3/32in（1in ≈ 2.54cm）的克氏针，这些克氏针都是随后更换成 3.5mm 或 4.5mm 皮质螺钉椎板剥离器插入上中角，并随着张力的施加逐渐旋转。完成后，可以通过 Schanz 螺钉对髋臼骨块进行内侧旋转（即前倾），而不会导致髋关节旋转中心移位（图 14.4）。该骨块可以临时用两根 3/32in 克氏针固定，从而可以获得透视图像。

在进行前倾 PAO 时，重要的是首先将中间的克氏针换成皮质螺钉，以便在放置初始螺钉时最大限

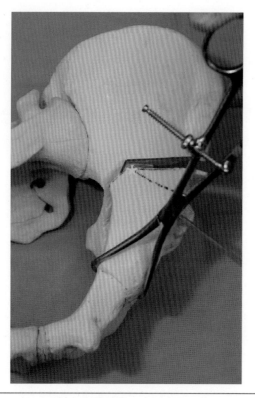

图 14.3　PAO 重新定向前的第一步示意图。髋臼骨块的蓝星点移至髂骨内平台的内测，以允许髋臼前倾

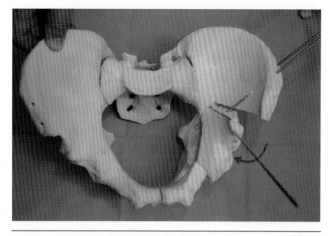

图 14.4　通过 Schanz 螺钉（红色箭头）的纯内侧旋转使髋臼前倾，以实现髋臼的纯前倾重新定向

度地控制旋转。髋臼骨块用皮质螺钉固定后，应评估髋关节的活动范围。应特别观察 90° 屈曲时的内旋转，活动范围丢失（< 30°）可能表明股骨近端存在凸轮型畸形。凸轮型畸形可通过 PAO 入路进行前囊切开术。

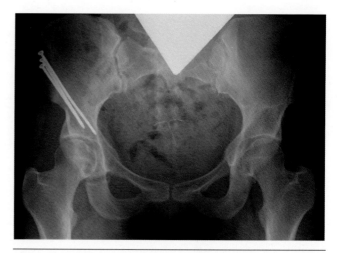

图 14.5　髋臼周围切开术前 1 年（左髋）和术后 4 个月（右髋）的 X 线片

案例介绍

为了诊断髋臼后倾导致的股骨髋臼撞击，我们进行了双侧髋臼周围前倾截骨术。最近 1 年的 X 线片显示左侧髋臼周围截骨术部位愈合和右侧截骨术（4 个月后）的逐步愈合（图 14.5），髋臼翻修和覆盖率得到改善。活动范围明显改善，屈曲至 100°，屈曲时，内旋至 30°。

后倾髋臼周围截骨术

后倾 PAO 截骨术的目标是减少髋臼前部和外侧的覆盖范围，使髋臼整体过度覆盖。同样，在重新定位之前，髋臼骨块必须能自由旋转。插入一个 Schanz 螺钉，就像传统的 PAO 截骨术一样；然而，在反向 PAO 截骨中，其放置位置应与髋臼平行，如假剖面图所示。这将使 Schanz 螺钉与髂骨截骨术成倾斜角度（图 14.8）。在骨块完全移动且 Schanz 螺钉就位后，可以开始复位操作。

髋关节的矫正顺序为：①前倾；②侧方覆盖；③前方覆盖。侧面覆盖和前面覆盖是相互联系的，所以改变侧面覆盖可以有效地减少前面覆盖。为了纠正前倾角并减少外侧覆盖，必须将髋臼骨块的上内侧角旋转到髂骨翼内板后方的位置，并从内侧撞击该角。髂骨和后柱截骨术之间连接处的"成圆"有助于此操作，可在截骨中或截骨术后使用咬骨钳对连接处进行修整（图 14.9）。Schanz 螺钉是前路覆盖的替代物，在这个操作后，应该重新定向成与身体更垂直的关系（图 14.10）。髋臼碎片可以用 3/32in 克氏针固定对一名38岁女性进行双侧髋关节疼痛的评估，左髋关节疼痛的症状比右髋关节疼痛的症状更严重，在马拉松训练期间，跑步里程的增加使疼痛明显加剧。有撞击症状，屈曲(90°)疼痛和内旋(0°)疼痛。通过X线片（图14.6）、MRI和CT扫描（图14.7）进行评估X光片显示髋臼过度突出（LCEA 46°），髋臼柄向下倾斜（Tönnis角 –10°）和球形股骨头。MRI显示髋臼唇发生退行性改变，但股骨和髋臼软骨似乎正常。CT扫描能更清晰地观察髋臼窝，在三维重建中清晰可见。综上所述，形态学表现为深而小的髋臼。首先，行后倾PAO截骨术。

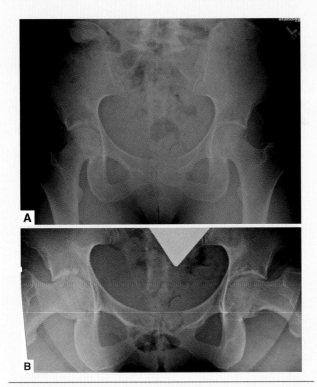

图 14.6　站立前后位（A）和45° Dunn 侧位（B）X 线片显示髋臼突出和球形股骨头过度包容

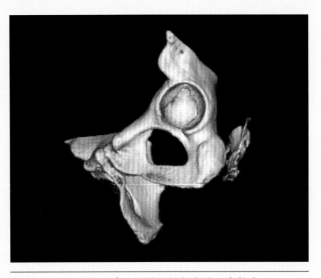

图 14.7　CT 三维重建显示髋臼深部有髋臼窝较大

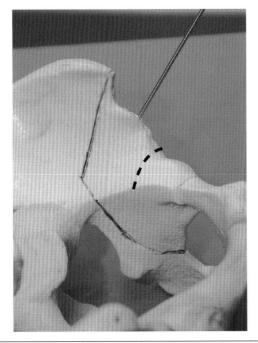

图 14.8　假侧面图显示的骨盆模型。在反向 PAO 过程中在该视图中，Schanz 螺钉平行于髋臼柄（虚线）插入

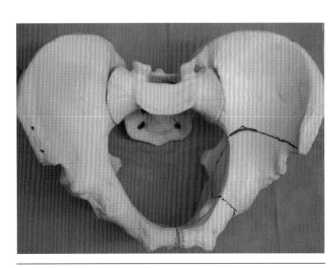

图 14.9　红线表示髂骨和后柱切口之间理想的"圆形"连接，以便于重新定位。这可以在创建髂骨切口时使用弯曲骨凿进行，或者在完成所有4处截骨术后使用咬骨钳进行

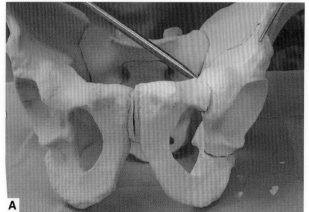

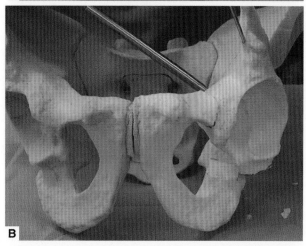

图 14.10 A. 完成所有截骨术并插入 Schanz 螺钉后骨盆模型的前后视图。B. 髋臼碎片随着前倾角的增加和侧面覆盖的减少而重新定向。在这个动作中，Schanz 螺钉向内侧旋转，与轴向骨骼更垂直

在这个位置。可以获得前后位和假侧位 X 线片来确认矫正情况。

如果外侧覆盖有效减少，但前部覆盖仍然过多，则应从平行于 Schanz 螺钉的髋臼骨块上切除一块楔

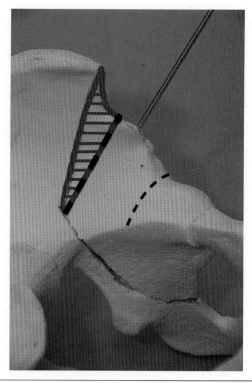

图 14.11 如果在髋臼初始定向后假侧位片上的前覆盖率持续增加，则可以切除髂骨楔（红色标记），以减少假侧位片上的前覆盖率

形髂骨（图 14.11）。截骨术切除和闭合后，Schanz 螺钉应完全垂直轴向骨骼，表明前侧覆盖有足够的改善（图 14.12）。

这不应过度影响横向覆盖。髋臼截骨块可以再次固定在这个位置，并且可以重复透视的正位和假侧位图像。在切除髂骨截骨块的情况下，骨块复位后，后柱截骨部位通常会有一个间隙。该区域有可能因负重活动而沉降。为了防止这种情况的发生，我们建议对这种缺损进行植骨（可以采用楔形髂骨联合

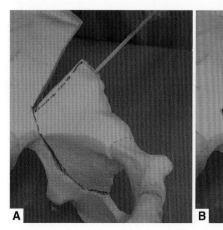

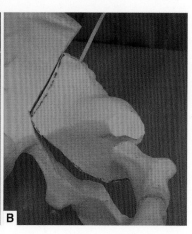

图 14.12 纠正骨盆模型中过度的前部覆盖。A. 髂骨楔形切除术后半骨盆的假剖面图。B. 将 Schanz 螺钉置于垂直于轴向骨骼的位置，楔形切除后闭合间隙，以减少前部覆盖

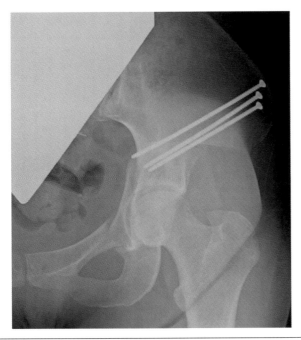

图 14.13 髋臼骨折由 3 枚皮质螺钉固定，螺钉的轨道倾斜，以稳定骨折并防止其在髂骨截骨处沉降

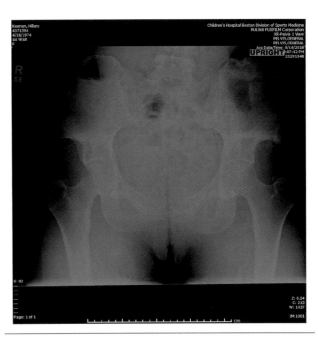

图 14.14 术后 6 年的骨盆前后位 X 线片显示双侧多发性髋臼切开术后联合截骨术，维持髋臼外侧覆盖减少，并保留关节间隙

骨粒植骨），并有排列地倾斜放置髋臼骨块处固定（图 14.13），以及使用更大的 4.5mm 螺钉进行固定。

骨块固定后，应再次评估活动范围，特别是屈曲内旋转（FIR）和伸展外旋转（EER）。髋臼再定向术后 FIR 不太可能减少，因为过度覆盖的髋部中凸轮型畸形相当少见。在某些情况下，髋臼重新定向会导致 EER 降低髋臼后壁过度包容，可能导致后壁撞击。在这些情况下，可以根据具体情况考虑额外的外科脱位和髋臼后下缘切除。

案例介绍

双侧髋臼周围逆向截骨术用于诊断股骨头小而深的髋臼造成的股骨髋臼撞击。

最近 6 年的 X 线片（图 14.14）显示，截骨术部位愈合，前部和侧面覆盖减少。现在是术后第 7 年，她已经恢复了高水平的跑步运动，并继续每年训练和参加马拉松比赛。

▶ 临床预后
前倾髋臼周围截骨术

Siebenrock 等为症状性髋臼后倾进行了最大宗系列的前倾髋臼周围截骨术。

他们手术后的主观评分和活动范围得到显著的提高。在平均 10 年的随访中，虽然 29% 的患者出现疼痛和 / 或功能障碍，或需要进行二次髋关节置换术，但没有全髋关节置换术。这些患者中的大多数在 PAO 截骨时也进行了股骨近端骨成形术。

反向髋臼周围截骨术

文献中很少报道真正的治疗全髋臼过度包容的反向 PAO。Pun 等报道 26 例患者中 31 个髋关节的最大宗病例系列报道，这些患者有短期结果数据。术后平均 30 个月，反向 PAO 显示主观评分、活动范围和覆盖范围的影像学外观均有改善。

参考文献

[1] Steppacher SD, Albers CE, Siebenrock KA, Tannast M, Ganz R. Femoroacetabular impingement predisposes to traumatic posterior hip dislocation. Clin Orthop Relat Res. 2013;471(6):1937-1943.

[2] Tannast M, Pfannebecker P, Schwab JM, Albers CE, Siebenrock KA, Buchler L. Pelvic morphology differs in rotation and obliquity between developmental dysplasia of the hip and retroversion. Clin Orthop Relat Res. 2012;470(12):3297-3305.

[3] Murphy SB, Simon SR, Kijewski PK, Wilkinson RH, Griscom NT. Femoral anteversion. J Bone Joint Surg Am. 1987;69(8):1169-1176.

[4] Anda S, Svenningsen S, Dale LG, Benum P. The acetabular sector angle of the adult hip determined by computed tomography. Acta Radiol Diagn (Stockh). 1986;27(4):443-447.

[5] Steppacher SD, Tannast M, Werlen S, Siebenrock KA. Femoral morphology differs between deficient and excessive acetabular coverage. Clin Orthop Relat Res. 2008;466(4):782-790.

[6] Pun SY, Hingsammer A, Millis MB, Kim YJ. Is Increased acetabular cartilage or fossa size associated with pincer femoroacetabular impingement? Clin Orthop Relat Res. 2017;475(4):1013-1023.

[7] Steppacher SD, Lerch TD, Gharanizadeh K, et al. Size and shape of the lunate surface in different types of pincer impingement: the- oretical implications for surgical therapy. Osteoarth Cartilage. 2014;22(7):951-958.

[8] Matheney T, Kim YJ, Zurakowski D, Matero C, Millis M. Intermediate to long-term results following the bernese periacetabular osteotomy and predictors of clinical outcome: surgical technique. J Bone Joint Surg Am. 2010;92(1):115-129.

[9] Siebenrock KA, Schaller C, Tannast M, Keel M, Buchler L. Anteverting periacetabular osteotomy for symptomatic acetabular retrover- sion: results at ten years. J Bone Joint Surg Am. 2014;96(21):1785-1792.

[10] Siebenrock KA, Schoeniger R, Ganz R. Anterior femoro-acetabular impingement due to acetabular retroversion. Treatment with periacetabular osteotomy. J Bone Joint Surg Am. 2003;85(2):278-286.

[11] Pun SY, Merz M, Bowen G, et al. Periacetabular osteotomy to uncover the hip: uncommon variations on a common procedure. J Hip Preserv Surg. 2016;3(1).

背景

对于患有复杂髋关节疼痛的儿科患者，在许多方面的护理都具有挑战性，因为往往很难辨别疼痛的确切来源，关节外髋关节疼痛在活动较多的幼儿中常见，有多种可能的来源。探究疼痛部位通常是临床医生治疗年幼患者髋部疼痛的最困难工作之一。了解幼童髋关节生物力学与损伤类型之间的相互作用，尤其是在生长发育阶段，对于制订准确的诊断和治疗护理计划至关重要。因此，通常对儿童运动员髋关节有很高的身体要求，包括增加物理负荷，如冰球运动员和体操运动员，以及超生理的运动范围，如舞蹈运动员。此外，快速生长发育期导致髋关节周围的力量和灵活性失衡，因此，对髋关节和骨盆周围结构进行全面的体格检查是治疗髋关节疼痛和关节外病变的关键。然而过度诊断是不可取的，因为无症状骨畸形的患病率在运动员中可能高达 37%~55%，而在一般人群中为 23%。

对患者的非手术治疗包括完整的病史采集、全面的体格检查和适当的诊断性检查。动态髋关节超声检查、选择性诊断和超声（US）引导下注射治疗在年幼髋关节疼痛和损伤患者的评估和治疗中发挥着重要作用。本章的目的是回顾儿童髋关节外疼痛的评估和治疗，包括诊断和动态超声检查以及选择性注射的作用。

髂腰肌和股直肌腱炎

剧烈活动导致的幼儿髋关节屈肌腱损伤是髋关节外疼痛的常见原因。髋关节屈肌腱的损伤在依赖髋关节提高速度和技巧的运动员中更常见。例如，在足球运动员中，腹股沟受伤占所有伤害的 8%~18%，每暴露 1000h，腹股沟受伤的发生率为 0.4%~1.3%。髂腰肌腱位于髋关节正前方，由髂肌、腰大肌和腰小肌组成。腹股沟损伤最常见的是内收肌，其次是髂腰肌。最近研究显示，25% 的急性腹股沟损伤与髂腰肌有关。类似的其他研究表明，髂腰肌疾病在急性腹股沟损伤的运动员中占 25%~30%，在慢性腹股沟损伤的运动员中占 12%~36%。髂腰肌损伤的常见原因包括踢腿、短跑以及在足球、篮球和排球等运动中的转向。在艺术表演运动员中，髋关节反复和过度的屈伸是该运动项目的特点。因此，58% 的舞蹈运动员出现与髂腰肌痉挛（称"舞者的肌腱"）相关的损伤和疼痛。如果没有得到合理的诊断和治疗，髂腰肌损伤可能会演变为长期慢性损伤，并且很大程度上影响运动员的发挥。

髂腰肌解剖结构包括 3 个主要结构，即髂肌、腰大肌和腰小肌。腰大肌起点位于 T12~L5 椎体、椎间盘和横突。腰小肌起点位于 T12~L1 椎体，有 60%~65% 的人存在腰小肌。最近尸体解剖研究报告确定了构成髂腰肌复合体的 5 个单独的肌束，并且美国的研究已记录了在尸体研究中所报道的 5 个肌束中的 5 个。尸体解剖研究报告显示，24 例中有 4 例出现双头肌腱，儿童磁共振成像（MRI）研究显示 26% 出现双头肌腱解剖结构，14% 出现双侧双头肌腱解剖结构。

股直肌的解剖结构包含两个主要肌腱组成的联合腱，称为直头和反折头。第三个头起源于反折肌腱的下缘、臀小肌表层以及髂股外侧韧带深层。

髂腰肌 / 股直肌复合体的综合检查分静态和动态两种方式。值得注意的是，由髋关节专科医生进行的体格检查与检查结果的解释存在显著差异。前部软组织结构的详细触诊是髋关节检查关键。Hammoud 等揭示了髋关节结构的复杂性和识别髋关节病理性代偿损伤机制的重要性。鉴于此，触诊髂腰肌腱复合体时出现疼痛可能表明存在髂腰肌腱炎、髂腰肌滑囊炎 / 撞击和（或）潜在关节结构损伤和炎症。结合动态激发性体格检查和超声静态及动态成像，临床医生可提高对患者复杂髋关节疼痛诊断的准确性。

最常应用的髋关节检查包括内外屈曲活动度（ROM）；快速旋转；屈曲、内收、内旋（FADIR）；对抗阻力的直腿抬高试验（Stinchfield 试验）；屈曲、外展、外旋（FABER）、股骨前倾分析和站立步态分析。在这些操作中，Stinchfield 试验是对髂腰肌强度的测试，也是关节间病变的标志，因为腰大肌会对下面的结构（包括髋臼唇）施加压力。其他有助于髂腰肌的病理检查包括髋关节伸展内旋试验（髂腰肌伸展试验）、FABER 抗阻力试验和坐位抗直腿抬高试验（Ludloff 试验）。

直头和联合肌腱损伤表现为前侧疼痛，反折头损伤表现为外侧疼痛。直头触诊以及针对疼痛的选择性激发试验（包括坐位髋关节屈曲抗阻力试验）和 Ludloff 试验有助于诊断股直肌腱损伤。在临床上，股直肌复合体的损伤可表现为伴有慢性损伤、炎症和撕裂的前侧隐痛，而直头的急性外伤性撕裂，伴有肿胀、畸形和前路疼痛。

髂腰肌 / 股直肌疾病的临床治疗包括休息、活动调整、非甾体类抗炎药、物理治疗和皮质类固醇注射治疗。

若有明显的肌腱病损，可强调加强离心训练。当非手术治疗失败时，可以松解髂腰肌腱，并纠正现有的潜在关节内（IA）异常。

▶ 髂腰肌撞击和痉挛

髂腰肌撞击通常发生在活动量较大的年轻女性中，是由使用髋关节屈肌腱的活动引起的，包括长距离步行、爬楼梯和久坐或开车。髂腰肌痉挛在女性中更常见，据报道，大约 60% 的高水平舞者会发生髂腰肌痉挛，在一般人群中发生率为 5%~10%。体格检查显示髋关节移动疼痛，撞击试验阳性，冲刷试验阳性，髂腰肌刺激试验阳性，包括 Stinchfield 试验和 Ludloff 试验阳性。通常，直接触诊髋关节前部

和髂腰肌复合体时会有压痛。

动态超声评估有助于明确诊断。当患者屈曲、外展、外旋和伸展髋关节时，动态髋关节偏移可以显示髂耻隆起上的髂腰肌腱断裂。Deslandes 等描述了在髋关节活动期间髂腰肌腱突然参与髂腰肌复合体的运动。髂腰肌撞击是指关节镜检查中所见的盂唇前侧损伤，是髂腰肌腱撞击和损伤盂唇所致。髋关节屈曲时，可使用动态超声检查显示髂腰肌撞击，并可显示髂腰肌和 / 或股直肌的肌腱压迫髋臼唇。Domb 等发现 25 例患者在 3 点钟方位（右髋）有直接的前侧盂唇撕裂，但无骨性异常。同样，Blankenbaker 等报道了在髋关节镜检查诊断的患者中髂腰肌撞击的 MRI 表现，并发现盂唇损伤通常发生在 3 点钟方位。因此，在 3 点钟方位发生的盂唇撕裂应该表明为髂腰肌撞击，特别是在骨骼解剖正常的女性运动员中。

髂腰肌滑囊是位于髂腰肌腱复合体深处和关节浅层的一个潜在空间。髂腰肌滑囊常因反复的髋关节运动而受压，从而导致增厚和刺激底层结构。据报道，15% 的人髂腰肌滑囊与关节相通。髋关节的超声成像对髂腰肌滑囊的横向和矢状面成像非常有用。髂腰肌滑囊炎表现为滑囊增厚，伴或不伴低回声中心，并提示有液体存在。

在所有研究受试者中观察到的 4 束髂腰肌（下、中、外侧、髂骨间粗隆肌）的正常超声解剖结构已经被记录下来，当进行横向平面成像时，腰大肌腱表现为厚的高回声卵圆形结构，紧靠在上耻骨支前部、髋臼缘或髋关节囊的上缘。

在经验丰富的超声医生指导下，通过超声引导下的髂腰肌腱鞘注射进行诊断和治疗是安全有用的。髂腰肌腱鞘注射已被证实可缓解短期（6 周）或持续（2~10 个月）的疼痛。股直肌复合体的超声检查从直接肌腱头开始。从髂前上棘（ASIS）开始，逐渐到髂前下棘（AIIS），轴位面可很好地描绘出直头。肌腱纵断面成像很重要，可以通过在矢状面 90° 旋转传感器来实现。该视图允许对肌腱附着点以及 AIIS 的形态学特征进行超声检查（详见棘下撞击章节）。反折头的超声检查可通过在矢状面上的联合腱水平扫描以及沿反折头的路径从远端到髋外侧的髋臼上嵴起点进行曲线上行移动来实现。已描述的一种对反折头进行成像的外侧入路，即在轴向平面内扫描外侧髋关节，仅 AIIS 外侧，然后在臀小肌和臀中肌

深处定位反折头，并覆盖髋臼上嵴和外侧髂股韧带。Bianchi等通过尸体解剖股直肌，确认中央腱膜的存在，它是位于肌腹近端2/3的径向纤维带。同样的体外超声研究也显示了中央腱膜呈曲形高回声结构。

Bianchi等人进一步从3个方面描述了股直肌腱损伤的超声表现：高回声带围绕完整的中央腱膜；围绕完整的中央腱膜但伴有股直肌球状增大的混合低回声和高回声带；股直肌不完全连续性，表现为小部分撕裂、大部分撕裂和肌腱连接处完全撕裂。

▶关节外髋关节撞击

坐骨股骨撞击

坐骨股骨撞击（IFI）的特征是两个骨突出部（股骨小转子和坐骨结节外侧）之间的股方肌受压。由于临床表现无特异性，疼痛部位可因臀后部疼痛至腹股沟或大腿内侧疼痛而异，因此对IFI病患者的临床评估和诊断是复杂和具有挑战性的。IFI病患者通常表现为臀部深部疼痛，可能为轻度或中度，并且通常逐渐发作。经常有报道称，患者在无明显诱因下出现坐位时间和体力活动（包括长距离步行）的限制。根据Hernando等的描述的体格检查，包括如果患者在对侧卧位时患侧髋关节伸展和内收引起疼痛，则IFI试验阳性；当臀部疼痛在步态的终末期产生并通过短步幅行走和髋关节外展缓解时，大步幅行走试验为阳性。可能导致的相一致病状是IF间隙狭窄，包括腘绳肌腱变厚和水肿，骨肿瘤（包括骨软骨瘤），骨折史，髋关节发育不良，骨盆和脊柱不协调。股方肌（QFM）区域的慢性炎性变化和粘连可能导致坐骨神经症状，并导致慢性疼痛和臀深部综合征。

诊断性MRI可显示方肌萎缩、坐骨股（IF）和股方肌间隙（QFS）变窄以及方肌水肿。Singer等通过Meta分析显示，结合临床症状和坐骨股骨间隙（IFS）测量15mm的MRI结果，可以有77%的准确率诊断出IFI。与受试者的MRI成像相比，超声检查可准确评估IFS。超声检查可能显示QFS充血，但并不总是与IFI的MRI结果显示相关。

IFI的治疗应该从活动矫正、骨盆周围、脊柱和下肢拉伸和加强深部髋关节稳定器开始，要特别注意髋关节外展肌和内旋肌、脊柱和下腹部。非甾体类抗炎药和皮质类固醇注射可能在IFI的治疗中发挥作用。有关文献中描述了CT引导下的麻醉剂和皮质类固醇注射可暂时缓解症状。尤其是，Backer等对超声引导下股方肌（QFM）注射治疗IFI的有效性研究发现，在MRI记录的IFI中，与未接受注射的对照组相比，注射组的短期疼痛减轻明显更好。

髂前下棘撞击

AIIS骨性突起被认为是关节外髋关节撞击的原因之一。在髋关节屈曲期间，由于股骨颈撞击在AIIS的最尾部，髂前下棘撞击（SSI）会导致髋关节和腹股沟疼痛以及活动范围受限。临床检查显示髋关节内旋和内收伴髋关节屈曲至90°受限。文献中关于髂前下棘撞击的早期病例报告描述了运动员（两名足球运动员和一名曲棍球运动员）腹股沟疼痛、坐位不能和活动范围受限。

髂前下棘撞击患者通常在青少年时期有髋屈肌损伤病史。髂前下棘的骨形态可能是慢性牵引损伤、急性撕脱性骨折或先天性畸形的结果。基于三维CT重建，髂前下棘根据解剖学形态分为的3种类型。I型中，在髂前下棘尾端和髋臼缘之间有一个光滑的髂骨骨壁；II型中，髂前下棘位于髋臼缘水平，具有"屋顶状"骨突出；III型中，髂前下棘向前下方突出超过髋臼缘水平，外观呈"骨刺"样。深入了解关注髂前下棘解剖、体格检查结果以及辅助诊断结果（包括X线片和超声），有助于做出准确的诊断。

▶超声在评估年轻运动员髋部疼痛中的应用

从3个方面来看，超声检查是髋关节评估的一种有用的影像学方法。前两个包括静态和动态成像。将这两种方法结合起来，可以加深对解剖异常及其与疼痛潜在关系的理解。通常，直到进行动态检查，才发现潜在的异常，如腰大肌腱痉挛所产生的疼痛。此外，超声检查也应被视为其他影像学［如平片、CT和磁共振成像（MRI）］检查的补充。超声检查的第三部分可包括对关节或关节周围组织内诊断性麻醉剂注射的反应。超声髋关节检查在解剖学上分为前、中、外、后检查。检查可能需要更换高频线性探头（5~12MHz）和曲线探头（1~5MHz），以适应不同的目标深度。所有这些方法的结合通常可用于术前和术后髋关节疼痛的病因检测。

前侧检查

检查应按照常规方式进行，并可从前侧检查的最外侧部分（髂前下棘）开始，穿过髋关节中部。通过多个正交视图获得图像。探头可从矢状视图（图15.1）开始，观察股直肌腱和附着在髂前下棘的直接头。该视图可显示髂前下棘相对于髋臼的位置，以发现潜在的髂前下棘撞击。髂前下棘的形态分类与之前提到的CT分类相似：Ⅰ型，髂前下棘平滑平整；Ⅱ型，髂前下棘至髋臼水平；Ⅲ型，在髋臼以下。在这个位置，还注意到直肌附着的直接头的完整性，并观察有无肌腱病变和肌腱骨化的迹象。超声探头触诊可引起直肌近端附着点的疼痛。一旦直接头部可见，就向侧面斜移探头，并进一步向髋臼后外侧移动，以观察反折头。当它弯曲进行到更深的位置时，反折头通常表现为非常不均匀（图15.2）。如果认为

直肌存在问题，则将探头旋转90°以在短轴视图中显示前侧的附着物，并侧向旋转以观察反折头。

接下来，将探头移动到股骨颈平面的矢状斜位。在这个位置，股骨头、股骨颈和髋臼均清晰可见（图15.3）。前滑膜囊，也可以很好地看到积液现象。或者，它可显示滑膜增厚，并可显示彩色血流多普勒结果。这最好通过两边比较来确定。盂唇为一个高回声三角形结构，清晰可见。

关节囊叠加在上面。接下来，探头在这个方向上，从直肌内侧到腰肌腱的区域扫描盂唇。这是盂唇病变常见区域，如盂唇退化、唇旁囊肿和盂唇撕裂。注意操作要小心，以避免出现误差。这种矢状斜位也可以用来评估凸轮型撞击（CAM）或股骨头颈偏移的复位情况（图15.4）。还可以通过大腿内旋使上侧突出物进入视野来进行图像增强。

通过将探头平行于腹股沟韧带转动90°，可以最好地获得横轴向视图。在这个视图，我们可以看

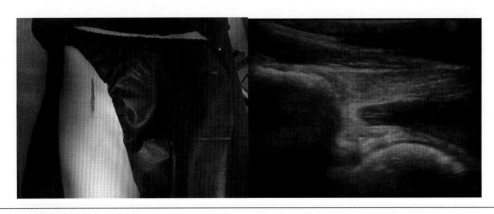

图15.1　附着股直肌的髂前下棘矢状视图

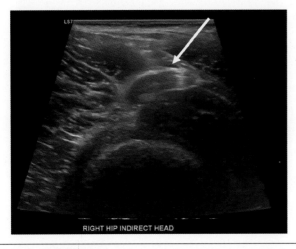

图15.2　股直肌反折头

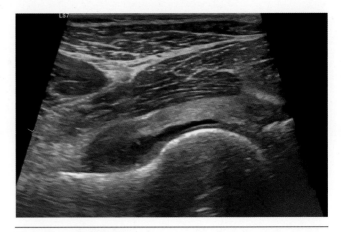

图15.3　矢状斜视图

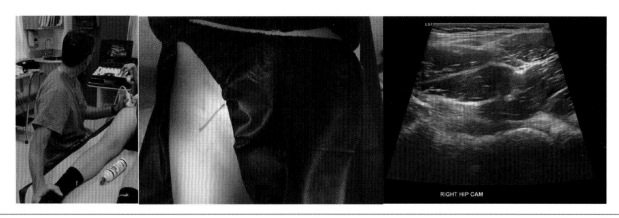

图 15.4　矢状斜 CAM 视图

到髂前下棘和髂耻骨线。覆盖在上面的是腰大肌内侧肌腱和肌肉（图 15.5）。并可在肌腱下及周围检出髂腰肌滑囊炎的低回声液。将探头向更远侧移动，可观察股骨头和髋臼。在该位置进行动态检查。

前侧动态检查

　　前侧动态检查包括对髋弹响、髋撞击和髋关节不稳定的评估。在横轴位视图中，可根据临床情况进行两次动态检查。首先，通常通过将探头稳定地保持在该位置，同时要求仰卧的患者屈曲、外展和外旋髋关节来观察腰肌痉挛。可以看到腰大肌腱侧向上方移动进入髂腰肌。接下来，患者主动伸髋。可见腰大肌腱从肌肉中伸出至髂腰肌线上。这在患者症状表现中也可以注意到。

　　同样的位置，也可以进行髋关节撞击试验。首先将髋关节屈曲接近 90°，同时要保持股骨头和髋

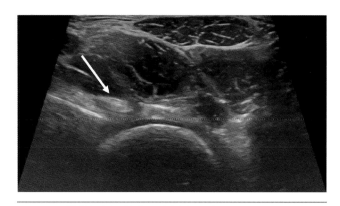

图 15.5　轴位视图上的高回声腰大肌腱

臼内侧的视野。注意动作要缓慢进行，以避免丢失视野。然后在髋关节屈曲约 90° 时，髋关节内旋，就可以注意到股骨颈和盂唇的任何撞击（图 15.6）。有时也可通过将探头向前倾斜约 20° 放置在股骨近端转子上，从侧视观察到这种撞击（图 15.7）。该体

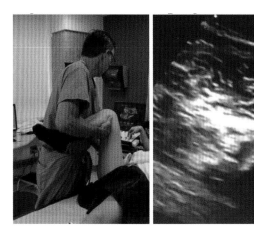
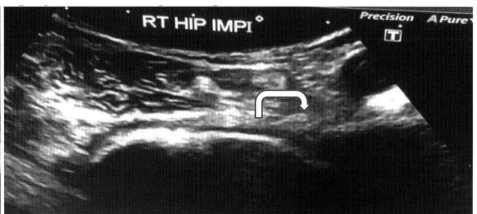

图 15.6　内旋屈髋 90° 时的前侧撞击

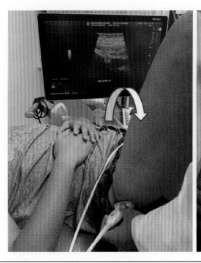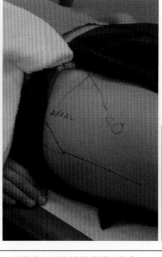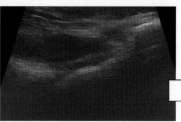

股骨头

图 15.7　从股骨冠状视野内向旋转约 25° 进行探查髋关节外侧撞击

位的内旋也可以显示由凸轮型撞击引起的盂唇撞击以及转子撞击。

　　髋关节前不稳定也可以进行评估。特别是对于髋臼缘发育不良的患者，由于关节囊功能不全而引起的过度平移可能是决定手术干预的另一个临床因素。患者平卧抓取位，腿在检查台一侧以伸展、外旋（EER）姿势保持。这将使股骨头相对于髋臼向前平移。

　　超声检查可以可靠地测量从中间位置到 EER 位置的平移距离。将探头固定在矢状斜位面，患者先弯曲对侧髋关节，以获得同侧股骨头相对于髋臼的

基线中间位置。然后，将患者置于平卧抓取位，并评估髋前平移距离（图 15.8）。其标准值尚未完全确定，为 3~4mm。

　　最后，可对大腿更浅的股外侧皮神经进行评估。首先将探头垂直放置在髂前上棘的上方。然后当探头向远端移动时，可以看到内侧缝匠肌和外侧的阔筋膜张肌。在这两者之间便可看见股外侧皮神经。随着探头继续向远端探查时，可见起于髂前下棘的股直肌以及走行于直肌表面的神经。探头也可以向能看到神经的腹股沟韧带更近侧平移。

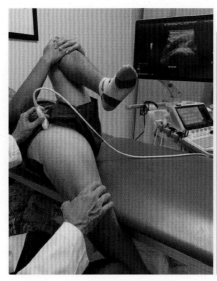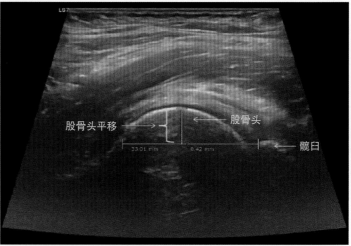

股骨头平移　股骨头

髋臼

图 15.8　平卧抓取位的髋平移

术后疼痛性髋关节的超声检查

髋关节镜术后疼痛的诊治具有很大的挑战性，必须要探究其多种病因，包括康复不全、持续性股骨髋臼撞击（FAI）、盂唇再撕裂、髋关节不稳定、粘连、异位骨化、肌腱病变和腰肌滑囊炎。超声探查是评估这些问题有效的辅助影像学检查，这些诊断许多可以通过使用多个正交视图来完成。在矢状位斜视图中，可以看到凸轮型撞击的持续存在以及前侧盂唇撕裂。在矢状位视图中从外侧到内侧扫描髋关节前部来显示异位骨化、直肌腱病变、关节切开术造成的关节囊缺损以及关节积液或滑膜炎。横轴位视图可显示过度的关节外瘢痕增生，常见于直肌下。在这个视图中也可以看到腰大肌滑囊增大。

动态检查可显示在平卧抓取位时髋关节不稳定和过度向前平移。这可能与在矢状面所见到的关节囊缺损有关。在横轴视图中，可通过旋转肢体来进一步证明所看到的任何瘢痕组织；因为瘢痕组织与关节囊粘连可限制肢体旋转。

▶超声引导下的髋关节前侧介入

对髋关节关节内注射的反应已被证实可以从治疗和诊断两个方面来预测手术干预的效果。快速麻醉反应对预测关节内病变通常是很有帮助的。添加皮质类固醇对治疗也有所帮助，但要限制对软骨暴露的剂量。加入透明质酸可以最大限度地发挥抗炎作用，减少关节内粘连，但仍需进一步研究。

髋关节关节内注射最好在矢状斜视图显示下进行。如果将皮下组织麻醉用于诊断的目的，则将其麻醉到腰大肌水平，但不能麻醉到腰大肌中。注意观察周围的回旋动脉。当脊椎穿刺针到达股骨头颈交界处后，将探头旋转90°，通过获得针尖的短轴视图来进行定位（图15.9）。然后将针穿过关节囊，用1mL麻醉剂确认位置

腰大肌滑囊注射有多种方法。常见的一种是轴向视图，先显示短轴上的腰肌覆盖的股骨头和髋臼。然后将毛巾放在脚下，屈髋并稍稍外旋，这样可以减少对滑囊的压力，便于注射。最后针从侧面进入滑囊。相反，另一种方法是观察腰大肌长轴，如同关节内注射，但将探头定位在更内侧，从而可以看到腰大肌腱和滑囊。然后从面内入路进入滑囊。

当术后患者出现活动范围受限的粘连时，可以尝试关节外瘢痕组织水剥离术。这些粘连通常在关节镜直肌腱下的路径上被注意到。在这种情况下，可以在髂前下棘的正下方获得横向视图。转动肢体可以帮助看清这些瘢痕组织。使用长效罗哌卡因、生理盐水和小剂量皮质类固醇，通过脊椎穿刺针进行平面内侧入路，有助于破坏关节囊旁的组织。

再生医学技术仍然需要严格的研究。富血小板血浆（PRP）可用于治疗髋关节周围的一些病变。如果术后有明显的关节囊缺损，PRP可辅助关节囊闭合。PRP也可用于直肌腱病和其他病变的再生干预。体外冲击波治疗（ECSWT）也可用于治疗这些肌腱疾病。

小规模试验研究显示，去白细胞富血小板血浆对膝关节疾病有长效作用。与透明质酸联合应用也可改善临床症状评分。最后，关节内脂肪干细胞对症状的改善也有一些积极作用。

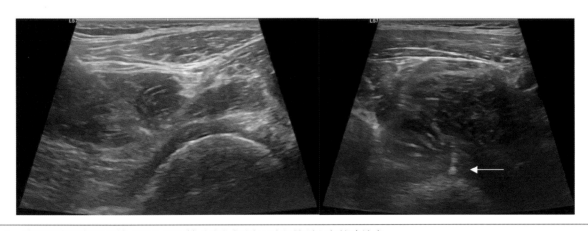

图15.9　关节腔内注射的长轴（左）和短轴（右）视图显示股骨颈上方的确认点

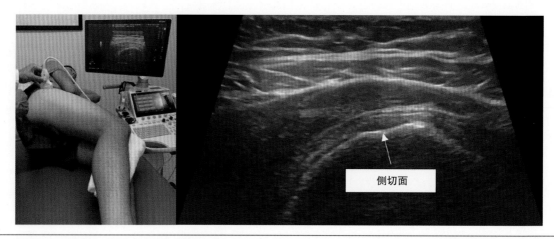

图 15.10　髋关节在短轴视图中显示前切面和侧切面

髋关节内侧检查

通常将髋关节外展并外旋时可以看到内侧髋关节。然后将探头放置在轴向平面上，来观察从长收肌到短收肌再到大收肌的 3 个相互覆盖的肌肉。耻骨肌在它们的内侧。然后可以将探头靠近耻骨结节肌肉附着点处，检查肌腱是否有病变或撕裂。然后将探头旋转 90° 以在长轴视图中显示附件。接下来，将探头在耻骨联合上横向翻转，以观察该关节以及连接腹直肌和内收肌的上覆纤维软骨板。

髋关节外侧检查

在患者膝关节之间放置一条毛巾侧卧并且膝关节屈曲约 25° 来进行髋关节外侧检查。轴向视图从大转子下面的股骨外侧开始。从这个方向，探头向近端移动，直到覆盖大转子的切面。如图 15.10 所示，

切面前、外侧界线清晰，呈高回声。后切面更靠后，过渡不那么明显。然后将探头向前移动到前切面上方。然而于臀大肌和后切面之间。这个较大的滑液囊在髂胫束和臀中肌之间向前延伸。

为了使真实的短轴位于附着的臀小肌上，探头的外侧应指向髂前上棘。为了观察臀小肌长轴，需将探头旋转 90°，来显示下侧滑液囊及肌腱附着点。

然后将探头在轴向平面上向后移到切面上方，来获取臀中肌附着处的短轴视图。再次将探头指向髂前上棘来获得真正的短轴视图。然后将探头向更上方移动，也会显示出臀中肌后束较厚地附着于上后侧切面上。通过再次垂直于髂前下棘旋转探头获得长轴视图，并从前到后扫描切面。臀中肌前束较薄，并越过转子嵴（图 15.11）。而后束则是更厚并直接附着在上面（图 15.12）。并可能会看到下面的滑液囊或肌腱病变，特别是在大转子嵴上。表现为肌腱

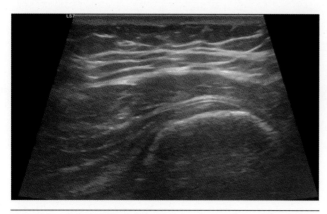

图 15.11　臀中肌前束长轴视图

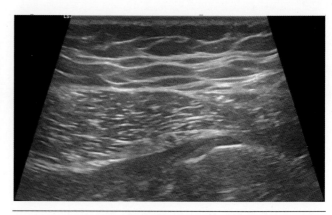

图 15.12　臀中肌后束长轴视图

增厚、低回声改变、明显撕裂和皮质不规则。

后切面没有附着物。臀大肌（GM）在此之上，它向前穿过并与髂胫束（ITB）部分相连。大转子滑液囊位于GM及其后面，并在ITB和臀中肌之间穿过。

外侧髋关节弹响

外侧髋关节弹响又叫作外源性弹响髋。它由在大转子上髂胫束近端弹响引起。髂胫束起源于髂骨嵴。髂胫束是阔筋膜张肌与臀大肌前部纤维相结合的腱。这些附着点中的任何一个都有可能发生弹响。最好从大转子开始的轴向超声视图进行观察，并扫描近端和前后端来查看这两个肌肉附着点。然后要求患者做出现弹响症状的动作。这可以通过要求患者做骑自行车运动状并处于侧卧位来实现，或者通过站立来实现。

▶髋关节外侧介入治疗

在青年时期，髋关节外侧疼痛可能只是一种滑囊炎，但随着年龄接近40岁，通常同时存在臀肌腱病变。在选择干预措施时必须考虑到过度使用皮质类固醇可能会加重肌腱病况。虽然对滑囊病变小剂量使用会加强物理治疗的疗效。此外，需要了解脊柱病变可能辐射至外侧髋关节。最后，关节内髋关节病变也可能辐射至外侧髋关节。

最常见的外侧滑囊注射是大转子滑囊。最好从后切面和外侧切面上的臀中肌的轴向入路。使用后侧入路方法将针头进入滑囊中，使其在髂胫束下方展开。臀下中肌和臀小肌囊可从任一肌腱的长轴面入路。可以使用平面内或平面外入路。

再生技术常被用于治疗臀肌腱疾病。当然，适当的强化是第一步。可采用增加PRP或自体全血的针刺法。目前已成功应用于中重度臀中肌腱炎。最近，一种微创再生技术ECSWT引起了人们的极大兴趣。这种技术是将电磁波集中并特异性的作用到深部的肌腱病变区域。另一种是径向冲击波，它是一种更浅层的作用到肌腱连接处的超声波，通常通过在超声引导下来增强和定位病灶区域。ECSWT对臀肌腱疾病有一定的疗效。

髋关节后部检查

髋关节后部检查是从坐骨结节的远端开始。在轴位视图中，可以看到联合肌腱与结节上更深处的半膜状肌腱的表面附着物。坐骨神经位于联合肌腱邻近外侧，在股方肌上方（图15.13）。然后可以进行尾部扫描。这里会看到一个高回声三角形。它由浅表联合肌腱、内侧下半膜肌腱和外侧坐骨神经构成（图15.14）。每个腘绳肌都可以向下逐渐看到，第一块肌肉延伸为半腱肌，然后向外侧延伸为股二头肌。最后，向内侧延伸为半膜肌。还应注意的是，坐骨内侧的大收肌可能会有一些肌腱疾病，并易被误诊为腘绳肌损伤（图15.15）。

当沿着坐骨结节后侧朝向颅侧移动时，同时探头向外侧移动可以查看小转子。这是坐骨股骨撞击所关注的一个区域（图15.16）。当进一步朝颅侧移动时，可以看到坐骨神经越过闭孔内肌（OI），然后向上到达髋关节后部（图15.17）。此时，探头向更内侧

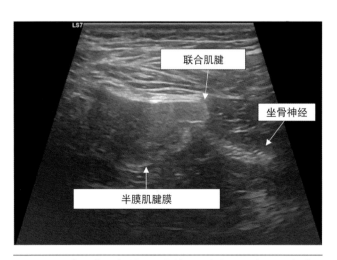

图15.14　高回声三角形。坐骨神经上方的股二头肌和半膜肌腱膜上方的半腱肌

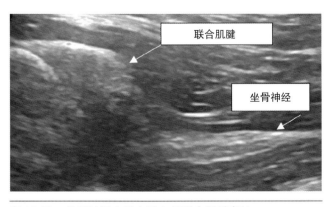

图15.13　坐骨神经在股方肌上的联合肌腱旁边

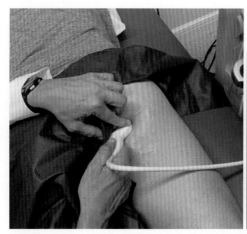

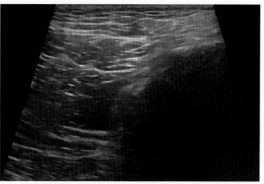

图 15.15　大收肌

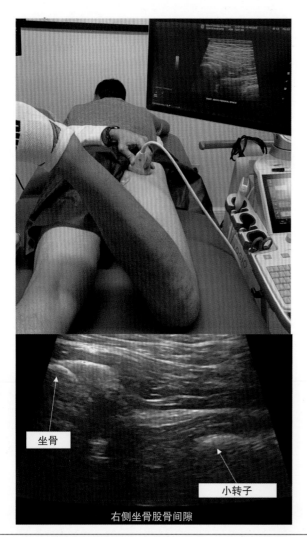

图 15.16　髋关节外旋时的坐骨股骨间隙，探头略微向侧下方倾斜

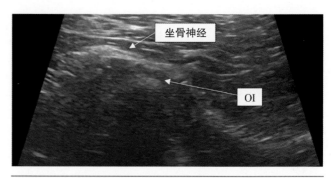

图 15.17　坐骨上的闭孔内肌和坐骨神经

髋关节后侧介入治疗

髋关节后注射包括梨状肌注射、闭孔内肌滑囊注射、坐骨股骨间隙注射、坐骨臀肌滑囊注射。

所有这些方法都需要识别坐骨神经，并在整个注射过程中仔细观察针尖。梨状肌注射通常在梨状肌从坐骨切迹到大转子的轴向斜视图显示下进行。还有，重要的是确认坐骨神经有没有横穿梨状肌，即有无解剖学变异。注射通常可以从内侧到外侧进行。

闭孔内注射从梨状肌的尾端进行。使用多普勒超声在梨状肌水平确定臀下动脉。然后探头向内侧移动，可以看到坐骨内侧的轻微隆起，即坐骨棘。闭孔内肌就在这两个结构的下面。滑囊位于坐骨和闭孔内肌之间。要对这个滑囊进行注射，注射针通常从外侧向内侧进针，但也可以反过来进行。同样的方法也可用于闭孔内肌鞘注射。仔细观察坐骨神经很重要。

IFS 是常见的撞击区，对皮质类固醇注射效果良好。股方肌位于坐骨下方并与小转子连接在一起。

移动并对准坐骨切迹，来观察附着在大转子上的梨状肌。旋转下肢将有助于从臀大肌中观察到梨状肌。

如果髋关节伸展、内收并外旋，则空间可能明显狭窄，坐骨神经可能受压。这些注射通常从外侧到内侧的入路进行。可以在坐骨神经下方的股方肌看到针尖的进入。

也可对坐骨臀肌滑囊进行注射。这是坐骨和臀大肌之间仅有的空间。可从侧面轴向进入。

再生技术也可以用于治疗腘绳肌近端肌腱疾病。同时也应该经常观察是否内侧大收肌也包括在内。再生技术包括在轴向视图显示下使用穿刺针从侧面进行穿孔。这样可以持续观察坐骨神经。自体血液制品可随穿孔一起加入，如PRP，已显示了一些功效。

参考文献

[1] Frank JM, Harris JD, Erickson BJ, et al. Prevalence of femoroacetabular impingement imaging findings in asymptomatic volunteers: a systematic review. Arthroscopy. 2015;31(6):1199-1204.

[2] Serner A, Tol JL, Jomaah N, et al. Diagnosis of acute groin injuries: a prospective study of 110 athletes. Am J Sports Med. 2015;43(8):1857-1864.

[3] Arnason A, Sigurdsson SB, Gudmundsson A, Holme I, Engebretsen L, Bahr R. Risk factors for injuries in football. Am J Sports Med. 2004;32(1):5s-16s.

[4] Ekstrand J, Hilding J. The incidence and differential diagnosis of acute groin injuries in male soccer players. Scand J Med Sci Sports. 1999;9(2):98-103.

[5] Hagglund M, Walden M, Ekstrand J. Injuries among male and female elite football players. Scand J Med Sci Sports. 2009,19(6):819-827.

[6] Renstrom P, Peterson L. Groin injuries in athletes. Br J Sports Med. 1980;14(1):30-36.

[7] Werner J, Hagglund M, Walden M, Ekstrand J. UEFA injury study: a prospective study of hip and groin injuries in professional football over seven consecutive seasons. Br J Sports Med. 2009;43(13):1036-1040.

[8] Anderson CN. Iliopsoas: pathology, diagnosis, and treatment. Clin Sports Med. 2016;35(3):419-433.

[9] Jacobson JA, Bedi A, Sekiya JK, Blankenbaker DG. Evaluation of the painful athletic hip: imaging options and imaging-guided injections. Am J Roentgenol. 2012;199(3):516-524.

[10] Hölmich P, Thorborg K. Epidemiology of groin injuries in athletes. In: Diduch D, Brunt LM, eds. Sports Hernia and Athletic Pubalgia. New York, NY: Springer; 2014:13-21.

[11] Hölmich P, Thorborg K, Dehlendorff C, Krogsgaard K, Gluud C. Incidence and clinical presentation of groin injuries in sub-elite male soccer. Br J Sports Med. 2014;48(16):1245-1250.

[12] Brophy RH, Wright RW, Powell JW, Matava MJ. Injuries to kickers in American football: the National Football League experience. Am J Sports Med. 2010;38(6):1166-1173.

[13] Serner A, Weir A, Tol JL, et al. Characteristics of acute groin injuries in the hip flexor muscles—a detailed MRI study in athletes. Scand J Med Sci Sports. 2018;28(2):677-685.

[14] Hölmich P. Long-standing groin pain in sportspeople falls into three primary patterns, a "clinical entity" approach: a prospective study of 207 patients. Br J Sports Med. 2007;41(4):247-252.

[15] Winston P, Awan R, Cassidy JD, Bleakney RK. Clinical examination and ultrasound of self-reported snapping hip syndrome in elite ballet dancers. Am J Sports Med. 2007;35(1):118-126.

[16] Neumann DA, Garceau LR. A proposed novel function of the psoas minor revealed through cadaver dissection. Clin Anat. 2015;28(2):243-252.

[17] Tatu L, Parratte B, Vuillier F, Diop M, Monnier G. Descriptive anatomy of the femoral portion of the iliopsoas muscle. Anatomical basis of anterior snapping of the hip. Surg Radiol Anat. 2001;23(6): 371-374.

[18] Guillin R, Cardinal E, Bureau NJ. Sonographic anatomy and dynamic study of the normal iliopsoas musculotendinous junction. Eur Radiol. 2009;19(4):995-1001.

[19] Crompton T, Lloyd C, Kokkinakis M, Norman-Taylor F. The prevalence of bifid iliopsoas tendon on MRI in children. J Child Orthop. 2014;8(4):333-336.

[20] Moraux A, Balbi V, Cockenpot E, et al. Sonographic overview of usual and unusual disorders of the rectus femoris tendon origins. J Ultra- sound Med. 2018;37(6):1543-1553.

[21] Hammoud S, Bedi A, Voos JE, Mauro CS, Kelly BT. The recognition and evaluation of patterns of compensatory injury in patients with mechanical hip pain. Sports Health. 2014;6(2):108-118.

[22] Martin HD, Kelly BT, Leunig M, et al. The pattern and technique in the clinical evaluation of the adult hip: the common physical examination tests of hip specialists. Arthroscopy. 2010;26(2):161-172.

[23] Agten CA, Rosskopf AB, Zingg PO, Peterson CK, Pfirrmann CW. Outcomes after fluoroscopy-guided iliopsoas bursa injection for suspected iliopsoas tendinopathy. Eur Radiol. 2015;25(3):865-871.

[24] Kroger EW, Griesser MJ, Kolovich GP, Ellis TJ. Efficacy of surgery for internal snapping hip. Int J Sports Med. 2013;34(10):851-855.

[25] Anderson SA, Keene JS. Results of arthroscopic iliopsoas tendon release in competitive and recreational athletes. Am J Sports Med. 2008;36(12):2363-2371.

[26] Contreras ME, Dani WS, Endges WK, De Araujo LC, Berral FJ. Arthroscopic treatment of the snapping iliopsoas tendon through the central compartment of the hip: a pilot study. J Bone Joint Surg Br. 2010;92(6):777-780.

[27] Flanum ME, Keene JS, Blankenbaker DG, Desmet AA. Arthroscopic treatment of the painful "internal" snapping hip: results of a new endoscopic technique and imaging protocol. Am J Sports Med. 2007;35(5):770-779.

[28] Piechota M, Maczuch J, Skupinski J, Kukawska-Sysio K, Wawrzynek W. Internal snapping hip syndrome in dynamic ultrasonography. J Ultrason. 2016;16(66):296-303.

[29] Deslandes M, Guillin R, Cardinal E, Hobden R, Bureau NJ. The snapping iliopsoas tendon: new mechanisms using dynamic sonography. Am J Roentgenol. 2008;190(3):576-581.

[30] Blankenbaker DG, Tuite MJ, Keene JS, del Rio AM. Labral injuries due to iliopsoas impingement: can they be diagnosed on MR arthrography? Am J Roentgenol. 2012;199(4):894-900.

[31] Domb BG, Shindle MK, McArthur B, Voos JE, Magennis EM, Kelly BT. Iliopsoas impingement: a newly identified cause of labral pathology in the hip. HSS J. 2011;7(2):145-150.

[32] Han JS, SD, McKee-Proctor MH, Stracciolini A, d'Hemecourt PA. Short-term effect of ultrasound-guided iliopsoas peritendinous injection in ath- letes with iliopsoas tendonitis. J Ultrasound Med. 2019; 38(6): 1527-1536.

[33] Blankenbaker DG, De Smet AA, Keene JS. Sonography of the iliopsoas tendon and injection of the iliopsoas bursa for diagnosis and manage- ment of the painful snapping hip. Skeletal Radiol.

2006;35(8):565-571.

[34] Moraux A, Wawer R, Lefevbre G, Cotten H, Demondion X, Cotten A. An anatomical study of the indirect tendon of the rectus femoris using ultrasonography. Eur Radiol. 2015;25(12):3614-3619.

[35] Bianchi S, Martinoli C, Waser NP, Bianchi-Zamorani MP, Federici E, Fasel J. Central aponeurosis tears of the rectus femoris: sonographic findings. Skeletal Radiol. 2002;31(10):581-586.

[36] Hernando MF, Cerezal L, Perez-Carro L, Canga A, Gonzalez RP. Eval- uation and management of ischiofemoral impingement: a pathophys- iologic, radiologic, and therapeutic approach to a complex diagnosis. Skeletal Radiol. 2016;45(6):771-787.

[37] Hernando MF, Cerezal L, Perez-Carro L, Abascal F, Canga A. Deep gluteal syndrome: anatomy, imaging, and management of sciatic nerve entrapments in the subgluteal space. Skeletal Radiol. 2015;44(7):919-934.

[38] Tosun O, Algin O, Yalcin N, Cay N, Ocakoglu G, Karaoglanoglu M. Ischiofemoral impingement: evaluation with new MRI parameters and assessment of their reliability. Skeletal Radiol. 2012;41(5):575-587.

[39] Taneja AK, Bredella MA, Torriani M. Ischiofemoral impingement. Magn Reson Imaging Clin N Am. 2013;21(1):65-73.

[40] Singer AD, Subhawong TK, Jose J, Tresley J, Clifford PD. Ischiofemoral impingement syndrome: a meta-analysis. Skeletal Radiol. 2015;44(6):831-837.

[41] Finnoff JT, Johnson AC, Hollman JH. Can ultrasound accurately assess ischiofemoral space dimensions? a validation study. PM R. 2017;9(4):392-397.

[42] Backer MW, Lee KS, Blankenbaker DG, Kijowski R, Keene JS. Correlation of ultrasound-guided corticosteroid injection of the quadratus femoris with MRI findings of ischiofemoral impingement. Am J Roentgenol. 2014;203(3):589-593.

[43] Hetsroni I, Poultsides L, Bedi A, Larson CM, Kelly BT. Anterior inferior iliac spine morphology correlates with hip range of motion: a classification system and dynamic model. Clin Orthop Relat Res. 2013;471(8):2497-2503.

[44] Carton P, Filan D. Anterior inferior iliac spine (AIIS) and subspine hip impingement. Muscles Ligaments Tendons J. 2016;6(3):324-336.

[45] Larson CM, Kelly BT, Stone RM. Making a case for anterior inferior il- iac spine/subspine hip impingement: three representative case reports and proposed concept. Arthroscopy. 2011;27(12):1732-1737.

[46] d'Hemecourt P, Sugimoto D, McKee-Proctor M, et al. Can dynamic ultrasonography of the hip reliably assess anterior femoral head translation? Clin Orthop Relat Res. 2019;477(5):1086-1098.

第 16 章　髋关节镜检查失败的评估

▶ 介绍

在最近的 20 年里，髋关节镜检查的应用越来越广泛。与此同时，髋关节镜检查不能改善患者疼痛和/或功能的数量也越来越多。这个特定的人群在初次进行关节镜检查后症状改善不明显，包括年龄＞40岁的患者、女性患者、有髋臼发育不良的患者以及有相对的股骨后倾的患者。与大多数手术一样，患者报告的翻修性的髋关节镜治疗效果不如初次髋关节镜治疗。评估失败的髋关节镜检查需要对初次手术失败的原因进行深入剖析。有时，患者一开始就不应该接受髋关节镜治疗，例如，对于髋关节发育不良的情况来说，骨盆截骨术应该是更加合适的初次手术方案。另一方面，髋关节镜检查更加适合于凸轮型畸形，但是切除不充分则会导致预后不良，需要进行翻修手术以达到病理解剖上的完全切除。这些患者需要周密的、经过考量的方法来评估为什么髋关节镜检查不能最大限度地提高非手术治疗或翻修手术的疗效。

临床病例

25 岁的男性患者，过去 12 个月左侧髋关节反复疼痛。他之前做过两次左侧髋关节镜检查。在第一次进行了股骨成形术、盂唇修补手术后髋关节的疼痛好转大约 1 年时间，但是在 1 年后深部的腹股沟疼痛再次出现。他第二次手术进行了粘连的清理和股骨成形的翻修。第二次术后症状没有得到缓解。两次手术均实施切口内的关节囊切开而未进行修复。图 16.1 是他的前后位和侧位的影像学检查结果。

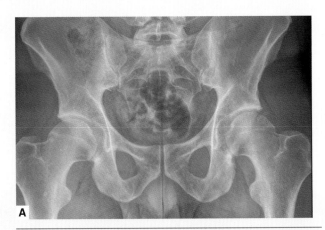

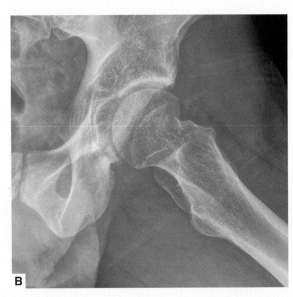

图 16.1　A. 一个进行过两次前期关节镜检查的男性患者的前后位骨盆平片，为临界的髋臼发育不良［侧位中心边缘角（LCEA）20°］和未切除的侧方凸轮畸形（α 角 82°）。B. 侧位 X 线片提示股骨头颈交界处前面被过度切除

▶方法

在对最初的髋关节镜检查失败进行评估时需要进行一系列的问卷调查。这个方法与调查任何类型的失败手术的方式是相同的，问题包括：

- 最初的诊断是什么？这个诊断是否正确？
- 患者在手术前有没有接受恰当的非手术治疗？
- 实施了什么治疗步骤，并且这些对诊断来说是否合适？
- 操作过程的技术性是否良好？
- 是否进行了恰当的康复训练？或者他们正在进行康复训练？
- 是否有其他的因素可能影响患者的预后？
- 是否已发生退行性疾病，妨碍翻修保存手术？
- 怎样才能最好地处理非手术治疗或手术治疗的失败？

应该系统地来回答这些问题，以理解所指的外科手术的失败原因，也有很多技术可以帮助回答这些问题。和对任何患者的评估一样，第一步就是病史和体格检查。通过对髋关节的全面影像学评估，包括股骨和髋臼解剖各个方面，进一步证实这一点。先进的影像学技术包括 CT 扫描和 MRI，也是很有用的辅助影像学评估。这一章将对失败的髋关节镜检查进行综合评价，并连同其潜在的治疗方案，基于实例以说明评价和管理这些困难问题的原则。

▶临床评估

病史

在一系列失败的外科手术中，病史有两方面的重要性：第一是传统患者报告的病史，包括他们的症状史和以前接受的治疗，以及他们第一次手术后的术后过程；第二是收集所有关于之前手术的患者记录，包括最初的临床记录、影像学检查、手术报告，如果可以还包括之前手术的关节镜图片。

获得患者报告的病史与当前患者的症状以及最初手术前的症状是很重要的。尽管患者存在一定程度的回忆偏差，但在第一次手术前询问他们完整的症状史是很有启发性的。这可以让外科医生了解如何解决患者的最初的问题。在这两种情况下，要问的最重要的问题与评估髋关节疼痛的患者类似。这

开始于患者疼痛的部位，是否有放射性疼痛，是否有腰背部或肢体远端的相关性疼痛。大多数（但不是所有）关节内疼痛的患者最常出现疼痛的部位是腹股沟的前方，重要的恶化的因素是长时间的坐或者站立。髋臼发育不良导致的结构上不稳引起的疼痛通常是在长时间站立或行走时出现加重，而撞击患者在髋关节屈曲位活动时疼痛加重，包括长时间坐着或长时间乘车。可以发现或获取多种的病因，包括不稳定的盂唇撕裂、髂腰肌（或髋内侧）弹响、髂胫束（或外部）的弹响或者关节囊功能不全。关节纤维化或者关节内的粘连，一般是关节囊－盂唇，通常导致患者主诉髋关节疼痛僵硬或活动时疼痛。髋关节后方深部疼痛和/或向大腿的放射性疼痛可能被错误地认为是腰椎间盘的病理改变或坐骨股骨的撞击（可能表明有漏诊的腰椎病理或坐骨股骨撞击？）这些也被认为是最初患者疼痛的病因。然而坐骨股骨撞击在年轻患者群体中并不常见，这些患者通常用关节镜检查治疗股骨髋臼撞击。

在收集患者特定手术后间隔期病史时，了解患者术后改善程度是很重要的。有一些患者报告在间隔期症状好转，只有在看似成功的恢复运动后再次出现疼痛。这在撞击矫正不足的患者中很常见，他们的软组织修复因持续的骨畸形而受伤。对于潜在的髋臼发育不良或者股骨过度前倾导致结构不稳的患者，往往在手术后没有任何改善，因为髋关节镜检查可以使已经不稳定的髋关节进一步失稳。有撞击症状的患者在对股骨后倾进行凸轮减压的治疗后症状会有改善，但程度低于股骨正常的患者。物理治疗的量和实施锻炼的类型可以用来评估康复的适当性。锻炼主要集中在核心肌群的强化和稳定，髋外展力量的训练侧重于在闭链练习，并结合全面而渐进式的下肢训练计划。

尽可能地获得患者先前的评估和治疗的所有文档是非常重要的。这包括对患者手术前的评估和手术后的过程与初次外科医生谈话。可以通过手术前的影像和临床记录评估先前的手术指征，在一些患者中，还可以通过手术记录和关节镜的图像评估手术过程的质量和完整性。手术报告和图片对于可能已执行或未执行操作的技术层面很重要。例如：盂唇是否撕裂，是否进行了修复或者清创，是否缺失盂唇组织，盂唇是撕裂了还是它本就在这位置。此外，如何处

理关节囊也很重要，如果进行了未修复的关节囊切开术或关节囊切除术，患者将出现没有关节脱位的髋关节不稳定，被称为髋关节的微不稳。

体格检查

从先前的手术的瘢痕开始检查和识别，触诊时会诱发入口部位的疼痛或者股外侧皮神经支配区域的感觉障碍，大转子触诊可能会刺激转子滑囊炎或肌腱病变。所有的患者均需要进行步态评估，在有 Trendelenburg 步态或跛行的患者中，需要关注是否有外展肌的撕裂或者手术后明显的未康复状态。真正的外展肌撕裂更多地出现在老年患者人群中，在股骨髋臼撞击（FAI）手术的年轻患者中通常与之不相关。

仰卧位的体格检查，需要全面检查髋关节屈曲和在屈曲90°时内外旋的活动范围。在撞击部位切除不足时通常会出现屈曲内旋减少。在关节粘连或关节纤维化系列查体中通常会出现屈曲内外旋的受限。激发试验包括在屈曲内收内旋位的撞击试验，在未完全切除的凸轮或未处理的盂唇撕裂中表现为阳性。外展时髋关节屈曲伴内旋和外旋可因外侧凸轮病变切除不足而引起疼痛。在对侧膝关节贴近胸部位置下，患侧髋关节伸直和外旋时可以诱发出后方撞击和/或前方恐惧征。臀部后部疼痛是后部撞击的表现，而前部恐惧或前部基础疼痛则是前部不稳定的表现，或是由于受伤的前软骨盂唇连接处的负荷。在髋关节镜检查失败后，可以进行轴向牵引试验或旋转试验以进一步评估前囊完整性。髋关节轴向牵引时的紧绷感，或者在旋转试验中达不到活动度的末端可认为是在先前关节镜检查后髂股韧带完整性缺乏的征象。俯卧位伸髋的活动范围可以很好地衡量股骨形态，因为缺乏内旋应该引起相对或绝对股骨后倾的怀疑。记录检查的对称性同样是很重要的，通常有症状的一侧会有更多的股骨后倾或内旋的减少。俯卧位和仰卧位，在过度内旋时均可见到过度的股骨前倾。对凸轮型撞击进行髋关节镜检查的患者在屈曲（＞40°）极度内旋时，可以在开始时产生疑问：凸轮型撞击的诊断是否正确？

力量测试可以帮助理解功能的缺陷，既往有前方腰大肌松解的患者中，坐位时髋关节的屈曲肌力与非手术侧相比通常降低。可以在髋关节屈曲、中立位和后伸位进行侧卧位外展力量检查。仍然无法使用臀大肌和协同收缩的臀大肌和臀中肌的患者，通常在伸髋时髋关节外展无力，这可能是前次术后康复不足或康复效果不佳的表现。

影像学检查

需要对先前的手术干预的股骨近端和髋臼进行全面的影像学评估。站立位的前后位骨盆片评估髋臼外侧的覆盖范围和股骨上端的形态。另外，髋臼前后壁的指数可以让我们了解髋臼前方和后方的覆盖范围。伪影轮廓线放射学评估前方髋臼覆盖范围和股骨头颈连接处前方的位置。我们把其和45° Dunn 视图结合，可以大致评价前外侧股骨前上位至上前位的影像，这是最常见的凸轮形态发生的部位。我们发现股骨外侧或上方位置是翻修时凸轮畸形最常见的未切除区域。对这些影像资料进行重要测量包括：侧方中心边缘角（LCEA）、Tönnis 角、前方中心边缘角和股骨侧的 α 角。髋臼后倾可以通过交叉征、后壁征、坐骨棘征、前后壁指数以及这些指数之间的比值进行评估。表16.1 中概括了需要获得和测量的重要的影像学指标。

进一步的影像学检查包括 MRI 和 CT 扫描。MRI 对盂唇和关节囊等软组织图像能更好地成像，而 CT 扫描能更好地评估之前的骨骼的切除。MRI 的关节成像序列可以用来评估在既往关节镜检查后关节囊的缺损/不稳定。评价失败的关节镜检查时，关节造影通常优于非增强的髋关节 MRI（平扫）。CT 三维重建的数据用于更有质量地定性评估既往手术凸轮畸形的切除情况。获得股骨远端的影像对评估股骨旋转是十分重要的，因为旋转畸形能够导致残余的撞击（股骨后倾）或残余不稳定（股骨前倾）。软骨特异序列的 MRI 有助于评估发育异常或髋臼边缘发育不良的软骨质量。我们选择的软骨成像是软骨的延迟增强 MRI（dGEMRIC）。dGEMRIC 指数可用于预测髋关节发育不良髋臼周围截骨手术的早期失败。T2 图像和 T1-rho 是正在被开发的其他的软骨序列，用于帮助识别早期关节退变，评估软骨健康状态。与可以信赖的放射科医生或者放射科团队合作，有利于完整地评估既往接受过髋关节镜检查患者的高级的影像学检查。动态髋关节超声近期可用于评估髋关节运动的功能、不稳定性和撞击。随着我们的进展，

表 16.1　影像学和重要的测量指标

放射线片	重要的测量指标
站立前后位骨盆片	侧方中心边缘角 Tönnis 角 前壁指数 后壁指数 股骨 – 骨骺髋臼顶指数 股骨颈干角 股骨 α 角 交叉征 后壁征 坐骨棘征
伪侧位片	前方中心边缘角
侧位片： 45° Dunn 侧位片 蛙式侧位片	股骨 α 角

髋关节超声可能会更多地用于评估关节镜检查失败后的髋关节疼痛。

非手术的诊断和治疗性干预

髋关节镜检查失败的患者首选的治疗方式是非手术治疗。对没有明显手术需求的患者，我们通常以结构化的物理治疗计划开始治疗，包括核心力量、外展力量的强化和下肢的适应性训练，应该集中于闭链功能锻炼。局麻或者非麻醉引导下注射可的松可达到有效的辅助诊断的目的。当患者有难以解释的影像和多部位的疼痛时，可以首选进行关节内注射，以决定疼痛缓解的程度，这可以帮助判断是否是关节内的疼痛。其他可以引起疼痛的部位包括大转子 / 外展肌腱、坐骨股骨间隙、腰大肌腱鞘和前入口部位或股外侧皮神经（LFCN）。如果关节内注射不能改善疼痛，但是注射到其他部位可以缓解患者的疼痛，这就有助于进一步的干预或治疗。

▶病例和治疗方案的选择

症状改善恢复物理治疗

并不是所有髋关节检查失败的病例均需要外科手术。一些患者在术后的一段时间后感觉很好，但当重返日复一日的忙碌的日常生活后，他们会停止所有髋关节的拉伸与伸肌力量的练习。我们偶尔会在术后的 1~2 年发现这些患者因为复发深部的腹股沟区疼痛而再次就诊。如果影像学表现有明显的改善，在一些患者中可以通过物理治疗改善症状，进行以核心训练与闭链功能锻炼为主的物理治疗计划，以改善髋和骨盆的力量和力度。这就是为什么适当的物理治疗和值得信赖的治疗师是我们治疗这些患者的第一支柱。此外，这给了你时间去了解患者，让他们接受几个月的治疗，并要求他们带着之前治疗中缺失的信息和记录回到后续随访预约中。这通常可以与关节内可的松联合注射，以缓解患者的疼痛，并使他们更好地参与物理治疗计划。

残余的凸轮型畸形和关节囊修复对髋关节镜检查进行翻修（髋关节镜翻修下成形残余的凸轮并行关节囊修补）

回到我们的病例，25 岁的男性在 2 次左髋关节镜术后仍持续的疼痛，他在最初的手术后有一些缓解，但是在 1 年后翻修清创和翻修骨成形术后疼痛复发。目前的 X 线片见图 16.1，CT 扫描的三维重建影像见图 16.2A。他股骨前方部分明显过度切除，但是对于凸轮型畸形侧方或握柄区域切除不彻底。通过回顾之前的手术报告，前两次关节镜手术都没有试图进行关节囊的修复。第一次手术进行了盂唇的修复，重复的物理治疗方案失败后，实施了关节镜的翻修，进行骨成形术切除了未切除的侧方凸轮区域（图

16.2B），平整了过度切除的部分（图16.2C），并且使用多重高张力强度的缝线缝合进行关节囊修复（图16.2D）。这个患者翻修包括关节囊的折叠或对最初未修复的关节囊切开部位进行了修复，在前6周减缓其康复训练是非常重要的，并且需要避免髋关节外展超过中立位和外旋以避免修复的关节囊受到应力。

异位骨化切除对髋关节镜进行翻修（对于髋关节镜下行异位骨化切除术的翻修）

手术后护理的一个重要的方面就是应该用抗炎药以减少进行性异位骨化（HO）的风险。当其发生在髋关节前方，会引起持续的深部腹股沟区疼痛。

患者通常在手术后最初疼痛缓解期之后的3个月发生疼痛，他们会出现与股骨髋臼撞击（FAI）相同的疼痛症状，包括久坐、深度的髋关节屈曲活动和屈曲伴内旋。

图16.3是一名30岁女性的影像学表现影像，她在1年前因为FAI通过髋关节镜进行了良好的凸轮切除，但是并没有接受针对预防异位骨化进行的非甾体类抗炎药（NSAIDs）的治疗。进展为在上方关节囊明显的异位骨化，并再次出现疼痛（图16.3A、B）。通过内镜下关节囊外入路切除了异位骨化，也可以进行开放手术。手术后的放射线片提示异位骨化彻底切除（图16.3C、D）。患者在手术后疼痛明显改善，并在手术后预防性的口服了4周Naprosyn，500mg，每日2次。

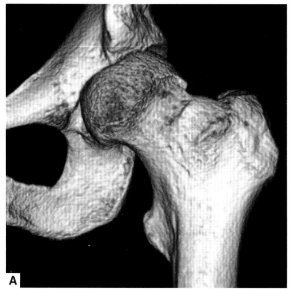

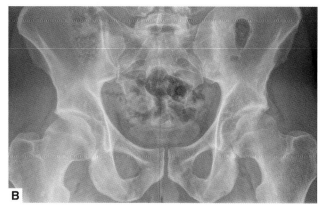

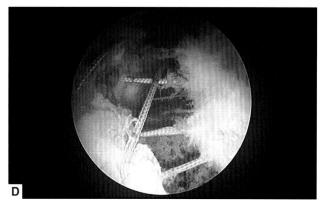

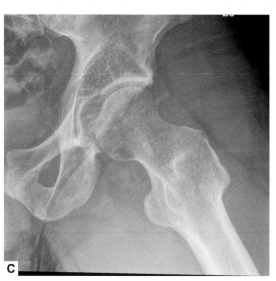

图16.2　A.翻修前股骨近端的三维CT扫描提示前方的凸轮型畸形过度切除，侧方的凸轮型畸形切除不足。B.翻修后前后位骨盆片显示侧方凸轮区域的切除（手枪式握把畸形）。C.翻修后的侧位平片显示股骨上最初过度切除的区域变得光滑。D.常规的前外侧入口位关节镜图像：在试图完全关闭关节囊前的多条缝线

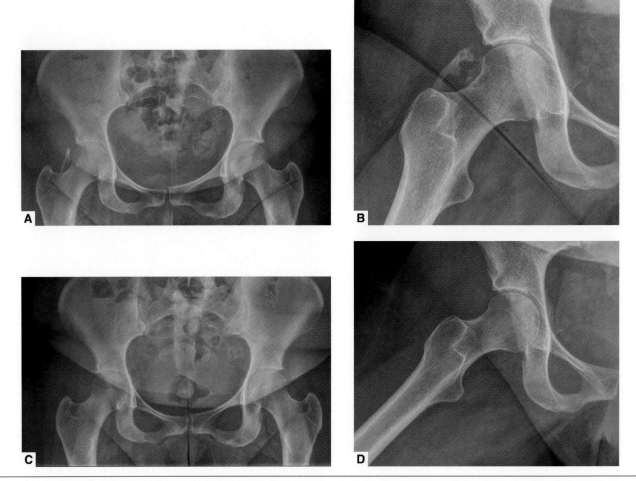

图 16.3　A.未翻修前前后位平片显示明显的关节囊前方异位骨化，但是最初的凸轮型畸形切除良好。B.翻修前侧位平片显示关节囊前方明显的异位骨化，但是最初的凸轮型畸形切除良好。C.手术后的前后位平片显示异位骨化已被切除。D.手术后的侧位平片显示异位骨化已被切除

髋臼周围截骨对髋关节镜检查进行翻修（对髋关节镜下髋臼周围截骨术的翻修）

尽管在最初的研究中提示关节镜检查在髋关节发育不良的治疗中可以得到很好的结果，但我们的经验表明在髋关节镜后短期内有症状的好转，但在随后的几年内通常会出现症状的反复。还有一些人在关节镜检查后症状没有缓解或者出现加重。这些患者的手术治疗通常直接针对髋关节发育不良来解决其引发的骨骼不稳定。在先前的关节镜检查中，盂唇的病理改变和股骨侧非球形 / 凸轮病变通常已得到恰当的处理。这就需要行开放保髋手术的外科医生来解决潜在的发育不良。重要的影像学检查和更高级的图像测量可评价患者轻度或临界的发育不良，这些指标包括 LCEA 和上方中心边缘角（ACEA）（测量眉弓的边缘而不是骨的边缘）。

病例如下：一个 20 岁的女性，大学跳高运动员。她在 9 个月前在髋关节镜下进行盂唇的修复和股骨成形术；进行了手术后适当的渐进性物理治疗，并试图在手术后 4.5 个月时重返跳高运动。在她第一次进行需要有力的髋关节伸展的高强度跳高后，她再次出现了腹股沟前方的疼痛。减少运动，患者再次回归物理治疗。她的症状没有好转并在正常活动情况下发展为每日疼痛。术后的影像学显示股骨凸轮型畸形得到了恰当的治疗，存在轻度的发育不良（图 16.4A、B）。查体发现患者屈曲时有 40° 内旋，并伴有明显的疼痛，外展恐惧、轻度的外展和外旋。MRI 关节序列提示在首次修补（纵向的关节囊切开）的区域有小的囊状缺陷，并可见到修复的盂唇和正常外观的关节软骨（图 16.4C）。手术前的 CT 扫描提示股骨有 4° 的前倾。与患者反复讨论进行修复 / 紧缩关节囊，而不是处理骨缺损。推荐进行 PAO 以处

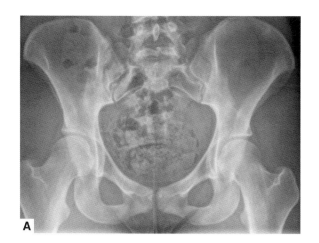

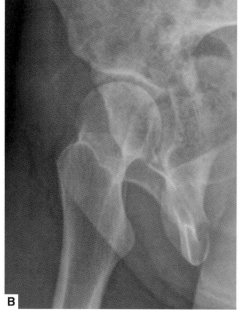

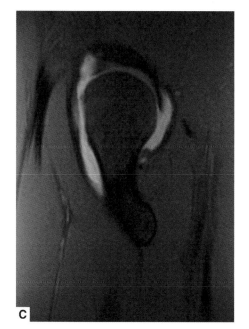

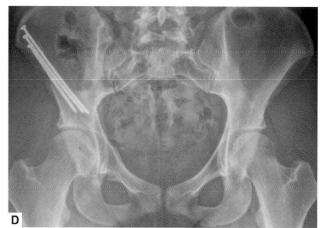

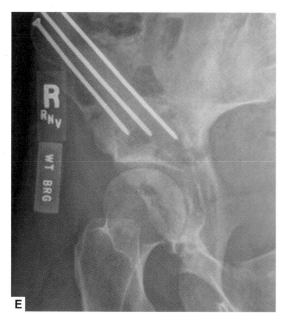

图16.4 A.前后位骨盆平片显示是轻度的发育不良，侧方中心边缘角（LCEA）17°。B.假侧位平片显示轻度的发育不良，前方中心边缘角19°。C.MRI 关节序列：通过最初的纵向关节囊切开的对比渗漏。D.前后位骨盆片显示发育不良纠正，LCEA 27°。E.假侧位平片显示发育不良纠正，前方中心边缘角30°

理髋关节的骨性不稳定。手术后的影像学评估提示改善了髋臼覆盖情况（图 16.4D、E）。外科手术后的 3 个月，患者影像学上显示区愈合，同时症状得到了明显的改善。在外科手术后的 6 个月她重返运动，达到了她重返体育活动的目的。

盂唇重建对髋关节镜检查进行翻修（对于髋关节镜下行盂唇重建的翻修）

最早进行盂唇清理后髋关节持续疼痛的情况下，髋关节镜检查需要对盂唇的缺陷进行翻修重建。对小的缺陷，可能需要节段性的重建，而对大的缺陷可能需要环周重建。先前手术的其他方面也可以同时解决，包括对未切除的凸轮畸形的骨成形翻修、关节囊的修复以及关节囊缺陷的紧缩。图 16.5A 是一名 39 岁女性的 MRI，她在既往关节镜手术时进行了股骨成形和盂唇清理。图 16.5B 展示了盂唇前上部的缺陷、局部瘢痕形成，并可见红斑。图 16.5C、D 展示盂唇缺陷进行了清理和部分盂唇重建后的改变。

开放外科脱位股骨旋转截骨或大转子上截骨进行髋关节镜检查翻修（对于髋关节镜下开放外科脱位做或不做股骨旋转截骨或大转子成形的翻修）

合并相对或者绝对的股骨后倾时，FAI 进行髋关

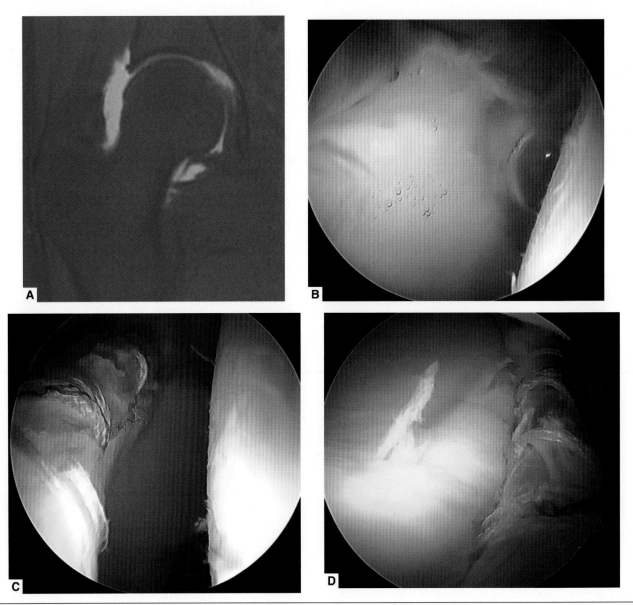

图 16.5　A. 冠状位 T1 Fat-Sat MRI 影像：最初盂唇清理微小的盂唇表现。B. 手术中关节镜图像显示最初盂唇清理时的红斑和瘢痕形成。C、D. 部分盂唇重建后的关节镜图像

节镜检查的患者会有更差的预后。在这些情况不佳的患者中，尽管做了很成功的股骨骨成形，但仍会持续出现撞击。这个原因可以归结为大转子前关节面和髂前下棘之间的接触。可以通过外科脱位的方式进行纠正，可采用或不采用股骨旋转截骨术。图16.6A 展示了一名 34 岁髋关节疼痛数年患者的髋关节三维 CT 重建。他没有做过关节镜检查，但是在屈曲、外展、内旋（FADIR）时有明显的髋关节疼痛，在仰卧位和俯卧位的体格检查中，双侧髋关节屈曲内旋均为 0°。CT 扫描图像提示有 20° 股骨后倾（图16.6B）来自这些畸形的撞击，这是无法通过关节镜检查进行治疗的。患者通过外科脱位的方式进行了股骨旋转截骨（图 16.6C）。

预期的结果

髋关节镜检查失败的外科翻修手术结果的研究报告指出：大多数患肢在外科翻修后症状得到明显改善。然而，改善的程度通常比同样在最初实施髋关节手术获得的改善要小。通常，与进行初次髋关节镜检查的患者相比，髋关节镜检查后翻修的患者报告的结果评分均会比预期的少 10%~20%。这需要在外科设定期望值之前予以考虑。同样，在髋关节镜检查失败后进行 PAO 手术的患者可以得到改善，但其效果不及以髋关节发育不良作为指征而实施 PAO 手术。

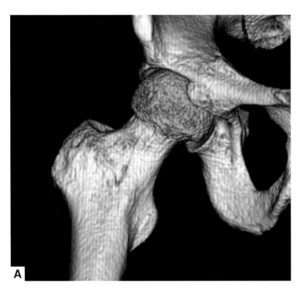
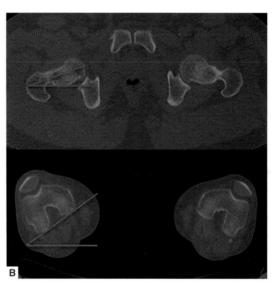
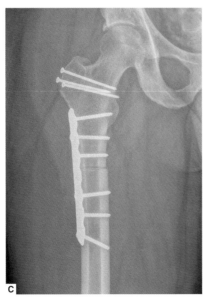

图 16.6　A. 股骨近端的三维 CT 重建：来自股骨后倾的股骨近端钳样改变，在任何放射视角中均没有增加 α 角。B. 来自股骨远端和近端的轴向的图片绝对的股骨后倾有 20°。C. 前后位股骨平片：外科脱位手术进行股骨去旋转截骨

▶并发症

并发症是翻修手术所特有的，而翻修手术是为了解决患者治疗失败的病因。可以参考其他章节更加深入地了解所应用的翻修手术的技巧，包括髋关节镜检查、PAO、进行或不进行股骨截骨的外科脱位手术，以完整讨论这些技术的并发症。

▶小结

髋关节镜检查可能因多种原因而失败，因此需要一个深思熟虑的方法来评估髋关节镜检查后持续疼痛的患者。持续疼痛有多方面的原因，一个深思熟虑的治疗方法通常从有规划的物理治疗开始，包括或不包括关节内注射。这使我们有时间获得外部的记录和影像。回答前面提出的一系列问题，结构化的体格检查、放射学和更先进的影像学都可以帮助确定恰当的通过非手术、髋关节镜翻修或开放手术的治疗方式。

参考文献

[1] Bozic KJ, Chan V, Valone FH, Feeley BT, Vail TP. Trends in hip arthroscopy utilization in the United States. J Arthroplasty. 2013;28(8):140-143.
[2] Frank RM, Lee S, Bush-Joseph CA, Salata MJ, Mather RC 3rd, Nho SJ. Outcomes for hip arthroscopy according to sex and age: a comparative matched-group analysis. J Bone Joint Surg Am. 2016;9(10):797-804.
[3] Fabricant PD, Fields KG, Taylor SA, Magennis E, Bedi A, Kelly BT. The effect of femoral and acetabular version on clinical outcomes after arthroscopic femoroacetabular impingement surgery. J Bone Joint Surg Am. 2015;97(7):537-543.
[4] Haynes JA, Pascual-Garrido C, An TW, Nepple JJ, ANCHOR Group, Clohisy JC. Trends of hip arthroscopy in the setting of acetabular dysplasia. J Hip Preserv Surg. 2018;5(3):267-273.
[5] O' Connor M, Steinl GK, Padaki AS, Duchman KR, Westermann RW, Lynch TS. Outcomes of revision hip arthroscopic surgery: a systematic review and meta-analysis. Am J Sports Med. 2020;48(5):1254-1262.
[6] McClincy MP, Wylie JD, Yen YM, Novais EN. Mild or borderline hip dysplasia: are we characterizing hips with a lateral center-edge angle between 18 ° and 25 ° appropriately? Am J Sports Med. 2019;47(1):112-122.
[7] Kim SD, Jessel R, Zurakowski D, Millis MB, Kim YJ. Anterior delayed gadolinium-enhanced MRI of cartilage values predict joint failure after periacetabular osteotomy. Clin Orthop Relat Res. 2012;470(12):3332-3341.

唐氏综合征（又称 21 三体综合征）是最常见的染色体异常之一。对唐氏综合征患者生活质量产生负面影响的最常见肌肉骨骼表现是髌骨脱位、足部畸形、寰枢椎不稳、脊柱侧凸和髋关节不稳。据文献报道，髋关节不稳影响到 1%~7% 的唐氏综合征患儿。然而，多达 28% 的成人唐氏综合征患者存在关节畸形。

唐氏综合征髋关节不稳定的病因有多种，包括韧带松弛、髋关节囊功能不全、肌张力低下和股骨和髋臼的骨质异常。而股骨和髋臼的骨质异常，是唐氏综合征髋关节不稳定的主要原因。我们调查了 42 例唐氏综合征患者，发现这些患者的髋臼后倾、变浅且容积变小。此外，髋臼不稳与髋臼功能不全以及股骨前倾角的增加有关，但与更严重的髋臼后倾无关。与之前的研究一致，我们发现稳定和不稳定髋关节在平均股骨颈干角方面没有差别。

髋关节不稳定的表现因患者年龄而异，初期特征为髋关节稳定但活动过度。随后，过度活动的髋关节可能会发展成习惯性脱位。常见的是肌张力减退和走路迟缓，当照顾者抱着孩子时，髋关节过度松弛的孩子可能会出现无痛性的弹响髋。虽然体格检查可能会显示不稳定，但这个阶段的 X 线片可能是正常的。随着年龄的增长，进行性半脱位的不断进展，导致丧失向心性复位和髋臼发育不良，这时 X 线片表现明显。随着半脱位和髋臼发育不良的进展，儿童可能会出现跛行、疲劳和行走能力下降。最后阶段通常见于成年早期，与固定的髋关节脱位相对应。疼痛通常直到晚年才会出现，那时患者可能会失去独立行走的能力。

骨盆前后位片和蛙式侧位片是唐氏综合征患者的主要髋部摄片。MRI 和 CT 三维成像，或包括股骨髁的 MRI，均可以提供有关髋臼和股骨形态的额外信息，在计划手术治疗时很有帮助。鉴于不良的自然病史，保留髋关节的同心圆复位（Concentric Reduction）是很重要的。治疗目标取决于患者的年龄和疾病的阶段。唐氏综合征患者的非手术治疗（包括支撑和应用石膏），预后是否能达到和维持髋关节的稳定尚未有报道。习惯性脱位的治疗目的是稳定髋关节，防止继发性髋臼发育不良。先前的一项研究报道，在股骨粗隆间孤立性内翻截骨术后，所有髋关节平均在 5 年内保持稳定。在半脱位阶段，治疗目标是获得同心圆复位的髋关节，并纠正发育不良的髋臼。从历史上看，Salter、Chiari 和 Pemberton 骨盆截骨术一直与关节囊紧缩术和 / 或股骨手术联合使用。然而，所报道的唐氏综合征患者的髋臼是后倾的。因为这些截骨术可能会进一步减少髋臼后缘的覆盖，所以它们在唐氏综合征患者中的作用可能是有限的。我们倾向于对 Y 形软骨行骨盆三联截骨术，对接近骨骼成熟年龄的患者行 Bernese 髋臼周围截骨术（PAO），对于固定脱位的髋关节，目标是保留行走能力，这可能需要行髋关节保留术或全髋关节置换术。

▶ 波士顿骨盆三联截骨术

手术在全麻复合腰丛神经阻滞。患者仰卧在可透光的床上，半骨盆和下肢消毒、铺巾。虽然可使用单个切口，但我们更倾向于使用双切口进行改良的三联截骨术：腹股沟的纵向内侧切口和腹股沟的斜行比基尼式髂骨切口（图 17.2）。

内侧入路在内收长肌后缘上方做纵向切口。与皮肤切口平行切开内收肌筋膜、长收肌（图 17.3）。在内收长肌与内收短肌之间打开，确定闭孔神经前

一名6岁女性唐氏综合征患儿和她的父母一起就诊，父母诉患儿双持续弹响。在临床评估过程中，注意到在髋关节处于内收、内旋和膝关节受力的情况下，她有明显的双侧髋关节后脱位。影像显示双侧髋关节相对同心，CT显示髋臼严重后倾，股骨头后方覆盖不足（图17.1）。

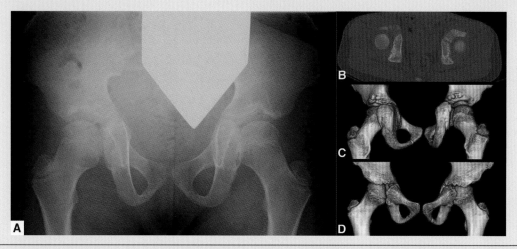

图17.1 一名6岁女性唐氏综合征患儿出现双侧习惯性髋关节脱位。A.骨盆前后位X线片显示股骨头与髋臼呈同心关系，无明显半脱位或严重发育不良。B.轴位CT显示双侧髋臼严重后倾。C.后位三维重建CT图像显示髋臼后倾导致股骨头覆盖率降低。D.三维重建CT图像显示，由于髋臼后倾，股骨头在前方的覆盖范围相对较大

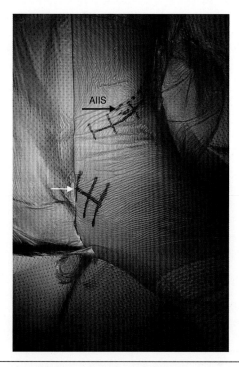

图17.2 标记骨盆三联截骨术上的两个切口。内侧切口沿后外侧长肌（白色箭头）纵向延伸约8cm。做一个比基尼式髂股切口，从髂前上棘的内侧和远侧开始（黑色箭头），一直到髂尖外侧（用虚线标记）。AIIS，髂前下棘

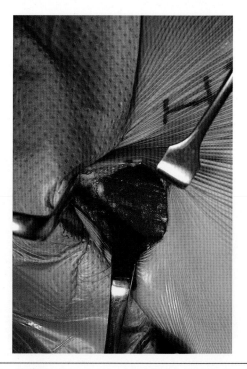

图17.3 筋膜沿切口切开后，长收肌就会显露出来。将一个拉钩放置在长收肌的远侧，便于解剖内收长肌和内收短肌之间的平面

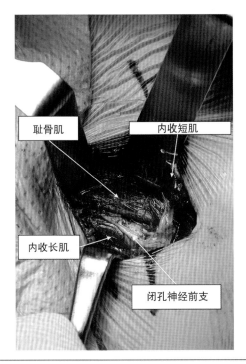

图 17.4　内收长肌向前缩，钝性分离内收长肌和内收短肌。闭孔神经前支位于内收短肌上方

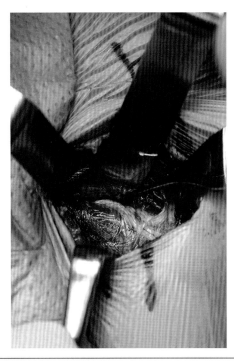

图 17.5　耻骨肌向近端收缩，以保护股神经血管束。追踪闭孔神经的前支至其离开闭孔。在这张照片中，将一把钳子放在闭孔的外侧，以识别坐骨。注意避免切断这一区域的血管

支位于内收短肌上方（图 17.4）。追踪神经至闭孔，并保护闭孔神经的前支。将耻骨肌向近端收缩，将手指放在坐骨孔的外侧以辨认坐骨（图 17.5）。钝性分离坐骨软组织，在透视引导下，通过闭孔向坐骨棘放置一个 Lane 拉钩。

　　一把 Ganz 骨凿正好放在 Lane 拉钩侧面（图 17.6）。重要的是要使用透视检查，以确保 Lane 拉钩和骨凿处于正确的位置。Ganz 骨凿向前瞄准坐骨棘近端。用剥离器钝性分离放置在后方，以保护坐骨

神经。将 Lane 拉钩从坐骨内侧移走，并将其重定向到外侧。拉钩是侧向引入的，同样是骨膜外，但紧贴坐骨外侧皮质。Ganz 骨凿向外侧复位，坐骨斜截骨完全位于坐骨棘和骶棘韧带上方（图 17.7）。可能还需要用 Ganz 骨凿进行几次额外的切割，以确保坐骨切割完整。值得注意的是，坐骨截骨术是略微倾斜的，在前后位投影上从近端和内侧向远端和外侧倾斜。内侧切口用止血海绵填塞。耻骨上支可通过内侧切口切开。但是，我们倾向于通过前入路进行耻骨截骨术。

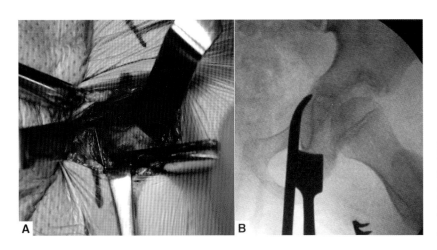

图 17.6　A. 术中照片显示耻骨肌向近端收缩，清除坐骨周围软组织。一个 Lane 拉钩放置在闭孔出口，紧紧插入骨膜，一直到坐骨棘。B. 放置一把长 Ganz 骨凿，从髋臼边缘正下方切开坐骨，得到术中透视图像

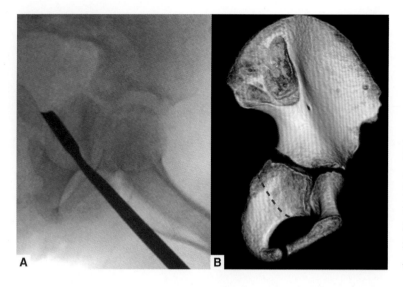

图 17.7 A.术中斜位透视，斜角 50°，与假侧位片对应。Ganz 骨凿被放置在坐骨棘的近端上方。B.骨盆内侧的三维计算机断层扫描（CT）。坐骨切开（红色虚线），是从髋臼边缘下方到坐骨棘近端上方远离坐骨神经大切迹的位置。在这个水平进行截骨手术可以确保附着在坐骨棘上的骶棘韧带不会影响髋臼的活动性

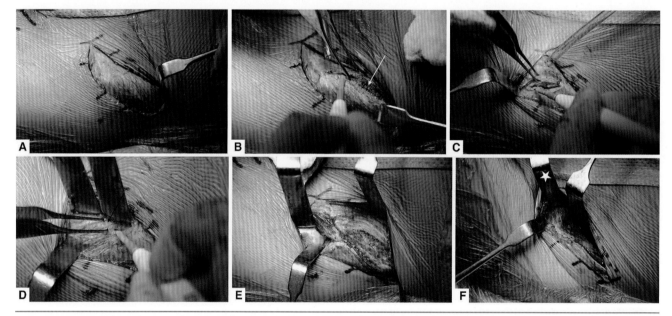

图 17.8 比基尼前侧入路用于耻骨上段和髂骨截骨术中。A.切开皮肤，剥离皮下组织，显露插入髂嵴的外斜肌。B.外斜肌（白色箭头）从保留骨膜的髂骨隆起抬起至髂前上棘（ASIS）水平。C.在切口远端，打开阔筋膜张肌上方的筋膜，显露肌肉。由于股外侧皮神经在缝匠肌筋膜中走行，打开张筋膜可降低股外侧皮神经损伤的风险。D.阔筋膜张肌向外侧收缩，缝匠肌向内收缩，显露股直肌接头（黑色箭头）插入髂前下棘（AIIS）。E.如前所述，两个拉钩放置在伤口远端，另一个拉钩放置在近端，暴露整个髂骨隆起。用手术刀从近端到远端切开隆起部。通过显露阔筋膜张肌与缝匠肌之间的间隙，术者将隆突切开至髂前下棘，而不会有损伤髂前上棘软骨的风险。F.髂骨隆起已被急剧切开，骨膜提升器抬高了骨嵴隆起的内侧。隆突的外侧部分保持完好。在髂腰肌下放置一个拉钩（白色星形），向内侧收缩肌肉，显露耻骨上支

切开比基尼斜面皮肤切口，并将外斜肌从髂嵴插入处抬起（图 17.8）。完全暴露髂骨隆起。在切口远端，解剖外侧阔筋膜张肌与内侧缝匠肌之间的间隙。阔筋膜张肌筋膜平行于缝匠肌与张肌间隙开放，避免股外侧皮神经外露。通过这个间隙对股直肌直头的起始处进行解剖。此时，可以尖锐地切开髂骨隆起部，并使用骨膜提升器抬高骨嵴隆起部的内侧。髂腰肌收向内侧，耻骨上支暴露，骨膜完整。髋关节处于屈曲和内收状态有助于耻骨上支的显露。

耻骨上支骨膜外显露后，用一长而弯曲的大夹子从骨膜外远端向近端穿入闭孔。夹子小心通过是避免卡压闭孔神经和血管的关键。一条 0 号丝线系在

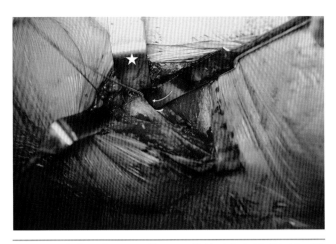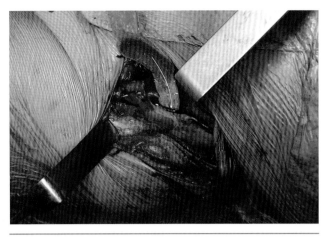

图17.9　术中照片显示，将Hibbs拉钩（白色星形）置于耻骨上支上方，向内侧收缩髂腰肌。骨膜外拉钩从近端到远端放置于闭孔内以保护其内容物，同时使用Gigli锯行耻骨上支截骨术

图17.10　术中照片显示透明的反向弯曲Hohmann拉钩放置在坐骨神经切迹（白色箭头）以保护切迹内容物

夹子的尖端，在直视下然后将线向远端拉出。丝线的远端系在Gigli锯上，锯从远端到近端从耻骨上支骨膜外穿过，然后用锯子切割耻骨上支（图17.9）。可能需要切开升支的厚骨膜以改善髋臼的方向。

　　下一步是髋臼上髂骨截骨术，用摆动锯从髂前下棘（AIIS）的正下方开始，瞄准坐骨切迹的近端至骨盆边缘约1cm处。用一把角凿完成了髂骨截骨，类似于Bourne Bauer使用的截骨术。然而，它不是切开后柱，而是向下倾斜到坐骨神经切迹。在髂骨截骨的准备过程中，将一个反向Hohmann拉钩放入坐骨切迹，以保护坐骨神经和切迹的剩余内容物（图17.10）。将髂骨隆起的外侧部分从髂骨分离，做成

一个窗口，并在其放置一个细长的小Hohmann拉钩（图17.11）。虽然截骨术可以用摆动锯完全完成，但我们经常使用骨刀切割髂骨内侧皮质并标记截骨线。髂骨截骨术是用一把摆锯和一把Ganz骨凿完成的。在使用凿子将截骨器弯曲进入坐骨神经切迹之前，摆锯应在距骨盆边缘约1cm处短暂停止。将椎板扩张器插入截骨器并张开以帮助完成切割（图17.12）。

　　三联截骨完成后，应松开髋臼骨块，在髂前下棘上方的髋臼上区域引入一枚3.5mm的Schanz螺钉。调整髋臼位置以纠正其后方和侧方的不足，对于相对于髂骨截骨前倾和内收的骨块。用2根或3根3/32K钢丝穿过髂骨将骨块固定到位（图17.13）。临床上，

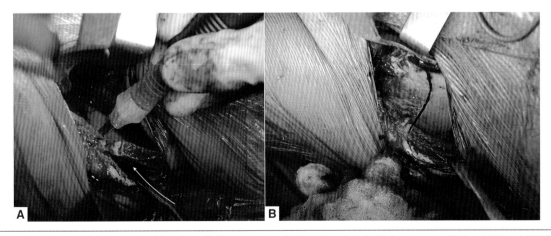

图17.11　A.髂骨隆起的外侧部分从髂骨分离，形成一个窗口，在其放置一个细长的小Hohmann拉钩。用骨刀切割髂骨内侧皮质并标记截骨术。B.用骨刀切开内侧皮质后，执行最后一次截骨

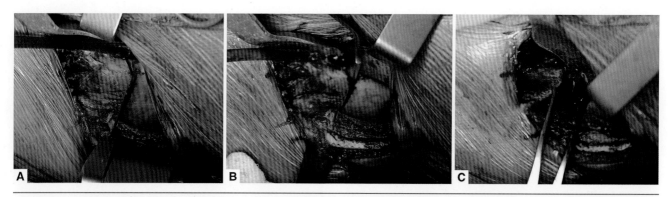

图 17.12 A. 使用摆锯完成距骨盆边缘约 1cm 的髋臼上髂骨截骨术。B. 截骨术是将一把倾斜的 Ganz 骨凿从角落里向瞄准坐骨神经切迹完成截骨，其后由可透光的反向弯曲 Hohmann 拉钩保护。C. 截骨术中插入一薄板扩张器张开，保证其完整性

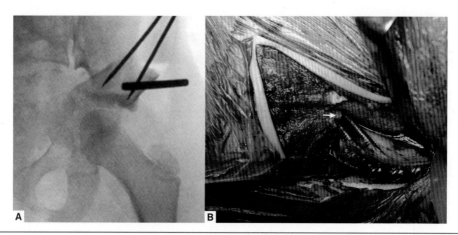

图 17.13 A. 术中透视显示使用 Schanz 螺钉把持调节外展和内旋将髋臼转位，以分别增加髋臼外侧覆盖和髋臼前倾角。两根克氏针暂时固定骨块。B. 髋臼用 3.5mm 皮质螺钉固定后的术中照片，显示近侧位于髂前上棘（ASIS）的内侧，达到髋臼的前倾角

骨块的近端应该是髂前下棘的内侧部分。在透视下获得前后位和假轮廓图像，以确保充分校正髋臼覆盖和克氏针的位置。检查的 X 线参数包括 Shenton 线的连续性、髋臼覆盖程度、股骨头移位指数、泪滴位置和髋臼来源。髋关节的稳定性在屈曲和内旋时进行测试。如果髋关节持续不稳定，建议进一步前倾骨折。很少需要同时行股骨粗隆间内翻去旋截骨术来提高髋关节的稳定性。固定方法是用 3、4 枚 3.5mm 的皮质螺钉替换克氏针。再次接近髂骨隆起，将切口逐层缝合。

在某些情况下，如果髋关节前方变得不稳定，可能需要同时进行股骨去旋转截骨术。骨盆截骨术将稳定后方的不稳定；然而，由于股骨极度前倾、伸展和外旋，假轮廓图像上可以看到髋关节前方不稳定。在这种情况下，应该进行股骨去旋截骨以纠正前侧

不稳定。

手术后石膏固定 6 周，然后改用夜间使用的外展支具固定 3~6 个月。患者在术后 3 个月、6 个月和 12 个月门诊复查，直到骨骼成熟（图 17.14）。

结果和重要事项

本文报告了 16 例（21 髋）改良前倾式骨盆三联截骨术的结果，平均随访 4 年（±2.6 年）。女性 9 例，男性 7 例，手术时平均年龄 7.4 岁（±2 岁）。平均 4 年后，20/21 个髋（95%）保持临床稳定。然而，我们发现无症状的坐骨和/或耻骨骨不连的发生率（24%）和耻骨或坐骨应力性骨折的发生率（14%）相对较高。只有一例患者发生感染。自从最近回顾这一系列患者以来，我们已经开始使用坐骨和耻骨

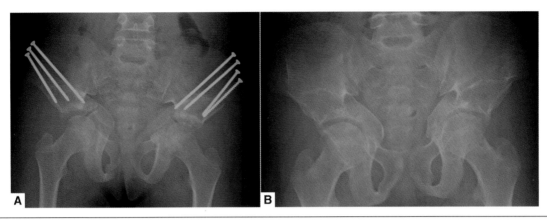

图 17.14 A. 双侧骨盆三联截骨术后随访 2 年，术后的骨盆正位 X 线片。B. 所有内固定取出后，骨盆成熟期的正位片显示双侧髋臼愈合良好，髋臼后倾得到矫正

植骨。

外科治疗唐氏综合征髋关节不稳是困难和具有挑战性的。

我们认为，通过本文描述的改良前倾三联截骨术重新定位髋臼是实现髋关节不稳定的最好的骨盆截骨术。先前的两项研究报道，早期（7 岁之前）行双侧股骨粗隆内翻截骨术可以在特定的患者中获得髋关节的稳定性。推荐的内翻截骨技术是将颈干角缩小至 105°，恢复 Shenton 线。矫正前倾角应根据术前轴位影像制定计划。通常，股骨前倾角应保持至少 20°。一般在 8 岁以后出现半脱位和髋臼发育不良的患者需要骨盆重定向手术。我们同意这些作者的观点，即三联截骨术是唐氏综合征患者髋臼重定位的最佳技术。

青春期唐氏综合征合并髋臼发育不良和髋关节半脱位

唐氏综合征患者在童年时期可能不会出现髋关节不稳，因为他们通常不会抱怨疼痛。在青春期或成年初期，伴有髋关节半脱位和髋臼发育不良的唐氏综合征患者，由于耐力和行走能力下降而出现症状。为确保不会因为寰枢椎不稳而损害脊髓有必要进行一次全面的检查。一旦髋部被确定为功能减退甚至疼痛的来源，建议进行 CT 扫描以评估骨盆和股骨近端的形态。总的来说，我们发现唐氏综合征患者髋臼发育不良和半脱位与髋臼全功能不全和髋臼后倾有关。髋关节 MRI 也可能有助于评估髋臼形态，但其主要是评估关节软骨的状况。术前应拍摄动态 X 线片，包括外展和内旋骨盆正位面和屈曲假斜位片，以确认股骨头在天然髋臼同心性复位。假臼的存在，股骨头近端和侧方过度移位，且股骨头增大，这是重新定位截骨术的潜在禁忌证。

青年患者继发唐氏综合征的髋关节发育不良的外科治疗是具有挑战性的。我们报告了对 Bernese 髋臼周围截骨术（PAO）的初期和中期经验。我们评估了 19 例唐氏综合征患者（26 个髋关节），平均年龄 16 岁（±5 岁），平均随访 13 年（±5 年；范围 5~24 年）。21 个髋关节中有 13 个（62%）Harris 评分良好或优良。95% 的患者可以独立行走。近 70% 的髋关节保留下来，然而，1/3 的髋关节手术失败了，这与手术时的年龄较大和手术时中度骨性关节炎分级（Tönnis 2 级）有关。第 5 章详细介绍了使用 Bernese PAO 进行髋臼重定位的技术。唐氏综合征患者使用 PAO 的目的是纠正股骨头覆盖不足和髋臼后倾。因此，在骨块松动过程中，外科医生应在髋臼内旋转以增加股骨头的后方覆盖率，同时旋转骨块以增加外侧覆盖率。

晚期骨性关节炎（Tönnis 3 级）的老年患者可以从全髋关节置换术（THA）中受益，以改善症状和功能。预计 10 年后髋关节存活率约为 85%。然而，据报道，唐氏综合征患者全髋关节置换术后并发症的风险较高，这些并发症包括松动、感染和与手术相关的短期并发症，如出血、肺炎和尿路感染。

参考文献

[1] Caird MS, Wills BP, Dormans JP. Down syndrome in children: the role of the orthopaedic surgeon. J Am Acad Orthop Surg. 2006; 14(11):610-619.

[2] Diamond LS, Lynne D, Sigman B. Orthopedic disorders in patients with Down's syndrome. Orthop Clin North Am. 1981;12(1):57-71.

[3] Shaw ED, Beals RK. The hip joint in Down's syndrome. A study of its structure and associated disease. Clin Orthop Relat Res. 1992(278):101-107.

[4] Hresko MT, McCarthy JC, Goldberg MJ. Hip disease in adults with Down syndrome. J Bone Joint Surg Br. 1993;75(4):604-607.

[5] Bulat E, Maranho DA, Kalish LA, Millis MB, Kim YJ, Novais EN. Acetabular global insufficiency in patients with down syndrome and hip-related symptoms: a matched-cohort study. J Bone Joint Surg Am. 2017;99(20):1760-1768.

[6] Bennet GC, Rang M, Roye DP, Aprin H. Dislocation of the hip in trisomy 21. J Bone Joint Surg Br. 1982;64(3):289-294.

[7] Roberts GM, Starey N, Harper P, Nuki G. Radiology of the pelvis and hips in adults with Down's syndrome. Clin Radiol. 1980;31(4):475-478.

[8] Knight DM, Alves C, Wedge JH. Femoral varus derotation osteotomy for the treatment of habitual subluxation and dislocation of the pediatric hip in trisomy 21: a 10-year experience. J Pediatr Orthop. 2011;31(6):638-643.

[9] Sankar WN, Schoenecker JG, Mayfield ME, Kim YJ, Millis MB. Acetabular retroversion in Down syndrome. J Pediatr Orthop. 2012; 32(3):277-281.

[10] Maranho DA, Fuchs K, Kim YJ, Novais EN. Hip instability in patients with Down syndrome. J Am Acad Orthop Surg. 2018;26(13):455-462.

[11] Maranho DA, Kim YJ, Williams KA, Novais EN. Preliminary results of an anteverting triple periacetabular osteotomy for the treatment of hip instability in Down syndrome. J Child Orthop. 2018;12(1):55-62.

[12] Sankar WN. Complete redirectional acetabular osteotomies for neurogenic and syndromic hip dysplasia. J Pediatr Orthop. 2013;33 Suppl 1: S39-S44.

[13] Sankar WN, Millis MB, Kim YJ. Instability of the hip in patients with Down Syndrome: improved results with complete redirectional acetabular osteotomy. J Bone Joint Surg Am. 2011;93(20):1924-1933.

[14] Boylan MR, Kapadia BH, Issa K, Perfetti DC, Maheshwari AV, Mont MA. Down syndrome increases the risk of short-term complications after total hip arthroplasty. J Arthroplasty. 2016;31(2):368-372.

[15] Gross AE, Callaghan JJ, Zywiel MG, et al. Total hip arthroplasty in Down syndrome patients: an improvement in quality of life: replacement arthroplasty in Down syndrome (RADS) study group. J Arthroplasty. 2013;28(4):701-706.

[16] Zywiel MG, Mont MA, Callaghan JJ, et al. Surgical challenges and clinical outcomes of total hip replacement in patients with Down's syndrome. Bone Joint J. 2013;95-B(11 Suppl A):41-45.

[17] Kelley SP, Wedge JH. Management of hip instability in trisomy 21. J Pediatr Orthop. 2013;33 Suppl 1:S33-S38.

[18] Katz DA, Kim YJ, Millis MB. Periacetabular osteotomy in patients with Down's syndrome. J Bone Joint Surg Br. 2005;87(4):544-547.

[19] Maranho DA, Williams KA, Millis MB, Kim YJ, Novais EN. Mid-term results of periacetabular osteotomy for the treatment of hip dysplasia associated with Down syndrome: minimum follow-up of five years. J Bone Joint Surg Am. 2018;100(5):428-434.

第18章 镰状细胞病中的股骨头坏死

背景

镰状细胞病（SCD）是一种导致慢性溶血性贫血和微血管闭塞的遗传性血红蛋白分子紊乱疾病。股骨头坏死是SCD最常见的骨骼肌肉系统并发症之一。SCD患者股骨头坏死的发生率为2%~4.5%，总发病率为10%。发展为股骨头坏死的SCD儿童典型症状是髋关节疼痛和跛行。对于高度怀疑股骨头坏死的SCD患者，鼓励早期积极的行影像学检查。通常在坏死的初始阶段，包括髋关节前后位片和蛙式位片，可能不足以诊断，应行MRI。股骨头受累范围可通过测量坏死节段的弧度（坏死弧角）来评估。病变的大小由前后位片和蛙式侧位片上测量的坏死弧角度之和来确定。股骨头的塌陷是以股骨头周围的一个完美同心圆到塌陷区域的距离来测量的。量化股骨头坏死的程度有多种分类方法。我们使用宾夕法尼亚大学的系统（Steinberg分期）。根据分期系统，0期是临床前期，X线片和MRI正常；Ⅰ期是X线片正常，MRI异常；Ⅱ期是股骨头内弥漫性或局限性的囊性和硬化性改变；Ⅲ期是软骨下塌陷，没有股骨头扁平（新月形征）；Ⅳ期是股骨头扁平，但髋臼没有受累；Ⅴ期是除股骨头塌陷、关节间隙变窄外，还伴有髋臼病变；Ⅵ期是晚期髋关节退行性改变。Ⅰ~Ⅳ期分为A级（股骨头受累<15%）、B级（股骨头受累15%~30%）和C级（股骨头受累>30%）。

股骨头坏死会严重影响患者的功能和生活质量。除此之外，股骨头坏死还会影响髋关节的长期使用。股骨头坏死可能最终导致股骨头畸形和髋关节骨性关节炎。儿童或青少年期SCD并发股骨头坏死患者的自然病史不佳，80%的患者出现疼痛、活动受限、肢体不等长和跛行。大多数无症状患者在晚年出现症状，并可能出现股骨头塌陷的影像学进展。最近一项对SCD儿童进行的前瞻性研究显示，经过平均2年的MRI检查，65%的患者出现病程进展。

SCD患者股骨头坏死的治疗包括非手术治疗和手术治疗。目前还没有预防股骨头塌陷的药物治疗。通常建议在暂时性免负重同时进行物理治疗。一项随机前瞻性研究比较了21例单独接受物理治疗和17例接受髓核减压和物理治疗的成人SCD患者，平均随访3年，两组患者的结果没有差异。过去曾对SCD股骨头坏死进行了单独的髓核减压，然而，当前技术包括骨诱导细胞技术，已经改善了髓核减压的结果。

Gangji等报道称，与单纯髓核减压相比，接受髓核减压并植入自体骨髓细胞的患者症状缓解更好，股骨头塌陷的风险更低。Hernigou等对38例骨骼成熟的SCD患者进行了10~17年的随访研究，结果显示髓核减压联合自体骨髓移植能缓解疼痛并在87%的病例中股骨头塌陷时间得到延缓。虽然成人股骨头坏死可以采用全髋关节置换术（THA），但SCD患者的并发症和内固定失败的比例更高。因此，在患有SCD和股骨头坏死的儿童患者中，人工全髋关节置换术并不常见。

在我们目前的经验中，表现为髋部疼痛的SCD儿童和青少年通常会拍摄骨盆平片和蛙式位片，此外还会行增强MRI检查，以确定坏死过程中股骨头受累的百分比。有报道称，放射学进展与坏死病变的大小和位置直接相关。尽管继发于SCD的儿童股骨头坏死的治疗存在争议，有报道称非手术和手术治疗，功能结果相对较好，我们首选的治疗方法是多次骨骺钻孔减压，同时植入骨髓自体细胞。

　　一名 15 岁尼日利亚男性，患有 SCD 和高溶血率，表现为右髋部疼痛和跛行。1 个月里，他的症状持续加重。前后位和蛙式位 X 线片显示局限性硬化，提示股骨头坏死（图 18.1）。冠状位 T1 增强 MRI 显示超过 50% 的股骨头受累，建议采用多次骨骺钻孔减压加自体骨髓细胞植入（图 18.2）。

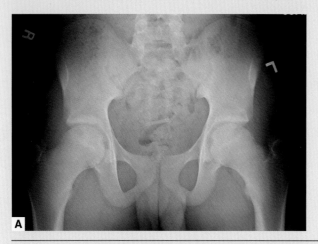 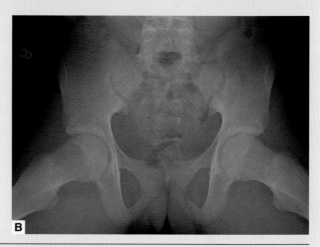

图 18.1　一名患有镰状细胞病（HbSS）的 15 岁男性，在 1 个月里表现出剧烈的疼痛和严重的跛行，其骨盆前后位（A）和蛙式位（B）X 线片。右侧股骨头硬化，无软骨下塌陷（Steinberg II 期），X 线片异常

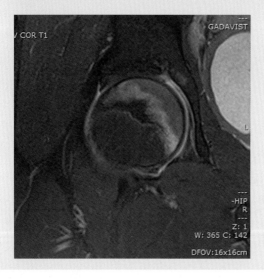

图 18.2　冠状位 T1 增强 MRI 显示超过 30%（严重）累及股骨头（Steinberg II C 期）

▶ 手术方法

　　患者取仰卧位，在同侧肩下垫一块透光的治疗巾，同侧躯干可微动，使下肢处于中立位，髌骨朝前，指向天花板。消毒患肢和同侧骨盆，铺巾。

　　以髂前上棘正上方作为穿刺点。将 8 号针深深地插入髂骨里，避免穿透髂骨的内外板。分阶段抽取大约 120mL 的骨髓细胞。每抽取大约 10mL，针头旋转 90°，再抽出 10mL 骨髓。然后回缩 1cm，以增加抽出的骨髓细胞数量，减少纯血的体积。每个注射器包含 60mL 抽出的髂骨骨髓，内容物应转移到准备好的袋子中，总共 120mL（图 18.3）。一旦达到 120mL，髂骨抽吸物就被转移到手术室中的容器中（Harvest Technologies Corporation，Plymouth，MA）进行离心（图 18.4）。在对抽取的骨髓细胞进行处理的同时，对骨骺进行多次钻孔。

　　在 C 臂透视下，将用于 6.5mm 空心螺钉系统的 2.8mm 导针通过股骨外侧皮质经皮插入坏死区。

　　再引入另一根 2.8mm 的导丝，然后放置第三根钢针或使用不同的路径重新插入第二根钢针，以便

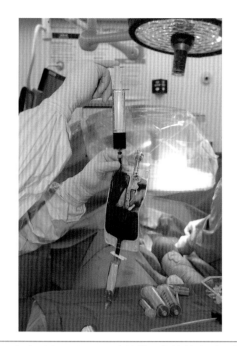

图 18.3　术中照片显示 60mL 髂骨抽吸物被转移到无菌袋中，总共 120mL

对骨骺进行多次钻孔（图 18.5）。然后，我们选择位于坏死区最中心的导针，导引 8 号骨髓穿刺活检针（Harvest Technologies Corporation，Plymouth，MA）。取下导针插入活检针。选择这种导针和注射针的组合是为了紧密契合骨面，因为髓腔注射是有压力的（图 18.6）。浓缩的骨髓液在压力下缓慢地注入股骨头，以减少渗漏。然后取下套管和斯氏针，小伤口自动闭合。

SCD 患者的治疗方案包括在手术前一天行血液相关检查。患者的血红蛋白应当适合手术，目的是避免溶血危象。故在手术过程中室温要比平时稍微高一些。术后患者住院 24h，行补液、止痛和观察治疗。我们不使用任何支具或额外的固定。指导患者进行 6 周的免负重治疗。随后，患者在理疗辅助康复计划下，逐渐进行负重。

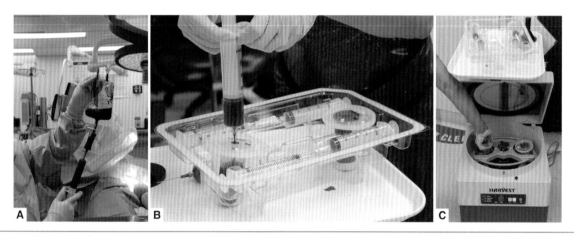

图 18.4　A. 术中照片显示从无菌袋回抽骨髓液。B. 转移到容器内。C. 然后将其放入离心机系统（Harvest Technologies Corporation，Plymouth，MA）

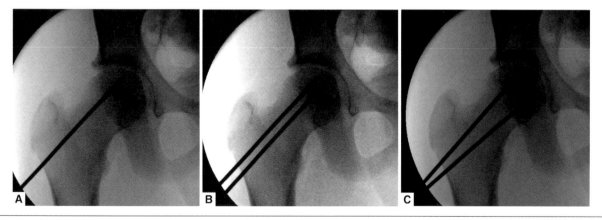

图 18.5　A. 术中照片显示经皮穿入股骨外侧的空心螺钉系统的导针。B. 术中透视显示初始导针的位置。C. 术中透视显示导针传入的不同路径，以允许对骨骺进行多次钻孔

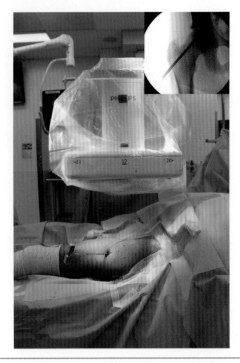

图 18.6 术中照片显示一根 8 号骨髓穿刺活检针（Harvest Technologies Corporation，Plymouth，MA），通过先前放置的导针插入股骨外侧。右上角是相应的透视图像。浓缩的骨髓细胞通过活检针注射

我们报道了早期结果，表明多处骨骺钻孔加自体骨髓细胞移植可以带来短期的临床改善和削减 SCD 相关儿童股骨头坏死的放射学进展和致残率。术后前 2 年疼痛和跛行有所改善（图 18.7）。虽然在体检时有部分屈髋内旋受限，但在 2 年的随访中基本没有症状，也没有特殊的主诉。行多次骨骺钻孔和植入自体骨髓浓缩物，SCD 患者可能存在残余畸形，这与青春期或儿童期的股骨头坏死相关。因此，常规随访和耐心指导非常重要。残余畸形可以通过关节镜或开放手术来改善股骨头颈交界处的形态。

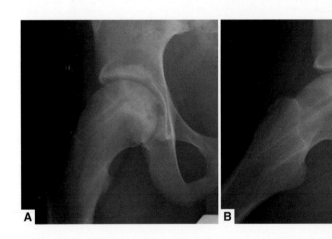

图 18.7 术后 2 年：股骨头没有进一步的塌陷

参考文献

[1] Milner PF, Kraus AP, Sebes JI, et al. Sickle cell disease as a cause of osteonecrosis of the femoral head. N Engl J Med. 1991;325(21):1476-1481.

[2] Kerboul M, Thomine J, Postel M, Merle d'Aubigne R. The conservative surgical treatment of idiopathic aseptic necrosis of the femoral head. J Bone Joint Surg Br. 1974;56(2):291-296.

[3] Mose K. Methods of measuring in Legg-Calve-Perthes disease with special regard to the prognosis. Clin Orthop Relat Res. 1980(150):103-109.

[4] Steinberg ME, Hayken GD, Steinberg DR. A quantitative system for staging avascular necrosis. J Bone Joint Surg Br. 1995;77(1):34-41.

[5] Hernigou P, Galacteros F, Bachir D, Goutallier D. Deformities of the hip in adults who have sickle-cell disease and had avascular necrosis in childhood. A natural history of fifty-two patients. J Bone Joint Surg Am. 1991;73(1):81-92.

[6] Hernigou P, Habibi A, Bachir D, Galacteros F. The natural history of asymptomatic osteonecrosis of the femoral head in adults with sickle cell disease. J Bone Joint Surg Am. 2006;88(12):2565-2572.

[7] Gupta R, Adekile AD. MRI follow-up and natural history of avascular necrosis of the femoral head in Kuwaiti children with sickle cell disease. J Pediatr Hematol Oncol. 2004;26(6):351-353.

[8] Neumayr LD, Aguilar C, Earles AN, et al. Physical therapy alone

compared with core decompression and physical therapy for femoral head osteonecrosis in sickle cell disease. Results of a multicenter study at a mean of three years after treatment. J Bone Joint Surg Am. 2006;88(12):2573-2582.

[9] Gangji V, Hauzeur JP, Matos C, De Maertelaer V, Toungouz M, Lambermont M. Treatment of osteonecrosis of the femoral head with implantation of autologous bone-marrow cells. A pilot study. J Bone Joint Surg Am. 2004;86(6):1153-1160.

[10] Gangji V, De Maertelaer V, Hauzeur JP. Autologous bone marrow cell implantation in the treatment of non-traumatic osteonecrosis of the femoral head: five year follow-up of a prospective controlled study. Bone. 2011;49(5):1005-1009.

[11] Hernigou P, Daltro G, Filippini P, Mukasa MM, Manicom O. Percutaneous implantation of autologous bone marrow osteoprogenitor cells as treatment of bone avascular necrosis related to sickle cell disease. Open Orthop J. 2008;2:62-65.

[12] Acurio MT, Friedman RJ. Hip arthroplasty in patients with sickle-cell haemoglobinopathy. J Bone Joint Surg Br. 1992;74(3):367-371.

[13] Bishop AR, Roberson JR, Eckman JR, Fleming LL. Total hip arthroplasty in patients who have sickle-cell hemoglobinopathy. J Bone Joint Surg Am. 1988;70(6):853-855.

[14] Hanker GJ, Amstutz HC. Osteonecrosis of the hip in the sickle-cell diseases. Treatment and complications. J Bone Joint Surg Am. 1988;70(4):499-506.

[15] Moran MC, Huo MH, Garvin KL, Pellicci PM, Salvati EA. Total hip arthroplasty in sickle cell hemoglobinopathy. Clin Orthop Relat Res. 1993(294):140-148.

[16] Mont MA, Zywiel MG, Marker DR, McGrath MS, Delanois RE. The natural history of untreated asymptomatic osteonecrosis of the femoral head: a systematic literature review. J Bone Joint Surg Am. 2010;92(12):2165-2170.

[17] Mallet C, Abitan A, Vidal C, et al. Management of osteonecrosis of the femoral head in children with sickle cell disease: results of conservative and operative treatments at skeletal maturity. J Child Orthop. 2018;12(1):47-54.

[18] Novais EN, Sankar WN, Wells L, Carry PM, Kim YJ. Preliminary results of multiple epiphyseal drilling and autologous bone marrow implantation for osteonecrosis of the femoral head secondary to sickle cell disease in children. J Pediatr Orthop. 2015;35(8):810-815.

第19章　大脑性瘫痪并发髋关节畸形的处理原则

▌简介

大脑性瘫痪（Cerebral Palsy，CP）是导致发达国家儿童肢体残疾最为常见的因素。CP 为一组因胎儿或婴儿期非进展性大脑发育阻滞，而导致的永久性运动及姿势发育障碍性疾病。若患者存在持续稳定的神经损伤症状并发相关进展性骨骼肌肉病变，则可认为患有 CP。位于踝关节痉挛性马蹄足之后，髋关节移位是儿童 CP 第二常见的并发畸形。若不给予及时治疗，可由隐匿性侧方半脱位发展至疼痛性脱位。

粗大运动功能分级系统（Gross Motor Function Classification System，GMFCS）是近年来 CP 最为常用的分级指标。GMFCS 是一套基于自发性运动（坐、行走）进行评估的五等级评价方案。从髋关节移位到脱位，这一病程进展的风险与神经系统损伤的严重程度、行走能力相互关联，并直接与 GMFCS 分级

相关（图 19.1）。

历史上，在一些精心设计的、以人口为基础的研究中，新生儿 CP 发病率为 1.5‰~2.5‰。然而，随着近年来早产儿复苏及护理技术的发展，北美新生儿 CP 发病率呈现了一定程度上的增长（3.0‰）。一系列作者报道，CP 患者髋关节移位的发生率与身体受累的程度有关，从痉挛性偏瘫儿童的极低风险（1%）到痉挛性四肢瘫儿童的极高风险（75%）不等。根据 3 项大型人群研究调查的计算得出，CP 患儿并发髋关节不匹配的总体患病率约为 35%。

▌病理生理学

绝大多数 CP 患儿出生时髋关节均为解剖正常，无任何髋关节脱位或移位的证据。然而，痉挛性髋关节疾病的自然病史使儿童有进行性髋关节外侧移位的风险。因 CP 患儿在髋关节完全脱位或产生疼痛

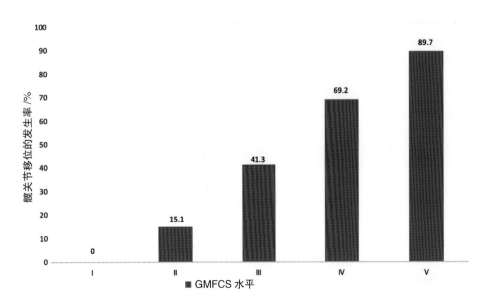

图 19.1　髋关节移位（Reimers 指数 > 30%）与粗大运动功能分级系统（GMFCS）水平的关系

前，往往没有其他症状，故该阶段往往被称作"隐匿性半脱位"。

CP的脑功能改变特征包括选择性运动控制丧失、肌张力异常、激动剂与拮抗剂之间的不平衡以及身体平衡机制受损。尽管CP患者的中枢性神经损伤是非进展性或稳定性的；但是其相关的骨骼肌肉损伤是进展性的，继而会导致肌肉腱性部分的挛缩、骨骼旋转畸形，并最终导致关节不稳。不对称的肌肉痉挛与肌力一直被认为是导致CP患儿髋关节不稳定的主要因素。Sharrard等证实，进行性外展受限，常伴有屈曲畸形，是髋关节早期不稳定的一个指标。他们发现那些有影像学半脱位迹象的髋关节均不能外展超过45°，提示限制性的外展活动可能导致了髋关节不稳定的进一步发展。

股骨近端的两个关键解剖部位是横断面上股骨颈前倾角和冠状面上的股骨颈干角（NSA）。Robin等也在文章中阐述了此两项指标也与儿童GMFCS分级密切相关。在该研究中，他们提出CP患儿延迟行走与粗大运动功能障碍会使患儿长期处于胎儿姿势状态，进而可能导致股骨颈前倾角和颈干角的增加。这两者同时增加会增加发生髋关节脱位的风险。充分理解这一系列关系有助于我们对治疗方案的制订（图19.2）。

Soo等证实了髋关节不匹配和儿童GMFCS级别之间的线性关系。在他们的人群研究中，GMFCS V级的儿童有90%的髋关节不匹配发病率，而在114例GMFCS为I级的CP患儿中没有髋关节不匹配病例报道。Hägglund等在瑞典进行的人群研究也得出了非常相似的结论。我们可以从这些人群研究中得到很多，获知并确诊这些有"高危髋关节"的儿童，这对规划监测方案和开始早期干预十分关键。

在建立髋关节监测方案时，仅依靠临床检查是不够的，定期的放射检查也很重要。髋关节脱位的早期指标包括患者的GMFCS分级、年龄、步态分类和股骨头位移比例（MP）。不出意料，在高分级GMFCS患儿中，单纯采用减少肌肉痉挛或解决内收肌挛缩的手段，对预防髋关节不匹配，最终都令人失望。髋关节监测可以确定患儿是否有进行性的髋关节不匹配，但却不能提示实施干预的时机或类型。治疗手段必须具有个性化，并要考虑到本节中提到的所有因素。

▶ 影像与分级

对痉挛性髋关节脱位治疗必须结合清晰的骨盆前后位（AP）片与仰卧位髋关节前后位片。要想有一个有效的髋关节监测，还必须遵循标准化的X线摄影技术，以确保同一患者多次影像间和不同患者间的可靠性。拍摄准确可靠的X线片，需要识别并矫正股骨的过度前倾、髋关节屈曲和内收挛缩。忽视髋关节屈曲挛缩会造成骨盆前凸（骨盆前倾斜增加），但可通过置双腿于枕头上使得弯曲的腰椎变平整。此外，将两腿平行放置可以解决内收或外展挛缩，将髌骨向上可以纠正过度的股骨前倾。并且，

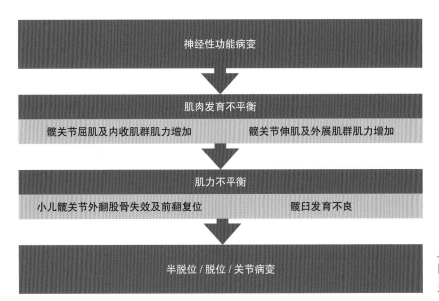

图19.2　痉挛性髋关节半脱位的病理生理学进程

为了使患者间的胶片放大率标准化,建议使用的胶片对焦距离为115cm。

对痉挛性髋关节脱位,最广为接受和重复性最好的测量方法是Reimers的MP,即在冠状面测量髋臼内股骨头包容度。该测量方法是先确定Hilgenreiner线和Perkin线,然后测量骨化股骨头横向迁移超过Perkin线的比例。在严重移位的病例中,髋臼外侧缘常有"哥特式尖拱"畸形;且在这些病例中,常使用髋臼外侧缘中点代替Perkin线。连续使用MP测量已被证明是有效、可靠的,并对测量CP儿童髋关节脱位十分有效。

若MP>30%,即可认为是"高危髋关节"。Miller和Bagg发现那些MP>60%的儿童(2~18岁),最终在儿童期发展为髋脱位(MP>90%)。此外,MP为30%~60%的儿童(2~18岁)髋关节脱位率基本相同(25%),应建议密切监测髋关节和及时实施手术干预以防止髋关节脱位。Sette-Cerri和Karol指出,术前MP>50%的患儿预后较差且再手术率较高。Oh等也报道了,无论儿童是否接受股骨和骨盆截骨或单独股骨截骨手术干预,若患儿的MP>50%,其预后相似。Terjesen曾在挪威做了一项包含344例CP儿童的人群队列研究,发现每年MP与功能水平呈现负相关关系(从GMFCS I级的0.2%到GMFCS V级的9.5%)。

我们可以使用多种工具对儿童和青少年CP患者的髋关节发育轨迹进行描述,包括连续测量Reimers的MP、头干角和髋关节的成熟形态。2008年,引进了一种新型CP髋关节分类方案,同时包括了定量(MP)和定性特征(股骨头和髋臼畸形、骨盆倾斜和Shenton线断中断)。Melbourne脑性瘫痪髋关节分级系统(The Melbourne CP Hip Classification System,MCPHCS)是一个六等级方案,适用于骨骼成熟的儿童(Y形软骨闭合)。尽管设计初衷是为了那些骨骼成熟的儿童,但Gose团队近来验证了MCPHCS也可用于那些Y形软骨尚未闭合的CP患儿(2~7岁)。最近的研究表明,在骨骼成熟时,髋关节发育不良与较高水平的疼痛和功能障碍之间存在相关性。在更严重的发育不良中,CT可以提供髋臼缺损的位置和范围等重要信息。

髋关节监测

髋关节监测是指对CP儿童的髋关节进行系统性的定期临床和影像学评估,以便在早期发现髋关节脱位,并提供更有效的治疗方案。由于有的CP患儿是不能行走的,髋关节脱位的风险会随之相应增加,故推荐在患儿12个月时进行首次X线筛查,并每6~12个月延续一次,直到骨骼成熟。尤其是对那些已有症状性移位、骨盆倾斜和进行性脊柱侧凸的患儿,如果髋关节在骨骼成熟后仍不稳定,需要继续髋关节监测。髋关节监测计划已被证实具备识别进行性髋关节脱位的早期指标的作用,通过适当且及时的手术手段以防止髋关节脱位的发生和实施挽救性手术。在网络上可获得监测计划指南包括澳大利亚大脑性瘫痪患儿髋关节监测指南[Australian Hip Surveillance Guidelines for Children with Cerebral Palsy(2014)]、瑞典CPUP预防髋关节脱位影像学随访(Swedish CPUP Radiographic Follow-Up to Prevent Hip Dislocation)、不列颠哥伦比亚髋关节监测计划(British Columbia Hip Surveillance Program)以及美国脑瘫和发育医学学会髋关节监测护理路径(American Academy of Cerebral Palsy and Developmental Medicine Hip Surveillance Care Pathway)。

在建立髋关节监测方案时,需要同时依靠临床检查和定期放射影像检查。髋关节脱位的早期指标包括患者的GMFCS分级、年龄、步态分类和股骨头位移比例(MP)。不足为奇的是,在高分级GMFCS患儿中,仅仅采用减少肌肉痉挛或解决内收肌挛缩的手段,对预防髋关节脱位来说是令人失望的。髋关节监测可确定儿童有进行性髋关节脱位,但不能确定治疗干预的时机或手段。治疗必须个性化,并同时考虑到上述所有因素。波士顿儿童医院脑瘫髋关节监测指南于2013年制定,并在整个医疗集团中对患有神经肌肉系统疾病的儿童使用,来标准化放射检查摄片相关操作(图19.3)。

治疗选择

只有综合考虑、处理患儿的多方条件后,如家庭背景,以及其他多种合并症,才可实施髋关节治疗。首选治疗手段是降低肌张力。在采取任何髋关节手术

Until every child is well™

Boston Children's Hospital
Orthopedic Center
bostonchildrens.org/cp
617-355-6021

髋关节监测计划

通过粗大运动功能分级系统（Gross Motor Funtion Classification System，GMFCS）五等级分级体系（可评估日常活动，如走、站等），评判脑瘫对患儿粗大运动的影响程度，波士顿儿童医院脑性瘫痪小组依照一套全面筛查流程来监测髋关节。

等级	时段	监测频率
GMFCS Ⅰ级 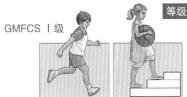	<2岁	所有患者均需接受临床检查开接受 GMFCS 分级
	3岁	复查临床体查、GMFCS 分级与髋关节前后位平片
	6岁	复查临床体查、GMFCS 分级与髋关节前后位平片：如果患儿没有相应症状，可退出监测计划
GMFCS Ⅱ级 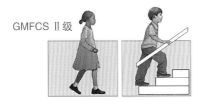	<2岁	所有患者均需在初次就诊时接受髋关节前后位平片检查
	每年	若初次 X 线片正常或临床检查结果变化大，需每年复查临床检查与髋关节前后位平片
	6岁	复查临床查体、GMFCS 分级与髋关节前后位平片
	8~10岁	若病情不明显，可说出监测计划：若病情稳定，坚持复查临床查体与健关节前后位平片；若仍异常，坚持每年监测
GMFCS Ⅲ级 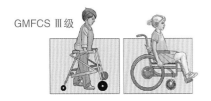	<2岁	所有患者均需在初次就诊时接受髋关节前后位平片检查
	每6个月	若 MP 异常或不稳定，每6个月复查临床检查与髋关节前后位平片，直至 MP 稳定
	6岁	每次就诊均需再次确认 GMFCS 等级，根据变化调整监测计划
	每年	MP 稳定后，改为每年复查临床检查与髋关节前后位平片，持续监测直至骨骼发育成熟
GMFCS Ⅳ级 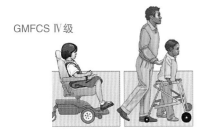	<2岁	所有患者均需在初次就诊时接受髋关节前后位片检查
	每6个月	若 MP 异常或不稳定，每6个月复查临床检查与髋关节前后位平片，直至6岁
	6岁	每次就诊均需再次确认 GMFCS 等级，根据变化调整监测计划
	每6个月	每6个月复查临床检查与髋关节前后位平片，直至 MP 稳定
	每年	MP 稳定后，改为每年复查临床检查与髋关节前后位平片，持续监测直至骨骼发育成熟
GMFCS Ⅴ级 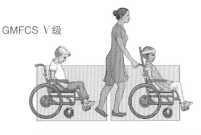	<2岁	所有患者均需在初次就诊时接受髋关节前后位片检查
	每6个月	若 MP 异常或不稳定，每6个月复查临床检查与髋关节前后位平片，直至6岁
	6岁	每次就诊均需再次确认 GMFCS 等级，根据变化调整监测计划
	每6个月	若 MP 仍然不稳定，坚持每6个月复查临床检查与髋关节前后位平片，直至 MP 稳定
	每年	MP 稳定后，改为每年复查临床检查与髋关节前后位平片，持续监测直至骨骼发育成熟
偏瘫（Winters 和 Gage）	<2岁	按照 GMFCSⅡ级执行监测计划
	6岁	坚持复查临床检查、GMFCS 等级与髋关节前后位平片，每年持续监测直至骨骼发育成熟

图 19.3　波士顿儿童医院脑瘫髋关节监测指南。MP，位移比例

![Boston Children's Hospital Orthopedic Center bostonchildrens.org/cp 617-355-6021]

波士顿儿童医院脑瘫髋关节监测指南

CP 患儿发生髋关节移位的风险接近 35%。该髋关节监测指南有助于识别出可能发生髋关节痉挛性移位或脱位的高风险患儿

该髋关节监测指南提供了病史采集、体格检查和全面筛查时间表的指导

将临床病史与体格检查相结合

1、患否关节疼痛史阳性？若为阳性，该疼痛或不适感在何时（在换尿布、改变姿势或进行包括日常活动在内的任何运动时）出现？

2、疼痛是否给家长带来了日常护理时的不便（如会阴擦洗、更衣、洗浴或坐姿时）？

3、患儿下肢功能近期是否有退化（如坐姿或站姿不耐受时）？

若存在以上问题，是否有任何骨科医生、物理治疗师或儿科医生帮助您为患儿髋关节成像诊断？

体格检查相关操作

Tardieu 量表

根据 Tardieu 量表中 R1 动态值与 R2 静态值，测量患儿髋关节在屈曲 0°~90° 时的外展活动度

Tardieu 量表是为神经肌肉疾病患者量身制定的肌肉痉挛情况临床量表。该量表可用于区分肌肉挛缩（即肌肉等长收缩、肌肉长度固定）与肌肉痉挛（即运动状态下肌肉僵直，为速度依赖性牵张反射）

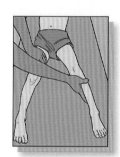

Thomas 试验

用于评估髋关节屈肌挛缩状态

患者保持平卧位于检查床上，尽力屈一侧膝抵至胸前使髋关节屈曲，而另一侧保持伸展（笔直），如果结果相反，则试验阳性：

髋关节屈曲 = 髂腰肌紧张

髋关节外展 = 阔筋膜张肌紧张髋关节伸直 = 股直肌紧张

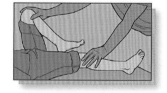

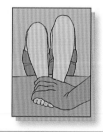

Galeazzi 试验

用于评估是否存在下肢不等长

患者平卧于检查床上，双膝屈曲并保持双足底紧贴于床面；若此时双膝水平面不等，Galeazzi 试验阳性，患者可有潜在的髋关节不稳定或脱位

对骨科医生而言，需要注意患者是否出现如下情况：

1、X 线片上 MP > 30%

2、R2 < 30°

3、Thomas 试验或髋关节外展试验表明患者髋关节情况恶化或双侧不对称

4、患者本人或其家属对临床病史相关 3 个问题回答肯定

波士顿儿童医院可以为来自 BOSTON、WALTHAM、LEXINGTON 和 PEABODY，MA 的患者提供骨科护理

图 19.3（续）

前，需要调查并处理患儿的其他并发症包括运动功能障碍、呼吸系统疾病、癫痫、骨骼状态、营养和胃肠道功能。尤其对于运动功能障碍，医护人员需要重视该问题并须使用各种口服药物、神经溶栓并利用偶尔鞘内注射巴氯芬的组合方式来有效缓解症状，并且该措施已被证明可使术后患儿疼痛感和并发症发生率均明显下降。治疗指南总体理念详见图19.4。

预防性手术

对不能行走的CP儿童的预防性手术手段包括延长部分髋关节的内收肌，可能同时需要延长部分内收肌且有时需要对闭孔神经苯酚化阻滞或对闭孔神经前支进行切除。接受预防性手术的适应证包括：MP > 40%或1年内MP增加超过10%，并且髋关节外展 < 30°。以短期随访为主的研究报告称，早期预防性软组织手术在80%的儿童中取得成功，其预后为"好"或"良"。然而，CP患儿接受内收肌手术后良好预后比例为32%~90%。Presedo等报道了长期随访结果，在10.8年的随访中，单纯性软组织松解达到良好结果的比例为67%。这种巨大的成功率差异可能是手术干预时年龄、术前MP、手术技术、手术成功定义、随访时间和人群总运动功能方面的研究方面异质性的结果。事后，在广泛查阅了有关内收肌松解对儿童CP影响的文献后，Stott等得出结论，由于目前掌握的基础证据较少，很难得出明确的结论。

最近Shore等描述了GMFCS与髋关节内收肌手术以预防CP患儿髋关节脱位之间的关系。作者报告了7年间的总成功率（没有描述研究期间的后续手术）为32%。然而，在不能行走的儿童中，成功率分别下降到27%（GMFCS Ⅳ级）和14%（GMFCS Ⅴ级）（图19.5）。本研究阐明了目前关于不能行走的CP患儿髋关节脱位治疗选择上的悖论，即对这些最受移位影响并最需要手术的患儿，反而单纯性软组织延长手术的预后最差。这项研究的结论是，目前对不能行走的儿童，取用预防性软组织手术作为干预手段，以"争取时间"或让这些儿童能在接受重建手术前生长，并且目前很少有儿科医生认为单纯性软组织松解术能够有效治疗不能行走的CP患儿的髋关节脱位。

波士顿儿童医院（BCH）技术

床单垫高，患儿仰卧其上，手臂包裹在毯子里，这样麻醉师进行麻醉时更为方便（图19.6）。我们在耻骨结节外1cm外垂直做一条约3cm长的小切口，并锐性分离皮肤与皮下组织（图19.7）。接下来，从耻骨结节始，用电切向外侧横向切开内收长肌鞘约4cm。结合使用钝性和锐性分离，让直角钳从深到浅地尽可能靠近肌腱前，进而找出内收长肌的上、下平面（图19.8）。下一步首先要找出闭孔神经前支，一般位于内收短肌上、内收长肌下，内收短肌和耻骨肌之间（图19.9）。如果是用苯酚处理闭孔神经前支，

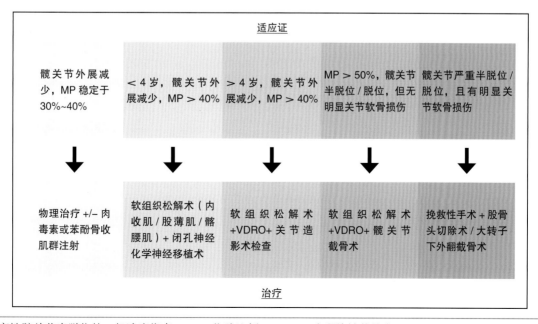

图19.4　痉挛性髋关节半脱位的一般治疗指南。MP，位移比例；VDRO，内翻旋转截骨术

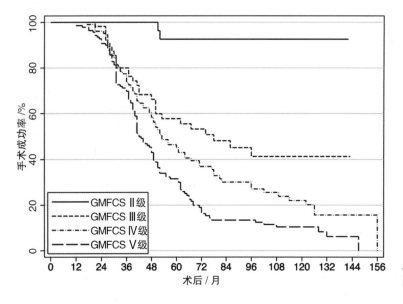

图 19.5　脑瘫患儿接受内收肌手术的成功率

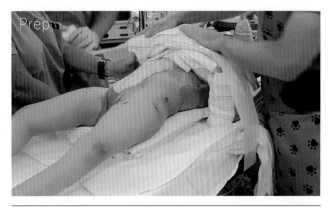

图 19.6　髋关节神经肌肉重建的经典位置。注意可将患儿置于两个枕头上，以便术者可以在双侧对髋部和骨盆进行操作。患儿手臂被包裹起来，这样可在不破坏无菌条件的情况下进行麻醉

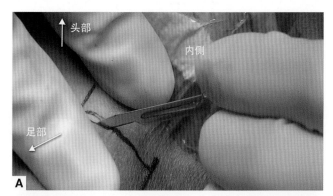

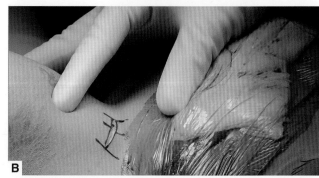

图 19.7　内收肌和髂腰肌延长的相关步骤。A、B. 在耻骨结节外侧 1cm 处做一个 3~4cm 的垂直小切口

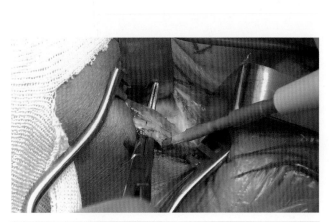

图 19.8　内收肌和髂腰肌延长术的相关步骤。在靠近内侧肌腱边界处切断内收长肌

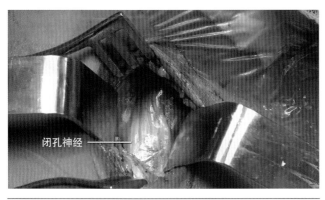

图 19.9　闭孔神经的分支可以在内收短肌的腹部看到。注意在这一水平，有 4~5 个分支

我们通常用 5% 的浓度并且直接滴在神经表面。如果需要在小转子处延长髂腰肌，则要充分利用内收短肌和耻骨肌之间的间隙，保护位于内收短肌肌腹的神经。用 Obwegeser 牵开器（直角拉钩）从上侧抬高耻骨肌以显露髂腰肌。我们用 Peanuts 来清理肌腱旁组织以便暴露，然后用电切在小转子的插入点附近进行肌腱切断术（图 19.10）。

重建性手术

　　对受累髋关节采取何种手术方式，主要取决于患儿的病程阶段。局部肌张力消除并不能很好地治疗髋关节半脱位，特别是对于那些 MP 已经超过 50% 的。减张手术可以总体降低患儿患有髋关节发育不良的数量，并有助于手术恢复，同时减少挛缩和半脱位复发的可能性。对非活动儿童的重建手术，无论是对患儿本身、对其家庭还是对手术者，都十分具有挑战性。究竟是单独行股骨近端内翻旋转截骨术（VDRO），还是同时行切开复位和骨盆截骨术，一直存在争议。当 MP > 50%，且有髋关节半脱位或早期脱位，无股骨头退行性改变的迹象时，建议行髋关节重建手术。通过髋关节复位、股骨颈角度矫正技术，改善 GMFCS Ⅳ 级和 Ⅴ 级伴髋关节半脱位患儿中常见的过度前倾，VDRO 已被证实对于骨性髋关节畸形是有效的。一些学者认为，股骨近端和髋臼联合手术对痉挛性髋关节脱位的治疗有积极作用，但尚不清楚是否需要对所有不能行走的 CP 患者行骨盆截骨术。除了髋外翻和前倾外，患有痉挛性髋关节半脱位的 CP 不能行走的患儿还存在髋臼后外侧缺损，需要同时进行骨盆截骨术。在发育性髋关节发育不

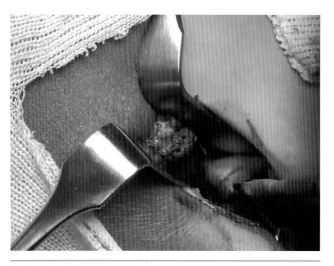

图 19.10　通过内收肌切口，延长髂腰肌腱，来有效利用耻骨肌与内收短肌的肌肉间隙。用 Peanuts 清除小转子上的软组织，以便直接暴露髂鞘，进行下一步的肌腱切开术

良中有效的标准髂骨截骨术并不推荐用于神经肌肉性髋关节发育不良。需要根据髋臼发育不良的程度和 Y 形软骨的状态实施不同的骨盆截骨术来进行矫正。然而，与 VDRO 相比，骨盆截骨术对该种患儿的手术指征并不明确。Mazur 等着眼于股骨近端的重塑，发现仅仅施行 VDRO 后的髋臼重塑能力有限，进而建议对所有 8 岁以上的非活动患者加行骨盆截骨术。Song 和 Carroll 建议对 MP > 70% 的患者需要同时实施髋臼手术，而 Oh 等的建议是 MP > 80% 的患者需要接受骨盆截骨手术。一般对非活动 CP 儿童，大多数外科医生会采用类似"照单点菜"的有序策略对其半脱位或完全脱位的髋部进行重建。该策略首先会对软组织进行松解以恢复髋关节全角度的外展和伸展能力，其次进行 VDRO，并在必要时通过透视和关节造影辅助评估复位情况。如果发现复位不充分，可根据需要，进行切开复位和 / 或骨盆截骨术。

　　Dega 在 1969 年首次描述他的 Dega 截骨术（一种不完全髂骨截骨术），即截面穿过了髂骨内侧皮质的前部和中部，并在后侧保留了一个由完整的髂后内侧皮质和坐骨切迹组成完整的铰链。Dega 截骨术中铰链的理论位置可不同程度地涉及坐骨切迹、骨盆内皮质后部、Y 形软骨水平支和耻骨联合。这种整形截骨术已被证明对先天性和神经肌肉发育不良是有效的。Mubarak 等和 McNerney 等将他们的 Dega 改良截骨术描述为"San Diego 髋臼成形术"，即做从髂前下棘延伸至坐骨切迹的一个半圆截线。该截骨术会

从外侧皮质一直延伸到骨盆的内侧面，但并不贯穿。该手术方式如果配合软组织松解和简化的 VDRO 技术，在髋关节稳定性方面显示了很好的中长期预后，本章共同作者也认为该种经典手术方式，适用于患有中度至重度的痉挛性髋关节半脱位和伴有髋臼发育不良的不能行走的患儿。

对儿童严重髋臼畸形，髋臼成形术可能效果不好甚至适得其反，而可复位的髋臼周围骨盆截骨术是另一治疗选择。Rebello 等描述了针对儿童神经肌肉疾病的 Bernese 改良骨盆三联截骨术的治疗结果。他们的研究队列中有超过一半的人患有 CP，但其中很少是 GMFCS Ⅳ级和Ⅴ级。根据我们的经验，尽管复位性截骨术的理念是合理美好的，但由于 GMFCS Ⅳ级和Ⅴ级患儿的骨盆骨量较差，使得复位性截骨术中骨盆截骨块的移动和固定非常困难，因此我们认为手术只适合可活动的 GMFCS Ⅰ～Ⅲ级患儿使用。

对于骨性成熟且伴有严重髋臼发育不良和髋关节半脱位的不能行走的儿童，可以采用有限的重建方案。Chiari 骨盆截骨术被称作 Y 形软骨闭合后的挽救性手术，其依靠的股骨头复位至髋臼和上囊化生这两过程，在儿童 CP 中有良好的疗效。在我们看来，与其将该治疗手段看作针对神经肌肉疾病患儿真正意义上的挽救性手术，不如将该手术定义为晚期重建手术。此外，Robb 和 Brunner 描述了 Dega 改良截骨术对 Y 形软骨已经闭合的不可活动患者有很好的疗效，该手术已经被本章作者用于那些骨量较差、不适合进行复位或 Chiari 截骨术 GMFCS Ⅴ级儿童。

尽管针对髋关节半脱位的重建手术十分成功，但如何选取最佳手术干预治疗方法和时机仍存在争议。尽管 VDRO 技术被认为对不能行走的痉挛性髋关节脱位是个可循之道，但在患儿早期（＜6 岁）实施 VDRO 一直广受争议。Brunner 和 Baumann 发现 VDRO 术后的 NSA 重塑效果与儿童的年龄有关，最佳的股骨重塑效果会在术后最初 5 年展现。Shore 等研究了儿童 CP 患者接受 VDRO 后的中期预后，并发现在患儿年幼时实施手术是髋关节再次手术的一个危险因素。具体来说，二次手术组的年龄比非二次手术组的平均小 2 岁。如果着眼于髋臼，有证据表明早期 VDRO 有能力重塑正在生长的髋臼。具体来说，二次手术组的年龄比非二次手术组的平均小 2 岁。如果着眼于髋臼，有证据表明早期 VDRO 有能力重

塑正在生长的髋臼。历史上，对于患有单侧髋关节发育不良的不能活动的儿童是否进行单侧髋关节重建手术一直存在重大争议。一些研究者主张仅行单侧重建，而另一些研究者认为，由于单侧重建会导致对侧髋关节的进行性迁移，应坚持行双侧重建。几项研究表明不能活动的 CP 儿童在接受单侧重建后，这种单侧受累，对侧髋关节半脱位的现象仍可能发生。不能活动的儿童单侧髋关节可能重建失败的指征包括缺少对侧软组织松解，骨盆倾斜逆转，初始 MP＞25% 且年龄＜8 岁。Park 等最近的一项决策分析表明，从医学角度来看，对 10 岁以下的 GMFCS Ⅳ级和Ⅴ级儿童，在对侧稳定髋关节进行预防性 VDRO 治疗是有益的。根据以上文献，我们建议对大多数无法行走的 CP 患儿进行双侧股骨和 / 或骨盆重建。而对于年龄较大（＞10 岁）、骨盆倾斜小、髋关节半脱位的患儿，可考虑进行单侧手术。如前文所述，笔者所在医院髋关节重建方法中，通常会包含软组织松解术，包括同时延长内收长肌和股薄肌。有时，如果内收和屈曲能力非常有限，可将内收短肌和 / 或髂腰肌向近端延长。随后需要对股骨近端进行评估，以确定真实 NSA 值和前倾度（图 19.11）。我们仅仅会在小转子近端进行 VDRO，目标是让股骨前倾角度达到 10°~15° 且使 NSA 达到 110°，并且在术中在股骨颈和股骨远端使用导丝来评估术中情况。根据关节功能水平，可以在小转子水平切除 1~1.5cm 的楔形骨块。我们在手术中通常使用 100° 或 110° 钢板，但无论是使用空心钢板还是锁定钢板都可以帮助我们促进复位（图 19.12）。随后，我们可以用关节造影来评估髋臼内股骨头的稳定性和覆盖范围。笔者所在医院最常见的髋臼造盖术是改良的 Dega 截骨术（图 19.13，图 19.14）。截骨术要在坐骨切迹的水平小心谨慎地完成，以确保截骨的后侧比骨盆的前侧打开的角度更大（图 19.15）。手术目标是改善股骨头后侧与侧方的覆盖面积。通常情况下，我们不会使用任何内固定装置，但会在手术结束时，将患儿放置在一个楔形的泡沫两侧并用膝关节固定器稳定（图 19.16）。

挽救性手术

如果说髋关节重建手术的本质治疗目标是实现髋关节的无痛、复位和持续可动性，那么在该目标

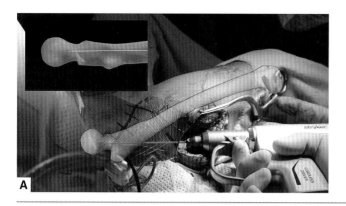
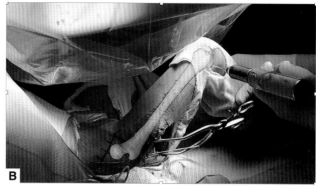

图 19.11　A、B. 为了进行股骨截骨术，在股骨近端上方、股骨远端垂直处置入导针以评估术中效果

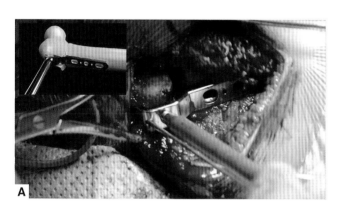
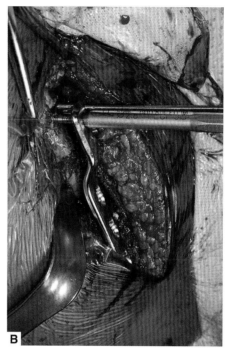

图 19.12　A、B. 采用髋部锁定钢板或刃状钢板将截骨后固定在 100° 或 110°

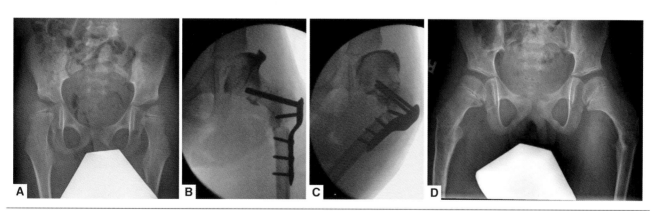

图 19.13　一名 6 岁患儿，痉挛性高位瘫痪，粗大运动功能分级系统（GMFCS）V 级。A. 双侧髋关节畸形。B、C. 术中关节造影显示软组织松解和内翻旋转截骨术（VDRO）术后稳定。D. 随访 2 年后的髋关节情况

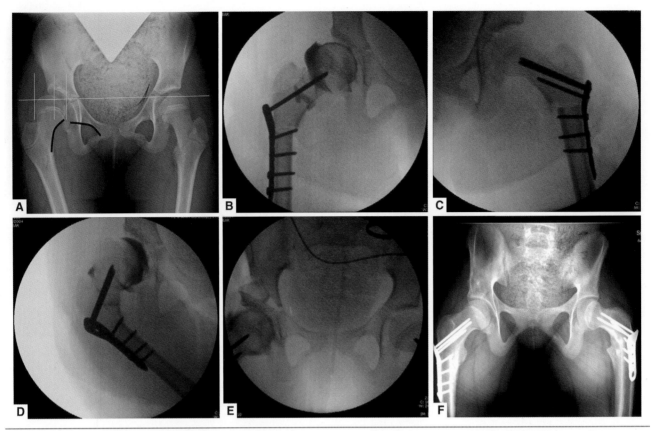

图 19.14 一名 11 岁患儿，痉挛性高位瘫痪，粗大运动功能分级系统（GMFCS）Ⅳ级。A. 右髋关节半脱位。B、C. 软组织松解和内翻旋转截骨术（VDRO）术后图像。D. 术中动态关节造影显示髋关节不稳。E. 骨盆截骨完成后的术中图像。F. 随访 2 年后髋关节情况

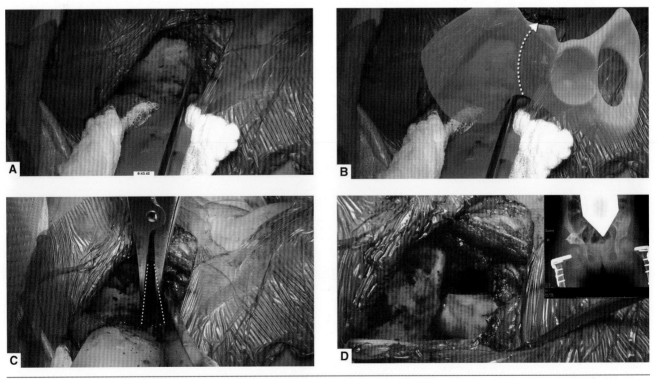

图 19.15 改良的 Dega 骨盆截骨术是治疗痉挛性髋关节半脱位的首选方法。A、B. 半圆形截骨术是从坐骨切迹到髂前下棘（AIIS）截骨。C. 使用椎板扩张器时要注意形成比前侧更宽的楔形骨块。D. 最后使用楔形骨块必须是稳定的且不需要额外固定

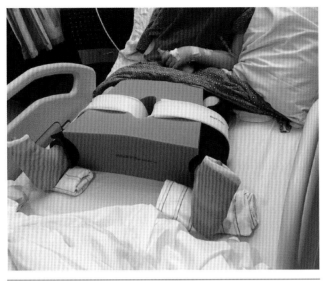

图 19.16　患儿通常被置于泡沫楔形物并使用膝关节固定器固定，而不使用髋人字石膏

前提下，当重建手术失败或由于症状延迟和 / 或关节退行性变而无法进行重建手术时，通常需要进行挽救性手术。挽救性手术包括近端股骨切除术（Proximal Femoral Resection，PFR）——置换关节成形术（Interposition Arthroplasty，Castle 或 Girdlestone 手术）、外翻截骨术（Valgus Osteotom，盆腔支持截骨术）、伴或不伴股骨头和颈部切除（Resection of the Femoral Head and Neck，McHale 手术）、髋关节融合术（Hip Joint Arthrodesis）、全关节置换或假体置换术（Total Joint Replacement or Prosthetic Interposition）。一项针对 CP 髋关节挽救性手术的系统性回顾表明，除了关节融合术，上述所有手术都可以很好地缓解髋关节疼痛，增加其活动范围，并发症发生率也基本相当。Hwang 等报告称，在平均随访 56 个月后，大多数护理优先级、残疾儿童健康指数（CPCHILD）和 PedsQL 分段评分均有显著改善，且 PFR 组并发症最少。

既往首选的手术是 PFR（Castle 手术），但由于近 10 年存在过度异位骨化（HO）的问题，我们转而采用 McHale 手术。

▶ 效果

护理优先事项和残疾儿童生活健康指数是在 21 世纪初发展起来的，并构建于照顾者、卫生保健提供者以及对其他措施的建议。这一针对患者健康状况和福利水平的特异性衡量标准，已被发展用来衡量护理人员对于严重发育性障碍患者（如 GMFCS Ⅳ 级 / Ⅴ 级患儿）的健康水平、舒适度、幸福感和照料难度的看法。CPCHILD 已被证明是一种可靠和有效的衡量看护者对患者健康状况看法的方法，而且更为关键的是，它已被证明对 CP 患儿的髋关节重建有效用。

最近，DiFazio 等报道了接受髋关节重建手术后的 GMFCS Ⅳ 级和 Ⅴ 级患儿中，通过 CPCHILD 测量的 MP 和与健康相关的生活质量（HRQOL）之间的关系。作者认为术前 MP 和 CPCHILD 评分之间呈现负相关关系，并发现那些术前 MP > 50% 的儿童术后 CPCHILD 评分更差。

参考文献

[1] Palisano R, Rosenbaum P, Walter S, Russell D, Wood E, Galuppi B. Development and reliability of a system to classify gross motor function in children with cerebral palsy. Dev Med Child Neurol. 1997;39(4):214-223.

[2] Stanley F, Blair E, Alberman E. Cerebral Palsies: Epidemiology and Causal Pathways. London, UK: Mac Keith; 2000.

[3] Rosenbaum P, Paneth N, Leviton A, et al. A report: the definition and classification of cerebral palsy April 2006. Dev Med Child Neurol Suppl. 2007;109:8-14.

[4] Graham HK, Selber P. Musculoskeletal aspects of cerebral palsy. J Bone Joint Surg Br. 2003;85:157-166.

[5] Graham HK. Painful hip dislocation in cerebral palsy. Lancet. 2002;359(9310):907-908.

[6] Graham HK. Mechanisms of deformity. In Scrutton D, Damiano D, Mayston M, eds. Management of the Motor Disorders of Children with Cerebral Palsy. London, UK: Mac Keith Press; 2004:105-129.

[7] Soo B, Howard JJ, Boyd RN, et al. Hip displacement in cerebral palsy. J Bone Joint Surg Am. 2006;88(1):121-129. doi:10.2106/JBJS.E.00071.

[8] Bagg MR, Farber J, Miller F. Long-term follow-up of hip subluxation in cerebral palsy patients. J Pediatr Orthop. 1993;13(1):32-36.

[9] Howard CB, McKibbin B, Williams LA, Mackie I. Factors affecting the incidence of hip dislocation in cerebral palsy. J Bone Joint Surg Br. 1985;67(4):530-532.

[10] Terjesen T. Development of the hip joints in unoperated children with cerebral palsy: a radiographic study of 76 patients. Acta Orthop. 2006;77(1):125-131. doi:10.1080/17453670610045803.

[11] Lonstein JE, Beck K. Hip dislocation and subluxation in cerebral palsy. J Pediatr Orthop. 1986;6(5):521-526.

[12] Flynn JM, Miller F. Management of hip disorders in patients with cerebral palsy. J Am Acad Orthop Surg. 2002;10(3):198-209.

[13] Prevalence and characteristics of children with cerebral palsy in Europe. Dev Med Child Neurol. 2002;44(9):633-640.

[14] Christensen D, Van Naarden Braun K, Doernberg NS, et al. Prevalence of cerebral palsy, co-occurring autism spectrum disorders, and motor functioning—Autism and Developmental Disabilities Monitoring

Network, USA, 2008. Dev Med Child Neurol. 2014;56(1):59-65. doi:10.1111/dmcn.12268.

[15]Hägglund G, Andersson S, Düppe H, Lauge-Pedersen H, Nordmark E, Westbom L. Prevention of dislocation of the hip in children with cerebral palsy. The first ten years of a population-based prevention programme. J Bone Joint Surg Br. 2005;87(1):95-101.

[16]Connelly A, Flett P, Graham HK, Oates J. Hip surveillance in Tasmanian children with cerebral palsy. J Paediatr Child Health. 2009;45(7-8):437-443. doi:10.1111/j.1440-1754.2009.01534.x.

[17]Cornell MS, Hatrick NC, Boyd R, Baird G, Spencer JD. The hip in children with cerebral palsy. Predicting the outcome of soft tissue surgery. Clin Orthop Relat Res. 1997;(340):165-171.

[18]ILetts M, Shapiro L, Mulder K, Klassen O. The windblown hip syndrome in total body cerebral palsy. J Pediatr Orthop. 1984;4(1):55-62.

[19]Bax M, Goldstein M, Rosenbaum P, et al. Proposed definition and classification of cerebral palsy, April 2005. Dev Med Child Neurol. 2005;47(8):571-576.

[20]Sharrard WJ, Allen JM, Heaney SH. Surgical prophylaxis of subluxation and dislocation of the hip in cerebral palsy. J Bone Joint Surg Br. 1975;57(2):160-166.

[21]Dunlap K, Shands AR Jr, Hollister LC Jr, Gaul JS Jr, Streit HA. A new method for determination of torsion of the femur. J Bone Joint Surg Am. 1953;35(2):289-311.

[22]Laplaza FJ, Root L, Tassanawipas A, Glasser DB. Femoral torsion and neck-shaft angles in cerebral palsy. J Pediatr Orthop. 1993;13(2):192-199.

[23]Robin J, Graham HK, Selber P, Dobson F, Smith K, Baker R. Proximal femoral geometry in cerebral palsy: a population-based cross-sectional study. J Bone Joint Surg Br. 2008;90(10):1372-1379. doi:10.1302/0301-620X.90B10.20733.

[24]Hägglund G, Lauge-Pedersen H, Wagner P. Characteristics of children with hip displacement in cerebral palsy. BMC Musculoskelet Disord. 2007;8:101. doi:10.1186/1471-2474-8-101.

[25]Scrutton D, Baird G. Surveillance measures of the hips of children with bilateral cerebral palsy. Arch Dis Child. 1997;76(4):381-384.

[26]Dobson F, Boyd RN, Parrott J, Nattrass GR, Graham HK. Hip surveillance in children with cerebral palsy. Impact on the surgical management of spastic hip disease. J Bone Joint Surg Br. 2002;84(5):720-726.

[27]Cooke PH, Cole WG, Carey RP. Dislocation of the hip in cerebral palsy. Natural history and predictability. J Bone Joint Surg Br. 1989;71(3):441-446.

[28]Wynter M, Gibson N, Kentish M, Love S, Thomason P, Graham HK. The consensus statement on hip surveillance for children with cerebral palsy: Australian Standards of Care. J Pediatr Rehabil Med. 2011;4(3):183-195. doi:R35707H76U808563.

[29]Graham HK, Boyd R, Carlin JB, et al. Does botulinum toxin A combined with bracing prevent hip displacement in children with cerebral palsy and "hips at risk"? A randomized, controlled trial. J Bone Joint Surg. 2008;90(1):23-33. doi:10.2106/JBJS.F.01416.

[30]Krach LE, Kriel RL, Gilmartin RC, et al. Hip status in cerebral palsy after one year of continuous intrathecal baclofen infusion. Pediatr Neurol. 2004;30(3):163-168. doi:10.1016/j.pediatrneurol.2003.08.006.

[31]Shore BJ, Yu X, Desai S, Selber P, Wolfe R, Graham HK. Adductor surgery to prevent hip displacement in children with cerebral palsy:the predictive role of the Gross Motor Function Classification System. J Bone Joint Surg. 2012;94(4):326-334.

[32]Wynter M, Gibson N, Kentish M, Love S, Thomason P, Graham HK. The development of Australian Standards of Care for Hip Surveillance in Children with Cerebral Palsy: how did we reach consensus? J Pediatr Rehabil Med. 2011;4(3):171-182. doi:9326243N1K85548Q.

[33]Hägglund G, Alriksson-Schmidt A, Lauge-Pedersen H, Rodby-Bousquet E, Wagner P, Westbom L. Prevention of dislocation of the hip in children with cerebral palsy: 20-year results of a population-based prevention programme. Bone Joint J. 2014;96(11):1546-1552. doi:10.1302/0301-620X.96B11.34385.

[34]Wynter M, Gibson N, Willoughby KL, et al. Australian hip surveillance guidelines for children with cerebral palsy: 5-year review. Dev Med Child Neurol. 2015;57(9):808-820. doi:10.1111/dmcn.12754.

[35]Shore B, Spence D, Graham HK. The role for hip surveillance in children with cerebral palsy. Curr Rev Musculoskelet Med. 2012;5(2):126-134. doi:10.1007/s12178-012-9120-4.

[36]Reimers J. The stability of the hip in children. A radiological study of the results of muscle surgery in cerebral palsy. Acta Orthop Scand Suppl. 1980;184:1-100.

[37]Parrott J, Boyd RN, Dobson F, et al. Hip displacement in spastic cerebral palsy: repeatability of radiologic measurement. J Pediatr Orthop. 2002;22(5):660-667.

[38]Scrutton D, Baird G, Smeeton N. Hip dysplasia in bilateral cerebral palsy: incidence and natural history in children aged 18 months to 5 years. Dev Med Child Neurol. 2001;43(9):586-600.

[39]Miller F, Bagg MR. Age and migration percentage as risk factors for progression in spastic hip disease. Dev Med Child Neurol. 1995;37(5):449-455.

[40]Faraj S, Atherton WG, Stott NS. Inter- and intra-measurer error in the measurement of Reimers' hip migration percentage. J Bone Joint Surg Br. 2004;86(3):434-437.

[41]Settecerri JJ, Karol LA. Effectiveness of femoral varus osteotomy in patients with cerebral palsy. J Pediatr Orthop. 2000;20(6):776-780.

[42]Oh CW, Presedo A, Dabney KW, Miller F. Factors affecting femoral varus osteotomy in cerebral palsy: a long-term result over 10 years. J Pediatr Orthop B. 2007;16(1):23-30. doi:10.1097/01.bpb.0000228393.70302.ce.

[43]Terjesen T. The natural history of hip development in cerebral palsy. Dev Med Child Neurol. 2012;54(10):951-957. doi:10.1111/j.1469-8749.2012.04385.x.

[44]Murnaghan ML, Simpson P, Robin JG, Shore BJ, Selber P, Graham HK. The cerebral palsy hip classification is reliable: an inter-and intra-observer reliability study. J Bone Joint Surg Br. 2010;92(3):436-441. doi:10.1302/0301-620X.92B3.23105.

[45]Robin J, Graham HK, Baker R, et al. A classification system for hip disease in cerebral palsy. Dev Med Child Neurol. 2009;51(3):183-192. doi:10.1111/j.1469-8749.2008.03129.x.

[46]Gose S, Sakai T, Shibata T, Akiyama K, Yoshikawa H, Sugamoto K. Verification of the Robin and Graham classification system of hip disease in cerebral palsy using three-dimensional computed tomography. Dev Med Child Neurol. 2011;53(12):1107-1112. doi:10.1111/j.1469-8749.2011.04130.x.

[47]Wawrzuta J, Willoughby KL, Molesworth C, et al. Hip health at skeletal maturity: a population-based study of young adults with cerebral palsy. Dev Med Child Neurol. 2016;58(12):1273-1280. doi:10.1111/dmcn.13171.

[48]Chang CH, Kuo KN, Wang CJ, Chen YY, Cheng HY, Kao HK. Acetabular deficiency in spastic hip subluxation. J Pediatr Orthop. 2011;31(6):648-654. doi:10.1097/BPO.0b013e318228903d.

[49]Wynter M, Gibson N, Kentish M, Love S, Thomason P, Graham HK. The development of Australian Standards of Care for Hip Surveillance in Children with Cerebral Palsy: How did we reach consensus? J

Pediatr Rehab Med. 2011;4:1-12.

[50] Kentish M, Wynter M, Snape N, Boyd R. Five-year outcome of state-wide hip surveillance of children and adolescents with cerebral palsy. J Pediatr Rehabil Med. 2011;4(3):205-217. doi:10.3233/PRM-2011-0176.

[51] Wynter M, Gibson N, Kentish M, et al. The Australian hip surveillance guidelines for children with cerebral palsy. 2014. www.ausacpdm.org.au/professionals/hip-surveillance.

[52] Hägglund G. Radiographic follow-up in CPUP to prevent hip dislocation. 2013. http://cpup.se/wp-content/uploads/2013/07/CPUPprevent_hip_dislocation20130210.pdf.

[53] Duivestein J, Lanphear N, Matthews M, et al. Hip surveillance program for children with cerebral palsy. 2016. https://childhealthbc.ca/sites/default/files/clinical_booket_hip_surveillance_march_2018.pdf.

[54] https://www.aacpdm.org/publications/care-pathways/hipsurveillance. 55. Kalen V, Bleck EE. Prevention of spastic paralytic dislocation of the hip. Dev Med Child Neurol. 1985;27(1):17-24.

[56] Banks HH, Green WT. Adductor myotomy and obturator neurectomy for the correction of adduction contracture of the hip in cerebral palsy. J Bone Joint Surg Am. 1960;42:111-126.

[57] Turker RJ, Lee R. Adductor tenotomies in children with quadriplegic cerebral palsy: longer term follow-up. J Pediatr Orthop. 2000;20(3):370-374.

[58] Miller F, Cardoso Dias R, Dabney KW, Lipton GE, Triana M. Soft-tissue release for spastic hip subluxation in cerebral palsy. J Pediatr Orthop. 1997;17(5):571-584.

[59] Onimus M, Allamel G, Manzone P, Laurain JM. Prevention of hip dislocation in cerebral palsy by early psoas and adductors tenotomies. J Pediatr Orthop. 1991;11(4):432-435.

[60] Presedo A, Oh CW, Dabney KW. Soft-tissue releases to treat spastic hip subluxation in children with cerebral palsy. J Bone Joint Surg. 2005;87(4):832-841. doi:10.2106/JBJS.C.01099.

[61] Stott NS, Piedrahita L, AACPDM. Effects of surgical adductor releases for hip subluxation in cerebral palsy: an AACPDM evidence report. Dev Med Child Neurol. 2004;46(9):628-645.

[62] Graham HK, Rosenbaum P, Paneth N, et al. Cerebral palsy. Nat Rev Dis Primers. 2016;2:15082. doi: 10.1038/nrdp.2015.82.

[63] Huh K, Rethlefsen SA, Wren TA, Kay RM. Surgical management of hip subluxation and dislocation in children with cerebral palsy: isolated VDRO or combined surgery? J Pediatr Orthop. 2011;31(8):858-863. doi:10.1097/BPO.0b013e31822e0261.

[64] Shore BJ, Zurakowski D, Dufreny C, Powell D, Matheney TH, Snyder BD. Proximal femoral varus derotation osteotomy in children with cerebral palsy: the effect of age, gross motor function classification system level, and surgeon volume on surgical success. J Bone Joint Surg Am. 2015;97(24):2024-2031. doi:10.2106/JBJS.O.00505.

[65] Noonan KJ, Walker TL, Kayes KJ, Feinberg J. Varus derotation osteotomy for the treatment of hip subluxation and dislocation in cerebral palsy: statistical analysis in 73 hips. J Pediatr Orthop B. 2001;10(4):279-286.

[66] Eilert RE, MacEwen GD. Varus derotational osteotomy of the femur in cerebral palsy. Clin Orthop Relat Res. 1977;(125):168-172.

[67] Mubarak SJ, Valencia FG, Wenger DR. One-stage correction of the spastic dislocated hip. Use of pericapsular acetabuloplasty to improve coverage. J Bone Joint Surg Am. 1992;74(9):1347-1357.

[68] Gordon GS, Simkiss DE. A systematic review of the evidence for hip surveillance in children with cerebral palsy. J Bone Joint Surg Br. 2006;88(11):1492-1496. doi:10.1302/0301-620X.88B11.18114.

[69] Miller F, Girardi H, Lipton G, Ponzio R, Klaumann M, Dabney KW. Reconstruction of the dysplastic spastic hip with peri-ilial pelvic and femoral osteotomy followed by immediate mobilization. J Pediatr Orthop. 1997;17(5):592-602.

[70] McNerney NP, Mubarak SJ, Wenger DR. One-stage correction of the dysplastic hip in cerebral palsy with the San Diego acetabuloplasty: results and complications in 104 hips. J Pediatr Orthop. 2000;20(1):93-103.

[71] Salter RB, Dubos JP. The first fifteen year's personal experience with innominate osteotomy in the treatment of congenital dislocation and subluxation of the hip. Clin Orthop Relat Res. 1974;(98):72-103.

[72] Robb JE, Hägglund G. Hip surveillance and management of the displaced hip in cerebral palsy. J Child Orthop. 2013;7(5):407-413. doi:10.1007/s11832-013-0515-6.

[73] Rebello G, Zilkens C, Dudda M, Matheney T, Kim Y-J. Triple pelvic osteotomy in complex hip dysplasia seen in neuromuscular and teratologic conditions. J Pediatr Orthop. 2009;29(6):527-534. doi:10.1097/BPO.0b013e3181b2b3be.

[74] Mazur JM, Danko AM, Standard SC, Loveless EA, Cummings RJ. Remodeling of the proximal femur after varus osteotomy in children with cerebral palsy. Dev Med Child Neurol. 2004;46(6):412-415.

[75] Song HR, Carroll NC. Femoral varus derotation osteotomy with or without acetabuloplasty for unstable hips in cerebral palsy. J Pediatr Orthop. 1998;18(1):62-68.

[76] Hsu C-C, Sandford B. The Delphi technique: making sense of consensus. Pract Assess Res Eval. 2007;12(10).

[77] Dega W. Selection of surgical methods in the treatment of congenital dislocation of the hip in children. Chir Narzadow Ruchu Ortop Pol. 1969;34(3):357-366.

[78] Lalonde FD, Frick SL, Wenger DR. Surgical correction of residual hip dysplasia in two pediatric age-groups. J Bone Joint Surg Am. 2002;84(7):1148-1156.

[79] Reichel H, Hein W. Dega acetabuloplasty combined with intertrochanteric osteotomies. Clin Orthop Relat Res. 1996;(323):234-242.

[80] Thomas SR, Wedge JH, Salter RB. Outcome at forty-five years after open reduction and innominate osteotomy for late-presenting developmental dislocation of the hip. J Bone Joint Surg Am. 2007;89(11):2341-2350. doi:10.2106/JBJS.F.00857.

[81] Karlen JW, Skaggs DL, Ramachandran M, Kay RM. The Dega osteotomy:a versatile osteotomy in the treatment of developmental and neuromuscular hip pathology. J Pediatr Orthop. 2009;29(7):676-682. doi:10.1097/BPO.0b013e3181b7691a.

[82] Grudziak JS, Ward WT. Dega osteotomy for the treatment of congenital dysplasia of the hip. J Bone Joint Surg Am. 2001;83(6):845-854.

[83] Barrie JL, Galasko CS. Surgery for unstable hips in cerebral palsy. J Pediatr Orthop B. 1996;5(4):225-231.

[84] Chomiak J, Dungl P. Pelvic osteotomy in the neurogenic unstable hip. Orthop Trauma Rehabil. 2006;8(1):48-56.

[85] Gordon JE, Capelli AM, Strecker WB, Delgado ED, Schoenecker PL. Pemberton pelvic osteotomy and varus rotational osteotomy in the treatment of acetabular dysplasia in patients who have static encephalopathy. J Bone Joint Surg Am. 1996;78(12):1863-1871.

[86] Mallet C, Ilharreborde B, Presedo A, Khairouni A, Mazda K, Pennecot GF. One-stage hip reconstruction in children with cerebral palsy:long-term results at skeletal maturity. J Child Orthop. 2014;8(3):221-228. doi:10.1007/s11832-014-0589-9.

[87] Braatz F, Staude D, Klotz MC, Wolf SI, Dreher T, Lakemeier S. Hip-joint congruity after Dega osteotomy in patients with cerebral palsy: long-term results. Int Orthop. 2016;40(8):1663-1668. doi:10.1007/s00264-015-3013-2.

[88]Chiari K. Medial displacement osteotomy of the pelvis. Clin Orthop Relat Res. 1974;(98):55-71.

[89]Debnath UK, Guha AR, Karlakki S, Varghese J, Evans GA. Combined femoral and Chiari osteotomies for reconstruction of the painful subluxation or dislocation of the hip in cerebral palsy. A long-term outcome study. J Bone Joint Surg Br. 2006;88(10):1373-1378. doi:10.1302/0301-620X.88B10.17742.

[90]Osterkamp J, Caillouette JT, Hoffer MM. Chiari osteotomy in cerebral palsy. J Pediatr Orthop. 1988;8(3):274-277.

[91]Zenios M, Hannan M, Zafar S, Henry A, Galasko CS, Khan T. Clinical and radiological outcome of combined femoral and Chiari osteotomies for subluxed or dislocated hips secondary to neuromuscular conditions: a minimum of 10-year follow-up. Musculoskelet Surg. 2012;96(2):101-106. doi:10.1007/s12306-012-0201-8.

[92]Robb JE, Brunner R. A Dega-type osteotomy after closure of the triradiate cartilage in non-walking patients with severe cerebral palsy. J Bone Joint Surg Br. 2006;88(7):933-937. doi:10.1302/0301-620X.88B7.17506.

[93]Brunner R, Baumann JU. Long-term effects of intertrochanteric varus-derotation osteotomy on femur and acetabulum in spastic cerebral palsy: an 11-to 18-year follow-up study. J Pediatr Orthop. 1997;17(5):585-591.

[94]Persson-Bunke M, Hägglund G, Lauge-Pedersen H. Windswept hip deformity in children with cerebral palsy. J Pediatr Orthop B. 2006;15(5):335-338.

[95]Shore BJ, Powell D, Miller PE, Matheney TH, Snyder BD. Acetabular and femoral remodeling after varus derotational osteotomy in cerebral palsy: the effect of age and gross motor function classification level. J Pediatr Orthop B. 2016;25(4):322-330. doi:10.1097/BPB.0000000000000322.

[96]Noonan KJ, Walker TL, Kayes KJ, Feinberg J. Effect of surgery on the nontreated hip in severe cerebral palsy. J Pediatr Orthop. 2000;20(6):771-775.

[97]Hoffer MM, Stein GA, Koffman M, Prietto M. Femoral varus-derotation osteotomy in spastic cerebral palsy. J Bone Joint Surg Am. 1985;67(8):1229-1235.

[98]Carr C, Gage JR. The fate of the nonoperated hip in cerebral palsy. J Pediatr Orthop. 1987;7(3):262-267.

[99]Samilson RL, Tsou P, Aamoth G, Green WM. Dislocation and subluxation of the hip in cerebral palsy. Pathogenesis, natural history and management. J Bone Joint Surg Am. 1972;54(4):863-873.

[100]Silver RL, Rang M, Chan J, de la Garza J. Adductor release in nonambulant children with cerebral palsy. J Pediatr Orthop. 1985;5(6):672-677.

[101]Shukla PY, Mann S, Braun SV, Gholve PA. Unilateral hip reconstruction in children with cerebral palsy: predictors for failure. J Pediatr Orthop. 2013;33(2):175-181. doi:10.1097/BPO.0b013e31827d0b73.

[102]Canavese F, Emara K, Sembrano JN, Bialik V, Aiona MD, Sussman MD. Varus derotation osteotomy for the treatment of hip subluxation and dislocation in GMFCS level III to V patients with unilateral hip involvement. Follow-up at skeletal maturity. J Pediatr Orthop. 2010;30(4):357-364. doi:10.1097/BPO.0b013e3181d8fbc1.

[103]Park MS, Chung CY, Kwon DG, Sung KH, Choi IH, Lee KM. Prophylactic femoral varization osteotomy for contralateral stable hips in non-ambulant individuals with cerebral palsy undergoing hip surgery:decision analysis. Dev Med Child Neurol. 2012;54(3):231-239. doi:10.1111/j.1469-8749.2011.04172.x.

[104]Kolman SE, Ruzbarsky JJ, Spiegel DA, Baldwin KD. Salvage options in the cerebral palsy hip: a systematic review. J Pediatr Orthop. 2016;36(6):645-650. doi:10.1097/BPO.0000000000000501.

[105]Hwang JH, Varte L, Kim HW, Lee DH, Park H. Salvage procedures for the painful chronically dislocated hip in cerebral palsy. Bone Joint J. 2016;98(1):137-143. doi:10.1302/0301-620X.98B1.35202.

[106]Narayanan UG, Fehlings D, Weir S, Knights S, Kiran S, Campbell K. Initial development and validation of the Caregiver Priorities and Child Health Index of Life with Disabilities (CPCHILD). Dev Med Child Neurol. 2006;48(10):804-812. doi:10.1017/S0012162206001745.

[107]DiFazio R, Shore B, Vessey JA, Miller PE, Snyder BD. Effect of hip reconstructive surgery on health-related quality of life of non-ambulatory children with cerebral palsy. J Bone Joint Surg Am. 2016;98(14):1190-1198. doi:10.2106/JBJS.15.01063.

第20章 髋部创伤性损伤：股骨颈骨折和后脱位

▶背景

儿童和青少年涉及髋部的创伤性损伤，包括股骨颈骨折、髋关节后脱位和髋臼壁骨折是相对罕见的，通常与高能量创伤有关。由于这些损伤与严重并发症有关，如股骨头坏死，所以了解外科治疗的原则对最佳预后至关重要。

股骨颈骨折

小儿股骨颈骨折是一种罕见的损伤，通常与高能量创伤有关，在所有儿科骨折的发生率中不到1%。诊断是基于病史和体格检查以及影像学表现，主要为患肢缩短和外侧旋转畸形。X线片应包括骨盆的前后位和股骨的横断面的外侧观。为避免进一步的移位和疼痛，不应行蛙式位外侧摄片。很少使用包括计算机断层扫描（CT）和磁共振成像（MRI）在内的先进影像学技术诊断可疑的隐匿性骨折。

儿童和青少年股骨颈骨折是根据骨折的位置来分型的，解剖位置由Delbet定义并由Colonna推广（图20.1）。由于其与股骨骨骺坏死相关，所以此分型很重要。Ⅰ型为经过头部骨骺生长板的骨折，该型可与髋关节脱位有关，并且骨折的并发症发生率很高。事实上，同时合并有髋关节脱位的Ⅰ型骨折（ⅠB型）100%发生股骨头骺坏死。Ⅱ型骨折是真正的经股骨

颈的骨折，而Ⅲ型骨折或基底部的骨折则是发生在股骨颈基底部。必须区分经股骨颈的骨折（Ⅱ型）和经基底部的骨折（Ⅲ型），因为Ⅱ型骨折股骨头坏死的风险更高。Ⅳ型骨折是股骨粗隆间骨折，股骨头坏死的风险要低得多。然而，如果不能得到良好的复位和恰当的固定，Ⅳ型骨折可能会合并畸形愈合。虽然Delbet-Colonna分型系统由于与骨坏死的风险相关而被广泛使用，但并不完善，因为它没有考虑骨折的移位程度和通过股骨颈骨折的倾斜度。骨折移位程度和骨折线与水平线的成角度数是成人股骨颈骨折分型的重要参数。小儿股骨颈骨折也应考虑移位的严重程度和成角，因为它们分别与股骨头坏死和骨不连有关。

儿童和青少年股骨颈骨折的治疗方式一般为外科手术。虽然对幼儿非移位的不完全骨折，可能适合石膏固定保守治疗，但我们的首选是经皮固定，以避免畸形愈合。学龄前儿童可以通过克氏针＋髋人字石膏来固定。

对年龄较大的儿童，非移位股骨颈骨折应使用空心螺钉或儿童髋关节滑动螺钉来固定。总之，牢记股骨颈骨折的固定应以机械稳定的方式进行。因此，骨折的固定通常包括股骨头骨骺生长板，以提高固定的稳定性。经此固定很少有报道股骨头滑脱。通过把股骨头和股骨颈固定到一起可以避免严重的并发症。

Ⅰ型
跨骺线型

Ⅱ型
经颈型

Ⅲ型
基底部型

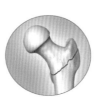
Ⅰ型
粗隆间型

图20.1 儿童股骨颈骨折的Delbet-Colonna分型

219

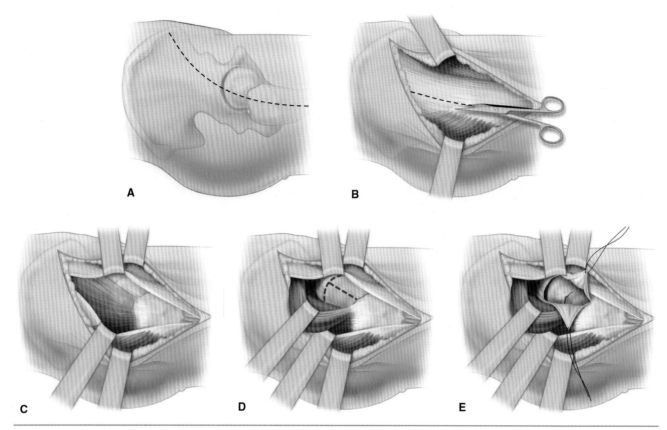

图 20.2　Watson-Jones 入路。A. 为 Watson-Jones 入路做了一个切口，在髂前上棘远端外侧约 2.5cm 处做一弧形切口，远侧至大转子尖端，并沿大转子向前。B. 阔筋膜应沿着切口纵向分开。C. 解剖阔筋膜张肌与臀中肌之间的间隔。在间隔的中间解剖相较于远端更容易。D. 髋关节囊前部暴露，行关节囊切开术。红色虚线标记 T 形切开路径。E. 股骨颈前部和骨折碎片暴露。骨折可在直视下复位，并进行合适的固定

手术治疗后，6 岁以下的儿童使用髋人字石膏固定。在年龄较大的儿童中，可使用外展髋人字支具。

　　建议患者免负重 6~8 周，然后拐杖辅助步行过渡到负重走路。因为有迟发性骨坏死的风险，股骨颈骨折的随访至少 2 年。

　　轻微移位和成角的骨折可通过牵引台行闭合复位和经皮穿针内固定治疗。手术减压包膜内血肿是闭合复位的辅助手段。然而，减压是否能降低骨坏死的风险仍然存在争议。对移位的股骨颈骨折，我们更倾向进行开放复位，以实现解剖复位。对于股骨颈骨折的开放性治疗，我们有两种手术入路可供选择。通过 Smith-Petersen 改良切口的前入路，在缝匠肌和阔筋膜张肌之间进行，可以充分暴露股骨颈的前侧以获得更好的复位。然后，通过小的外侧入路安装空心螺钉或滑动髋螺钉固定骨折。我们赞成使用 Watson-Jones 介绍的前外侧入路（图 20.2）。我们使用 Watson-Jones 入路治疗股骨颈骨折的技术

类似于第 7 章中介绍的急性不稳定滑脱性股骨骨骺的治疗方法。Watson-Jones 入路可以完全暴露股骨颈的上侧、前侧和内侧，并通过同一切口固定。简单地说，我们将患者的体位摆成一个放松的姿势，在同侧肩胛骨和臀肌下放置一个棉垫。然后在髂前上棘的远端和外侧约 1cm 或 2cm 处做一个弧形切口，瞄准大转子，弯曲到大腿的外侧。阔筋膜张肌的切开与皮肤切口方向一致。解剖臀中肌与阔筋膜张肌之间的间隔。从远端开始解剖并向近端移动会更简单。需要注意避免损伤支配阔筋膜张肌的臀上神经分支。

　　这一区域的小血管可以根据需要结扎或电灼止血。确定臀中肌与股骨粗隆区远端外侧肌之间的间隔后即可开始解剖，并向近端移动，向近端外侧回缩臀中肌。向近端解剖时，当看到臀小肌后，从髋中隔的后上部向上。髂小肌也升高，但是是往前内侧方向。这可以充分暴露髋间隙。是否充分暴露的参考标准是能否看到股直肌腱的间接头部。然后将

关节囊纵向打开，与股骨颈保持一致，直至髋臼唇的水平。关节囊是由内侧横向打开的，在距远端的唇约1.5cm处做一个T形囊切口。吸去骨折处的血肿，骨折碎片用刮匙清理。可由助手手动牵引下肢并伴有轻微的内旋复位，而外科医生可以使用球钉仪器或小弯钩来旋转患肢复位。有时，为方便操作可以通过插入一根Schanz针到骨折断端中。骨折手法复位后打入一根临时克氏针以保持固定，通过滑动髋螺钉永久固定，并添加防旋螺钉或带套管的部分螺纹螺钉，用一个全螺纹螺钉进行加压，以避免颈部缩短。植入物的选择是基于骨折分型和倾角。一般情况下，Ⅰ型和Ⅱ型骨折用空心螺钉固定，而Ⅲ型和Ⅳ型骨折用小儿滑动髋螺钉和反旋转螺钉固定（图20.3）。我们更喜欢滑动髋螺钉而不是固定角度锁定钢板固定股骨颈骨折，但在罕见的情况下，患者可能有相关的代谢状况与病理性骨脆性，固定角度的锁定装置更合适。

治疗股骨颈骨折最具挑战性的方面是高发的并发症，以前报道高达94%。报道的并发症包括股骨头坏死、骨连接不正、骨不连、过早的骨骺生长停滞、感染、下肢不等长、植入物坏死。最令人担忧的并发症是股骨头坏死。许多因素会导致股骨头坏死，包括：年龄、骨折类型、移位程度、手术时间、手术固定、治疗方式（开放或是关闭），以及复位的质量。然而，减少骨坏死发生的最佳治疗策略仍然存在争议。一些报告表明，切开复位内固定（ORIF）降低了风险。

而其他人则报告与开放治疗相关的骨坏死的发病率增加。然而，在成人患者中，复位质量已被证明是影响骨折愈合的最重要因素。值得注意的是，有报道称，当骨折达到解剖复位并得到稳定的内固定，可获得最佳预后。

创伤性髋关节后脱位

儿童和青少年创伤性髋关节脱位少见。虽然在10岁以前，脱位可能发生在低能量损伤之后。但在青春期，高能量损伤往往是髋关节脱位的机制。最常见的创伤性髋关节后脱位的机制是当发生车祸时，膝盖收到直接撞击，伴随着一个轴向力施加于屈曲和内收的髋关节上。

然而，最近有报道，相对较低或中等能量损伤导致的运动相关的髋关节后脱位与股骨髋臼撞击（FAI）综合征有关。凸轮型和钳夹型的髋臼后倾都在青春期运动相关髋关节后脱位中有报道。凸轮或钳夹形态继发的前撞击限制了屈曲、内收和内旋。股骨对前侧髋臼的撞击可能会产生一个支点，导致后侧的不稳定。

成人髋关节后脱位通常与髋臼后壁骨折有关。虽然关于后壁受累的具体比例仍有争议，但我们普遍认为，较大的后壁骨折可能导致关节不稳定。然而，在青少年和儿童中，后壁往往没有完全骨化（图20.4）。

已经骨化的髋臼后壁形成了一种不典型的损伤，可在髋关节后脱位的青少年中观察到。虽然不能观察到软组织和骨病理的变化程度，但通常伴有髋臼后唇的撕脱、关节囊后侧的破裂、完整撕裂的厚骨膜以及软骨后壁骨折。

由于软组织的扩展受累，髋关节后脱位的青少年的诊断不同于骨骼未成熟的患者。最初，应获得前后仰卧位盆腔平片和斜位片（Judet描述的可看到闭孔和髂骨的体位片），以便准确诊断。传统上，CT扫描最常用于复位后成像。然而，我们发现MRI是一种更好的评估软组织病变的成像方式，包括涉及髋臼唇和软骨的损伤。具体来说，MRI可以更好地识别可能存在于复位后的上唇内翻，而这通常不被X线或CT识别。为了评估后壁的参与比例，MRI可以更好地评估与髋关节稳定性有关的后壁的受累情况。创伤性髋关节后脱位的治疗方式取决于创伤所涉及的能量、患者的年龄和伴随损伤，包括后壁骨折和潜在的股骨头骨折。一般情况下，应尽早复位髋关节，以避免增加股骨头缺血性坏死的风险。缺血性坏死的发生与损伤和复位的时间间隔有关。虽然在急诊室镇静下复位是可行的，但我们目前偏好在全麻下复位。通过生长板的急性骨折，可能与创伤性髋关节脱位合并发生。然而，在未成熟的骨骼中对后脱位的髋关节进行闭合手法复位会有通过生长板造成医源性骨折的风险，这会带来血管坏死的高风险。因此，我们强烈建议全麻下，肌肉放松时在手术室进行闭合复位。最后，建议偏移成像评估，以确定是否在复位之前生长板已经被涉及。

对于10岁以下的儿童，在低能量损伤导致的移位后，如果MRI没有显示严重移位的软骨后壁。闭合复位和髋人字石膏固定通常足以保持髋关节的稳定。对于10岁以上的儿童，建议仔细评估复位后CT

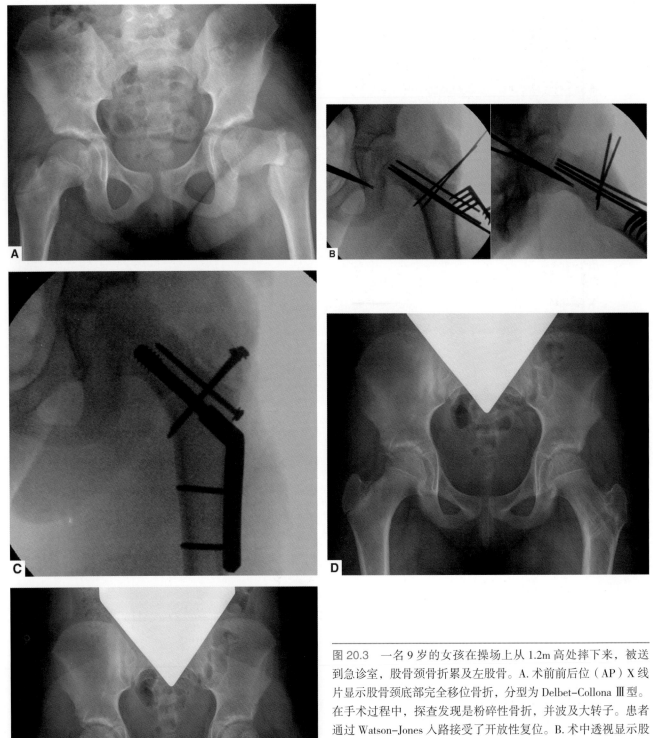

图 20.3 一名 9 岁的女孩在操场上从 1.2m 高处摔下来，被送到急诊室，股骨颈骨折累及左股骨。A. 术前前后位（AP）X 线片显示股骨颈底部完全移位骨折，分型为 Delbet-Collona Ⅲ 型。在手术过程中，探查发现是粉碎性骨折，并波及大转子。患者通过 Watson-Jones 入路接受了开放性复位。B. 术中透视显示股骨颈和大转子的解剖复位，并暂时用克氏针固定。右图显示前后位成像，左图显示股骨近端外侧成像。C.用小儿动态髋关节螺钉系统固定股骨颈后的术中透视，用 1 枚无纹螺钉、2 个螺钉固定大转子。前后位（D）和蛙式位外侧位（E）X 线片显示股骨解剖排列，无骨坏死迹象

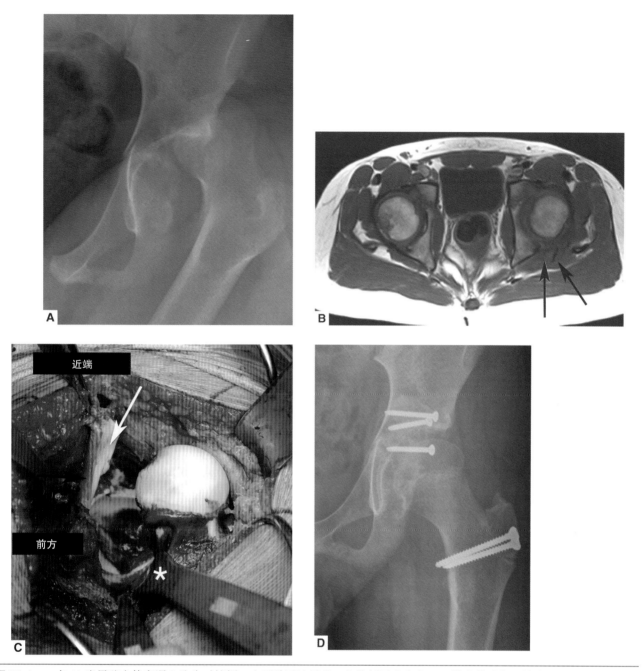

图 20.4 一名 12 岁男孩在体育课上跑步时摔倒，左下肢无法承重，左髋部严重疼痛。A. 骨盆前后位 X 线片显示左髋关节后脱位。B. MRI（轴向 T1 加权）显示不完全骨化后壁的移位的大碎片（黑色箭头）。C. 术中照片显示关节唇严重撕脱（黑色箭头），包括一个从上到前的后壁关节内骨折（白色箭头）。* 标记位于髋臼横韧带下方的 Hohmann 拉钩。我们使用缝合器，将关节上唇与夹层式螺钉连在一起，并把螺钉打在后侧壁上。D. 术后 1.5 年的 X 线片显示髋部解剖复位，股骨头无血管坏死

或 MRI。如果在手术室复位后髋关节稳定，且关节间隙、关节内软骨和骨碎片没有任何的不对称，那么就可以行非手术治疗。然而，由于软骨后壁骨折，髋关节可能是不稳定的，或复位后，关节唇可能被包裹在关节中，导致非中心复位。在这种情况下，应进行外科治疗。传统上，髋关节后脱位和髋臼后壁骨折的治疗是通过 Kocher-Langenbeck 后侧入路进

行的。然而，我们更喜欢通过外科髋关节脱位入路进行手术。外科髋关节脱位入路可以完全暴露股骨头和股骨颈以治疗股骨头相关骨折，同时可以完全暴露髋臼边缘和后壁以便手术固定。在幼儿中，我们经常不需要使用钢板固定，用椎板内螺钉固定后壁就足够了。在年龄较大的青少年中，通常建议用通过后侧柱的弹簧圈或钢板固定。这种方法的临床

和功能预后总体上非常好，患者在短期内获得了良好的临床和功能评分。

参考文献

[1] Bagatur AE, Zorer G. Complications associated with surgically treated hip fractures in children. J Pediatr Orthop B. 2002;11(3):219-228.

[2] Canale ST, Bourland WL. Fracture of the neck and intertrochanteric region of the femur in children. J Bone Joint Surg Am. 1977;59(4):431-443.

[3] Patterson JT, Tangtiphaiboontana J, Pandya NK. Management of pediatric femoral neck fracture. J Am Acad Orthop Surg. 2018;26(12):411-419.

[4] Colonna PC. Fracture of the neck of the femur in children. Am J Surg. 1929;6(6):793-797.

[5] Garden RS. Reduction and fixation of subcapital fractures of the femur. Orthop Clin North Am. 1974;5(4):683-712.

[6] Ly TV, Swiontkowski MF. Treatment of femoral neck fractures in young adults. J Bone Joint Surg Am. 2008;90(10):2254-2266.

[7] Stone JD, Hill MK, Pan Z, Novais EN. Open reduction of pediatric femoral neck fractures reduces osteonecrosis risk. Orthopedics. 2015;38(11):e983-e990.

[8] Li H, Zhao L, Huang L, Kuo KN. Delayed slipped capital femoral epiphysis after treatment of femoral neck fracture in children. Clin Orthop Relat Res. 2015;473(8):2712-2717.

[9] Forlin E, Guille JT, Kumar SJ, Rhee KJ. Complications associated with fracture of the neck of the femur in children. J Pediatr Orthop. 1992;12(4):503-509.

[10] Moon ES, Mehlman CT. Risk factors for avascular necrosis after femoral neck fractures in children: 25 Cincinnati cases and meta-analysis of 360 cases. J Orthop Trauma. 2006;20(5):323-329.

[11] Shrader MW, Jacofsky DJ, Stans AA, Shaughnessy WJ, Haidukewych GJ. Femoral neck fractures in pediatric patients: 30 years experience at a level 1 trauma center. Clin Orthop Relat Res. 2007;454:169-173.

[12] Morsy HA. Complications of fracture of the neck of the femur in children. A long-term follow-up study. Injury. 2001;32(1):45-51.

[13] Togrul E, Bayram H, Gulsen M, Kalaci A, Ozbarlas S. Fractures of the femoral neck in children: long-term follow-up in 62 hip fractures. Injury. 2005;36(1):123-130.

[14] Canale ST. Fractures of the hip in children and adolescents. Orthop Clin North Am. 1990;21(2):341-352.

[15] Flynn JM, Wong KL, Yeh GL, Meyer JS, Davidson RS. Displaced fractures of the hip in children. Management by early operation and immobilisation in a hip spica cast. J Bone Joint Surg Br. 2002;84(1):108-112.

[16] Yeranosian M, Horneff JG, Baldwin K, Hosalkar HS. Factors affecting the outcome of fractures of the femoral neck in children and adolescents:a systematic review. Bone Joint J. 2013;95-B(1):135-142.

[17] Ng GP, Cole WG. Effect of early hip decompression on the frequency of avascular necrosis in children with fractures of the neck of the femur. Injury. 1996;27(6):419-421.

[18] Song KS. Displaced fracture of the femoral neck in children: open versus closed reduction. J Bone Joint Surg Br. 2010;92(8):1148-1151.

[19] Song KS, Kim YS, Sohn SW, Ogden JA. Arthrotomy and open reduction of the displaced fracture of the femoral neck in children. J Pediatr Orthop B. 2001;10(3):205-210.

[20] Dendane MA, Amrani A, El Alami ZF, El Medhi T, Gourinda H. Displaced femoral neck fractures in children: are complications predictable? Orthop Trauma Surg Res. 2010;96(2):161-165.

[21] Florschutz AV, Langford JR, Haidukewych GJ, Koval KJ. Femoral neck fractures: current management. J Orthop Trauma. 2015;29(3):121-129.

[22] Epstein HC, Wiss DA, Cozen L. Posterior fracture dislocation of the hip with fractures of the femoral head. Clin Orthop Relat Res. 1985(201):9-17.

[23] Novais EN, Ferrer MG, Williams KA, Bixby SD. Acetabular retroversion and decreased posterior coverage are associated with sports-related posterior hip dislocation in adolescents. Clin Orthop Relat Res. 2019;477(5):1101-1108.

[24] Novais EN, Heare TC, Hill MK, Mayer SW. Surgical hip dislocation for the treatment of intra-articular injuries and hip instability following traumatic posterior dislocation in children and adolescents. J Pediatr Orthop. 2016;36(7):673-679.

[25] Mayer SW, Abdo JC, Hill MK, Kestel LA, Pan Z, Novais EN. Femoroacetabular impingement is associated with sports-related posterior hip instability in adolescents: a matched-cohort study. Am J Sports Med. 2016;44(9):2299-2303.

[26] Fabricant PD, Hirsch BP, Holmes I, et al. A radiographic study of the ossification of the posterior wall of the acetabulum: implications for the diagnosis of pediatric and adolescent hip disorders. J Bone Joint Surg Am. 2013;95(3):230-236.

[27] Mayer SW, Stewart JR, Fadell MF, Kestel L, Novais EN. MRI as a reliable and accurate method for assessment of posterior hip dislocation in children and adolescents without the risk of radiation exposure. Pediatr Radiol. 2015;45(9):1355-1362.

[28] Thanacharoenpanich S, Bixby S, Breen MA, Kim YJ. MRI is better than CT scan for detection of structural pathologies after traumatic posterior hip dislocations in children and adolescents. J Pediatr Orthop. 202040(2):86-92.

[29] Herrera-Soto JA, Price CT, Reuss BL, Riley P, Kasser JR, Beaty JH. Proximal femoral epiphysiolysis during reduction of hip dislocation in adolescents. J Pediatr Orthop. 2006;26(3):371-374.

[30] Kennon JC, Bohsali KI, Ogden JA, Ogden J 3rd, Ganey TM. Adolescent hip dislocation combined with proximal femoral physeal fractures and epiphysiolysis. J Pediatr Orthop. 2016;36(3):253-261.

[31] Blanchard C, Kushare I, Boyles A, Mundy A, Beebe AC, Klingele KE. Traumatic, posterior pediatric hip dislocations with associated posterior labrum osteochondral avulsion: recognizing the acetabular "fleck" sign. J Pediatr Orthop. 2016;36(6):602-607.

[32] Siebenrock KA, Keel MJB, Tannast M, Bastian JD. Surgical hip dislocation for exposure of the posterior column. JBJS Essent Surg Tech. 2019;9(1):e2.

[33] Podeszwa DA, De La Rocha A, Larson AN, Sucato DJ. Surgical hip dislocation is safe and effective following acute traumatic hip instability in the adolescent. J Pediatr Orthop. 2015;35(5):435-442.